彭家柱

著

阴阳会通解

伤寒论

第三版

中山大学 出版社

·广州·

图书在版编目（CIP）数据

　　阴阳会通解伤寒论/彭家柱著 . —3 版 . —广州：中山大学出版社，2021.8
　　ISBN 978 - 7 - 306 - 07271 - 9

　　Ⅰ. ①阴…　Ⅱ. ①彭…　Ⅲ. ①《伤寒论》—研究　Ⅳ. ①R222.29

　　中国版本图书馆 CIP 数据核字（2021）第 152005 号

出　版　人：王天琪
策划编辑：鲁佳慧
责任编辑：鲁佳慧
封面设计：曾　斌
责任校对：吴茜雅
责任技编：何雅涛
出版发行：中山大学出版社
电　　话：编辑部 020 - 84110283，84113349，84111997，84110779，84110776
　　　　　发行部 020 - 84111998，84111981，84111160
地　　址：广州市新港西路 135 号
邮　　编：510275　传　　真：020 - 84036565
网　　址：http://www.zsup.com.cn　E-mail：zdcbs@ mail. sysu. edu. cn
印　刷　者：佛山市浩文彩色印刷有限公司
规　　格：787mm×1092mm　1/16　15.5 印张　280 千字
版次印次：2013 年 6 月第 1 版　2018 年 2 月第 2 版
　　　　　2021 年 8 月第 3 版　2021 年 8 月第 4 次印刷
定　　价：65.00 元

第三版序

　　欲学中医，须妙解阴阳；妙解阴阳，须深谙《伤寒论》。医圣仲景所撰之《伤寒论》，祖述大圣人之意，诸家莫其伦拟，其言精而奥，其法简而详，非浅闻寡见者所能及。

　　"君子之道，辟如行远必自迩，辟如登高必自卑。"（《中庸》）学习中医一途没有捷径，必须从细微处学习、研究、积累，在辗转思考中寻求突破。罗定市中医院同道彭家柱，学医读方30年。其临证之余，精勤不倦，熟读钻研《伤寒论》，沉思妙理，无厌无躁。每至圆光内发，偶有所得，就随手笔记，遂于2013年著成《阴阳会通解伤寒论》。其后继续造次于是，颠沛于是，在研读潜玩之中渐入佳境，于2018年出版第二版，至今准备出版第三版。

　　《阴阳会通解伤寒论》历经三版，是著者经过多年潜心研究、渐次感悟所成之作。第三版仍以十二地支为线索，而将《伤寒论》"玄冥幽微，变化难极"的阴阳变化及其对应治法、方药巧妙地呈现出来，同时从阴阳有序依时运行会通思想视角，揭示了全书条文排列顺序的高度严谨性和整体性，揭示了人体阳气有序依时运行不息的生命真谛。此书的出版，必将使《伤寒论》得到重新认识，故乐而再序，个中有所不足，亦请谅之。

广州中医药大学　朱章志

2020 年 12 月

第二版序

　　欲诣扶桑，无舟莫适，欲学中医，必重经典，这是古今大师们所公认的必由之路，舍此别无他途。《伤寒论》乃旷世圣典，其之于中医的重要性有目共睹，毋庸置疑。《伤寒论》其意博，其思深，其理奥，其法妙，是伐山之斧，是入道之津梁。

　　迄今为止，观古今医家，有关《伤寒论》的论述令人叹为观止。余观之著者多各逞己见，然有或言病而不道其所以然，或言方而不探其所妙，读之而令人茫然。著者彭家柱重视经典，不断临证，理论联系实际，反复推敲，而成是书。

　　《阴阳会通解伤寒论》（第二版）于三百九十八法中探仲景之心，于一百一十二方中见经典之妙，能握全局之机而将《伤寒论》的微言大义讲解得精妙迭出、生动清晰，非才学器识俱富，何能至此。如能从此书中所得一二，启发临床，诚可谓中医之幸，社会之幸，其影响不亦远乎？孔子云"后生可畏，焉知来者之不如今也"，余亦以为此，故乐而再为序，然其言之妄也，高明谅之。

广州中医药大学第一附属医院　朱章志

2017 年 8 月

第一版序

中医学术博大精深，尤以《伤寒论》之辨证论治指导临床效如桴鼓，彭家柱之《阴阳会通解伤寒论》视角独特，观点新颖，自成一说。此书谨遵仲景立法垂方之苦心，以阴升为阳、阳降为阴、阴阳有序运行会通为立论；以天人一体之医学思想贯穿始终，借鉴河图洛书、周易之理，探求伤寒论三阴三阳流转次序、生化至理、内外病因、虚实病情圆通之妙义；承此主旨，结合《神农本草经》《辅行诀》，精审详密地解读伤寒论之用方用法及相关条文，语语有证。所附从五运六气探讨肺源性心脏病的病机和治疗，立意新颖，语简情详，尤启神思。

《伤寒论》自问世以来即被历代医家奉为圭臬，"读经典，做临床"是学好《伤寒论》并从而提高临床疗效的必由之路，亦是继承发扬、开拓创新的必由之路。结合吾从事中医工作数十年来之经验，对待中医学须是"钻进去，跳出来，不断临证，始终在'悟'字上下功夫"。吾欣喜地在广东省中青年学者彭家柱所著之书中看到了这一点，有此人才，叹中医道路不孤也。

著者彭家柱敦敏好学，善于感悟，举一反三，一直以来坚持勤奋读书，反复思考书中之真义，于临证中认真理解，温故知新，终有体悟，笔之于书，用心之苦可昭日月。愿以此与中医界同道共勉，有所不足之处，诚挚希望海内外前辈大师和同道们不吝赐教，是以为序。

广州中医药大学第一附属医院内分泌科　朱章志
2012 年 12 月 12 日

　　《阴阳会通解伤寒论》于 2013 年出版了第一版，又于 2018 年出版了第二版。随着研究的深入，为了更成熟、清晰地呈现《伤寒论》的真意，笔者再次进行了更新。本版之撰写始于庚子年立春，成于夏至，借助天阳之力，一气呵成。

　　第三版仍以十二地支为线索，以"阴升为阳，阳降为阴，阴阳有序运行会通"的阴阳会通思想一以贯之。对上编基础原理的第一章做了一些理论补充，对下编的条文解读进行了全面更新，并在附录医论中增加了论文一篇，作为对全书的小结。

彭家柱

2020 年 9 月

第二版前言

2013 年 6 月，笔者所著《阴阳会通解伤寒论》出版，从阴阳会通角度解读《伤寒论》。全书分为上、下两编，上编阐述阴阳会通的基础原理，下编主要对《伤寒论》中有方剂的条文进行解读，但对无方剂的条文涉及甚少。《伤寒论》中无方剂条文与有方剂条文是一个有机的整体，共同阐述了张仲景的医学思想。是书出版后，笔者在工作之余，继续以阴阳会通的思想视角，专注于无方剂条文的解读，历经四年寒暑方得完成，遂在原书的基础上予以扩充再版。

全书仍以"阴升为阳，阳降为阴，阴阳有序运行会通"的阴阳会通思想一以贯之。再版后全书分为上、下两编，上编基础原理在原有基础上增加了《欲解时与疾病周期的实质探索》《〈周易〉与〈伤寒论〉的关系》两章，下编条文解读按照宋刻版《伤寒论》条文顺序逐条解读，全面阐释探究《伤寒论》中的阴阳会通思想。

彭家柱

2017 年 8 月

第一版前言

《伤寒论》为东汉张仲景所著，是奠定了中医学辨证论治理论的一部经典著作。该书成书年代久远，医理深奥。历代医家从不同角度对其进行探讨和阐发，解读各有不同，正是"遗文远旨，代寡能用，旧经秘述，奥而不售，遂令末学，昧于原本，互兹偏见，各逞己能"（王叔和《脉经》序）。笔者通过反复研读、思考，发现张仲景在《伤寒论》序言中提出的"阴阳会通"理论是该书的理论渊源，该理论贯通《伤寒论》始终，阴阳二气交通为用，把三阴三阳圆融无碍地汇聚成一个有机的整体。

本书从阴阳会通的角度解读《伤寒论》，以阴阳会通一以贯之。全书分为上、下两编和三个附录，上编为基础原理，将河图洛书、周易的理论运用于《伤寒论》之中，以阴阳升降、会通理论对《伤寒论》三阴三阳病证深入剖析。下编为条文解读，是在上一编基础上通过阴阳会通解释方证对应，并参考与《伤寒论》成书年代相近的《神农本草经》中的药性、药效来分析，探求张仲景用药本源。附录一是作者有关《伤寒论》的医论一篇。附录二是敦煌石窟医书《辅行诀脏腑用药法要》，对解读《伤寒论》有所帮助。附录三是宋刻本《伤寒论》原文。

本书在写作过程中，得到师弟廖羽明和吾弟彭家福的大力帮助。羽明师弟家中有十多种有关《伤寒论》读本，对《伤寒论》颇有研究，我每写成一篇文章，即到师弟家中探讨、修改，从中得到很多宝贵意见。吾弟家福（华南师范大学博士研究生）亦通医理，对我的写作也给予了大力支持，并提出了一些独到的见解。本书写作后期得到了广州中医药大学第一临床医学院心内科主任吴辉教授、针灸推拿学院党委书记官坤祥研究员、伤寒教研室副主任吴浩祥教授、图书馆馆长张正教授的帮助和指导。书稿付梓之际，承蒙广州中医药大学伤寒名家朱章志老师赐序。在此致以衷心的感谢！

正如张仲景在《伤寒论》序中所说："阴阳会通，玄冥幽微，变化难极，自非才高识妙，岂能探其理致哉。"鄙人学识浅陋，在此抛砖引玉，以冀同道们指正。

彭家柱

2012 年 12 月

目 录

导　论

　　祖国医学源远流长，《黄帝内经》（简称《内经》）、《神农本草经》（简称《本经》）、《伤寒论》等经典著作确立了中医学的理论和临床基础，像父母一样哺育着一代代中医工作者的成长。我成为一名中医临床医师已近 20 年，并由于明理而生信心，逐渐成为一名"铁杆中医"。《伤寒论》为东汉张仲景所著，医理深邃难明，虽历代注解者众多，但瑕瑜互见，读者难以掌握和运用。有感于此，乃静心思虑，从阴阳会通角度解读《伤寒论》，遂成《阴阳会通解伤寒论》（第三版）一书。在此，先谈谈个人对《伤寒论》的认识和学习方法。

一、《伤寒论》是一部什么样的书

（一）《伤寒论》的名和实

　　《伤寒论》以"伤寒"为名，若从书名角度理解，有些人认为《伤寒论》是一部论述外感病的专书，并把"六经辨证"与"卫气营血辨证""三焦辨证"同视为中医学外感病的三大辨证纲领，但这种认识有误区。

　　抛开先入为主的"伤寒"之名，从《伤寒论》的实质内容分析，全书398条，论述外感病的内容较少，以论述脏腑功能失调为主，包括太阳病论肺心，少阳、厥阴病论肝胆，太阴、阳明病论脾胃，少阴病论肾。张仲景以"中风""伤寒"等致病因素为例，立"三阴三阳病脉证并治"之说，《伤寒论》之"伤寒"虽然有病因学概念，以"伤寒"为名，实则为百病立法。

（二）《伤寒论》与温病学的关系

　　如果对《伤寒论》三阴三阳病证做深入的剖析探讨，则可判定温病学的内容从属于《伤寒论》的范畴。三阴三阳之气按一定的顺序流转、交通为用，若出现流转障碍，就会导致太阳病、阳明病、少阳病、太阴病、少阴病、厥阴病。其中，太阳、阳明之气失于归藏，阳热郁滞于外则形成太阳病、阳明病，而温病研究的内容则是这方面的范畴。从此角度来看，温病学发扬了太阳病、阳明病的治法和方药，对中医学的发展做出了重大贡献，这是值得肯定的（近年流行的扶阳学派，则对太阴病、少阴病方面有所发扬）。《伤寒论》中治疗太阳病、阳明病的很多方剂也适合治疗温病学中所论述的病证，而温病学中所立的方剂，其治法也未超出《伤寒论》的范畴，如栀子豉汤（清宣降法）、麻黄杏仁石膏甘草汤（辛凉甘润法）、大黄黄连泻心汤（清下法）、白虎汤（清降法）、承气汤（攻下法）等。

温病学虽有"卫气营血辨证""三焦辨证"，但此两种理论并不圆满，对疾病的发生、发展、预后转化上没有圆通的解释。而"三阴三阳六病辨证"包含"脏腑辨证""八纲辨证""经络辨证""气血津液辨证"，以"观其脉证，知犯何逆，随证治之"为原则来辨证论治。《伤寒论》通过阴阳升降、阴阳二气交通为用，把三阴三阳圆融无碍地汇聚成一个严密的有机整体，从气机升降的角度，对疾病的变化做出了圆满无缺的阐释。

二、阴阳会通是《伤寒论》的理论渊源

张仲景在《伤寒论》序言中提到的"经络腑腧，阴阳会通，玄冥幽微，变化难极"，揭示了其对"阴阳会通"的重视。笔者通过反复研读、思考，发现"阴阳会通"理论是该书的理论渊源，该理论贯通《伤寒论》始终，阴阳二气交通为用，把三阴三阳圆融无碍地汇聚成一个有机的整体。

三、《伤寒论》的医学智慧

《伤寒论》成书年代久远，医理深奥，其医学智慧的高度，可借佛经《大方广佛华严经》的经题释义来解读。"大"，指时间、空间的范围之大。从"三阴三阳病的欲解时"的现象来看，天地阳气的变化与三阴三阳病有着密切的关系，包含着"天人一体"的医学思想，其道理极为深奥。"方"，指轨道和法则。《伤寒论》论述的范围虽大，但有一定的规律可循，疾病的发生、发展、结局有一定的轨迹，亦有相应的治法。"广"，指应用面之广泛。无论是现代医学的何种病种，只要其外在脉证与三阴三阳病的特征相应，均可用相应方法治疗。"佛"，指获得的"果"，即是辨证论治后所得的结果。"华"，指"花"，"果"的原因是盛开的鲜花，《伤寒论》的条文就像朵朵盛开的鲜花。"严"，指严谨性。从开花到结果，需要各种严谨的因素，包括阳光、土壤、水分、时间等，缺一不可。以此比喻《伤寒论》的条文具有高度严谨性、整体性，也指三阴三阳圆融无碍地汇聚成一个有机的整体。"经"，是指对圣人所说教法的记录，如《黄帝内经》是记录黄帝、岐伯的医学言论；"论"，是指后人对经典的进一步整理或解说，《伤寒论》是张仲景对《黄帝内经》《汤液经法》的整理和发展。

四、《伤寒论》的学习方法

（一）先原理，后条文

《伤寒论》的架构是建立在阴升为阳、阳降为阴，以及阴阳有序运行会通的基础上，阴阳二气升降障碍则为三阴三阳病，在外有相应的脉证。掌握了三阴三阳的生理、病理、治则，就掌握了《伤寒论》的"心髓"，用之解读条文的脉证、方药可迎刃而解、执简驭繁，甚至可以一图概之，与传统的死记硬背的学习方法相比，更易入门。

（二）要有超越相对、道在于一的"不二法门"的境界

阴升为阳，阳降为阴。阴阳者，一分为二，此两者同出而异名。在《伤寒论》中，三阴三阳圆融无碍地汇聚成一个有机整体，阴阳二气运行无碍则圆，运行障碍则为三阴三阳病，表里、寒热、虚实乃是阴阳二气运行障碍的外在表现。在《伤寒论》的条文中常常同时出现表里、寒热、虚实的相对症状，分析这些纷繁复杂的症状，要有超越相对、道在于一的"不二法门"的境界。例如，《伤寒论》第 318 条载："少阴病，四逆，其人或咳，或悸，或小便不利，或腹中痛，或泄利下重者，四逆散主之。"条文中的或然证是由于肺胃右降障碍、阳气不能右降归藏于太阴、脾阳失藏、脾气不升引起，导致这些症状的原因是阴阳右降、左升障碍，从表面看杂乱无章，内在则有其一致性。又如第 176 条载："伤寒，脉浮滑，此以表有热，里有寒，白虎汤主之。"第 225 条载："脉浮而迟，表热里寒，下利清谷者，四逆汤主之。"此两条均为表热里寒之证，但治法不同。第 176 条认为，表热炽盛是阳明右降障碍所致，治宜白虎汤收降阳气。第 225 条认为，下利清谷是在表的阳气不能归藏、脾阳虚寒所致，治宜四逆汤温升脾阳。以上这些症状、治法均体现了道在于一的"不二法门"的境界。

（三）以《神农本草经》为依据，探求张仲景用药本源

《伤寒论》的方剂部分来源于商初《汤液经法》，至今已有 3600 多年历史，若探求其组方用药本源，最可靠的方法是以与其成书年代相近的《神农本草经》为依据。现代版本的《中药学》《方剂学》教材，相去经典的本义已远。例如，在《伤寒论》第 318 条中，四逆散由柴胡、芍药、枳实、炙甘草组成，方中无一味药是温阳药，却能治疗少阴病阳虚四逆之证。《本经》认为，柴胡有去肠胃中结气、饮食积聚、寒热邪气，推陈致新，以助阳明右降之势；芍药和营通络，破腹中阴结，助阳降无碍；枳实除寒热结，

利五脏，益气轻身，使气滞得消、阳气得降；炙甘草补气而和中。全方以降为主，阳气右降藏于太阴，太阴脾阳左升而除四逆。

（四）克服古体文的文言障碍

《伤寒论》的条文是古体文，它的语法、文句结构及表达方式与现代语法不太相同，这对我们的学习理解造成较大的语言障碍。要克服这种困难，既要掌握人体气机运行的基本原理，又要对文字慢慢琢磨，才能得其真义。沿此方向和路径，用功临证修习，才能进一步理解和掌握《伤寒论》。

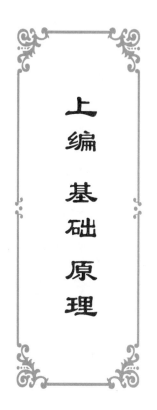

上编 基础原理

概说　阴阳会通以解伤寒

阴阳，是中国哲学的一对范畴。阴阳学说是以阴和阳的相对属性及其消长变化来认识自然、解释自然现象、探求自然规律的一种宇宙观和方法论。

一、阴阳会通而化生万物

在我国古代，宇宙之初被认为是混沌未分的清虚状态，被称为"道"或"太极"。如《道德经·四十二章》载："道生一，一生二，二生三，三生万物，万物负阴而抱阳，冲气以为和。"《周易·系辞》载："易有太极，是生两仪，两仪生四象，四象生八卦。""道""太极"就是宇宙的原始状态，是天地未分之际混而为一的元气，它是产生万物的胚胎，里面蕴含着生机。"太极动而生阳，静而生阴"（《格致余论》），元气激荡流动，一分为二，于是混沌初开，乾坤始奠，游离出阴阳二气，气之轻清上升者为天，气之重浊下凝者为地。《周易》认为，宇宙的根本规律就是阴阳两个方面对立统一的运动变化，阴阳二气交感会通，刚柔相摩、八卦相荡而化生万物。

"一阴一阳之谓道"（《周易·系辞》），任何事物的内部都存在着阴和阳的流转、升降、会通，事物的发生、发展及其消亡，这取决于事物内部的阴阳消长变化和融汇流通。天地相交，阴阳会通，则万物化生，事物正常发生发展，"则是天地交，而万物通也"（《周易·泰》）。天地不交，阴阳二气不通，则万物既无以产生，也难以生存，"则是天地不交，而万物不通也"（《周易·否》）。

二、阴阳会通以解伤寒

张仲景在《伤寒杂病论》自序中讲述了著述该书的由来，并提出了该书的理论渊源。其在阐述理论渊源时指出："夫天布五行，以运万类，人禀五常，以有五脏，经络腑腧，阴阳会通，玄冥幽微，变化难极。"其中，"经络腑腧，阴阳会通，玄冥幽微，变化难极"揭示了张仲景对"阴阳会通"的重视，三阴三阳病"欲解时"的时序排列也体现了这一精神。从这一线索入手，《伤寒论》对三阴三阳的生理、病理、治则、提纲证、处方用药特点进行全面分析，发现其处处体现了阴左升为阳、阳右降为阴、阴阳二气交通为用对人体正常生理的重要作用。《伤寒论》把三阴三阳按欲解时的时序排列而组成一个严密的有机整体，人体阴阳二气在这个有机整体中有序地运行，阴阳二气之交通一旦发生障碍，就会出现太阳病、阳明病、太阴病、少阴病、厥阴病、少阳病，从而相应的方药也从调理交通阴阳二气入手。阴阳会通是张仲景撰写《伤寒论》的基本指导思想。

（一）阴阳会通对人体生理病理的影响

《素问·玉版论要篇》载："岐伯曰：《五色》《脉变》《揆度》《奇恒》，道在于一。神转不回，回则不转，乃失其机，至数之要，迫近以微。"

人体阴阳二气正常的生理功能按一定的次序运转不息，在健康的情况下，不会发生障碍和逆行。如果发生障碍和逆行，就失去它的正常功能了。藏于内的是脏腑功能，表现于外的就是脉症。内藏外象，既明显又微妙，显微无间，道在于一。犹如阴阳会通，五行相生，日月运行，次第而周，周而复始。

（二）张仲景对阴阳会通思想的重视

《伤寒杂病论》自序曰："夫天布五行，以运万类，人禀五常，以有五脏，经络腑腧，阴阳会通，玄冥幽微，变化难极。"

天布五行，以运万类。《素问·天元纪大论》载："夫五运阴阳者，天地之道也。"人身一小宇宙，亦受五行规律支配。五行者，木、火、土、金、水，木生火，火生土，土生金，金生水，水生木，次第而周，周而复始。其中，水生木、木生火，左升为阳；火生土、土生金、金生水，阳降为阴。

人禀五常，以有五脏。《素问·天元纪大论》载："天有五行御五位，以生寒暑燥湿风，人有五脏化五气，以生喜怒悲忧恐。"五脏者，肝、心、脾、肺、肾，分别对应木、火、土、金、水。肝脾之气，左升而生心火；肺胃之气，右降而生肾水。

经络腑腧，阴阳会通。《素问·至真要大论》载："平旦至日中，天之阳，阳中之阳也。日中至黄昏，天之阳，阳中之阴也。合夜至鸡鸣，天之阴，阴中之阴也。鸡鸣至平旦，天之阴，阴中之阳也。故人亦应之。"人与天地相应，人体阳气与天阳变化相一致。昼夜交替，阴阳二气有序运行会通。阴升为阳，阳降为阴，阴阳二气交通为用。

张仲景认为：人体是以五脏为中心，经络腑腧相连，阴阳二气有序运行会通的生命体。五脏功能活动与五行规律相一致，人体阳气运行与三阴三阳的时序相一致，运转不息，周而复始。少阴升为厥阴，厥阴升为少阳，少阳升为太阳，太阳降为阳明，阳明降为太阴，太阴降为少阴，阴阳会通，神转不回。这种运转次序，在健康情况下不会发生障碍和逆行；若发生障碍和逆行，就是太阳病、阳明病、太阴病、少阴病、厥阴病、少阳病。三阴三阳之病，以五脏功能为本、三阴三阳病为标、脉症为标中之标。诊治疾病则由标知本、由外知内，此张仲景撰《伤寒论》之"三阴三阳病脉证并治"之由也。

【第一章】 三阴三阳之气的运转次序

在《伤寒论》中，三阴三阳病欲解时的条文有着特殊的理论价值，三阴三阳病欲解时包含着"天人一体"的医学思想，欲解时依十二地支组成一个圆形的有机整体，体现着三阴三阳之气的流转次序。若把三阴三阳按欲解时的时序放入"后天八卦"图中，并以此图来指导解读《伤寒论》，有着执简驭繁的作用。同时，再进一步将《素问·阴阳离合论》三阴三阳的时空排列顺序作对比，则会发现其三阴三阳之气的流转次序完全吻合，体现了其理论体系的同源性。这种时空同一性为贯通《伤寒论》《黄帝内经》这两部中医经典提供理论依据。

一、三阴三阳病的欲解时

《伤寒论》三阴三阳病欲解时的条文共有6条。第9条载："太阳病，欲解时，从巳至未上。"第193条载："阳明病，欲解时，从申至戌上。"第272条载："少阳病，欲解时，从寅至辰上。"第275条载："太阴病，欲解时，从亥至丑上。"第291条载："少阴病，欲解时，从子至寅上。"第328条载："厥阴病，欲解时，从丑至卯上。"三阴三阳当旺之时，则是本病欲解之时，三阴三阳病欲解时条文的相关论述包含着"天人一体"的医学思想。

二、三阴三阳之气的流转次序

三阴三阳当旺之时，则是本病欲解之时，也是三阴三阳所居的时序。太阳旺于巳午未，阳明旺于申酉戌，太阴旺于亥子丑，少阴旺于子丑寅，厥阴旺于丑寅卯，少阳旺于寅卯辰。由于欲解时是三阴三阳所居的时序，故可推知：太阳时序巳午未，阳明时序申酉戌，太阴时序亥子丑，少阴时序子丑寅，厥阴时序丑寅卯，少阳时序寅卯辰。三阴三阳时序依十二地支有序地组成一个圆形的有机整体，代表着三阴三阳之气的流转次序。因此，三阴三阳之气的流转次序是：太阳→阳明→太阴→少阴→厥阴→少阳。

三、三阴三阳与后天八卦、五行的关系

（一）后天八卦与五行的关系

后天八卦相传为周文王所作。《说卦传》载："帝出乎震，齐乎巽，相见乎离，致役乎坤，说言乎兑，战乎乾，劳乎坎，成言乎艮。"此"帝"是指"万物"之意。八卦与五行的关系是：震、巽属木，离属火，坤属土，兑、乾属金，坎属水，艮属土。八卦从"出乎震"到"成乎艮"，周而复始地流转；五行木生火、火生土、土生金、金生水、水生木，也是周而复始地流转，但在水生木之间有"艮土"的阻隔，预示着事物发展的曲折性。后天八卦与五行的关系见图1。

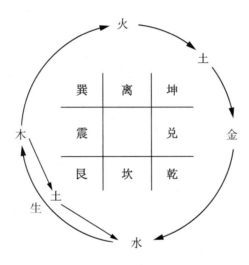

图1　后天八卦与五行的关系

（二）三阴三阳与后天八卦、五行的关系

若把三阴三阳按欲解时的时序放入后天八卦图中，则可建立三阴三阳与后天八卦、五行的关系（图2）。由图2可知：太阳时序巳午未，居离卦位，五行属火，在脏为心；阳明时序申酉戌，居坤、兑、乾卦位，五行属土、金，在脏腑为胃、肺；太阴时序亥子丑，居坎、艮卦位，五行属水、土，在脏为脾、肾；少阴时序子丑寅，居坎、艮卦位，五行属水、土，在脏为肾、脾；厥阴时序丑寅卯，居艮、震卦位，五行属土、木，在脏为肝、脾；少阳时序寅卯辰，居震巽卦位，五行属木，在脏为肝。

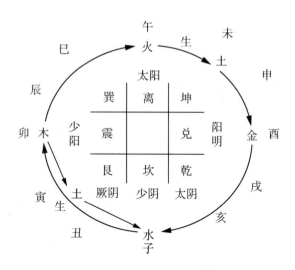

图2　三阴三阳与后天八卦、五行的关系

八卦与人体部位及脏腑对应关系为：乾为首，坤为腹，离为目，坎为耳，震为足，兑为口，巽为股，艮为手；乾为大肠，坤为胃，离为心，坎为肾，震为肝，兑为肺，巽为胆，艮为脾（小肠）。

由图2可知，少阳、太阳、阳明、太阴、少阴、厥阴依时序组成一个圆形的有机整体，阴阳二气在这个体系中有序运行，阴升为阳，阳降为阴，阴阳会通，周而复始，生生不息。若这种有序运行出现障碍，则为少阳病、太阳病、阳明病、太阴病、少阴病、厥阴病。

图2是本书上编第三章"三阴三阳的生理、病理、治则"的理论依据，也是解读《伤寒论》的理论依据。

四、《素问·阴阳离合论》与《伤寒论》三阴三阳时空位置的关系

《素问·阴阳离合论》载："帝曰：愿闻三阴三阳之离合也。岐伯曰：圣人面南而立，前曰广明，后曰太冲。太冲之地，名曰少阴。少阴之上，名曰太阳（注：太阳根起于至阴，结于命门，名曰阴中之阳）。中身而上，名曰广明。广明之下，名曰太阴。太阴之前，名曰阳明（注：阳明根起于厉兑，名曰阴中之阳）。厥阴之表，名曰少阳（注：少阳根起于窍阴，名曰阴中之少阳）。是故三阳之离合也，太阳为开，阳明为阖，少阳为枢。三经者，不得相失，持而勿浮，命曰一日。帝曰：愿闻三阴。岐伯曰：外者为阳，内则为阴。然则中为阴，其冲在下，名曰太阴（注：太阴根起于隐白，名曰阴中之阴）。太阴之后，名曰少阴（注：少阴根起于涌泉，名曰阴中之

少阴）。少阴之前，名曰厥阴（注：厥阴根起于大敦，名曰阴中之绝阴）。是故三阴之离合也，太阴为开，厥阴为阖，少阴为枢。三经者不得相失也，持而勿沉，名曰一阴。阴阳霥霥，积传为一周，气里形表而为相成也。"

（一）《素问·阴阳离合论》坐标系的构成及三阴三阳空间位置的确立

在《素问·阴阳离合论》中，古人根据解决问题的需要，设定"面南而立"为纵轴、"中身"为横轴，前为"广明"、后为"太冲"。以此为基，太阳从左边升起，从右边降落，依据"天人一体"理论，确定了人体阳气左升右降的运动方向（图3）。同时，设定"少阳、太阳、阳明、太阴、少阴、厥阴"6个独立的变数立体轴，这一组合结构形成阴阳运动的空间立体坐标系（图4）。

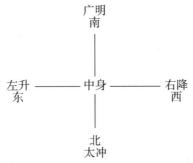

图3 圣人面南而立的空间坐标

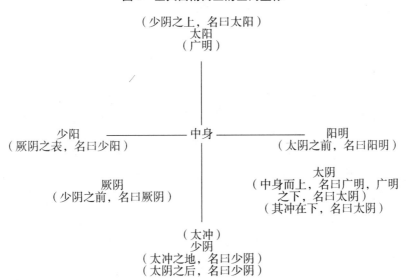

图4 三阴三阳空间坐标

（二）三阴三阳时空位置的确立

空随时转，时转空成。由于时间和空间统一不能分离，在确定空间位置的同时，也确定了时间位置。由图4可知，《素问·阴阳离合论》三阴三阳的空间位置排列顺序与《伤寒论》三阴三阳的空间位置排列顺序相同，若把十二地支的时序放入图4中，则可得出与图2完全一样的两个图，揭示了《伤寒论》与《素问·阴阳离合论》的三阴三阳时空排列顺序的同源性，其理论属同一体系。

五、三阴三阳的时空理论体系的意义

《伤寒论》三阴三阳的时空流转次序与《素问·阴阳离合论》三阴三阳的时空排列顺序完全吻合，体现了其理论体系的同源性。这种时空同一性为贯通《伤寒论》《黄帝内经》这两部中医经典提供理论依据。

辩证唯物主义认为，运动是绝对的，静止是相对的，运动是事物发展变化的内在力量。空间和时间的有序变化产生了昼夜交替、十二地支有序运行的自然现象，同时表现为三阴三阳的六种时间和六种空间的有序变化，三阴三阳构成了六种时空有序变化的完整周期。人身一小宇宙，在天人一体、道法自然的理论指引下，人体阳气运行与天地同理，并强调了阴阳运行规律具有周期性（阴阳氲氲，积传为一周）和阴升阳降性（三阳"持而勿浮"，三阴"持而勿沉"）。

值得指出的是，"阴阳"作为中医核心理论的基本概念，其概念的主体是"天人"。对于宇宙时空（天）来说，其最基本、最一般的一对阴阳属性就是时间和空间。时间属阳，处于绝对运动状态；空间属阴，处于相对静止状态。空间是时间的载体，二者不可分离而为一体。对于人体来说，其最基本、最一般的一对阴阳属性就是阳气和形体。形体是阳气的载体及生理病理的基础，二者不可分离而为一体。形体属阴，具有生、长、壮、老、已的发展阶段，处于相对静止状态；阳气的运行具有周期性和升降性。《伤寒论》和《素问·阴阳离合论》为了方便对人体阳气运行规律进行描述和应用，依据十二地支的有序运行，建立了三阴三阳六种沟通天人的时空有序变化的完整周期。

第二章　三阴三阳病的排序问题

《伤寒论》一书中，三阴三阳病的排列顺序是太阳病→阳明病→少阳病→太阴病→少阴病→厥阴病。但从阴阳之气流转会通的角度分析，三阴三阳之气流转变化的顺序则为：太阳→阳明→太阴→少阴→厥阴→少阳。二者的排列顺序不相吻合。现就其排序方法进行探讨。

一、《伤寒论》三阴三阳病的排序与《素问·热论》的关系

"三阴三阳病脉证并治"是《伤寒论》的主要内容，其编排顺序是辨太阳病脉证并治、辨阳明病脉证并治、辨少阳病脉证并治、辨太阴病脉证并治、辨少阴病脉证并治、辨厥阴病脉证并治。其排列顺序与《素问·热论》中有关三阴三阳的论述相一致。《素问·热论》载："今夫热病者，皆伤寒之类也。"又曰："伤寒，一日巨阳受之……二日阳明受之……三日少阳受之……四日太阴受之……五日少阴受之……六日厥阴受之……"这段文字描述是公认的《伤寒论》的前身，《伤寒论》与上述内容关系密切。

二、《伤寒论》三阴三阳之气流转变化顺序

由前文可知，张仲景《伤寒论》三阴三阳之气流转变化顺序为：太阳→阳明→太阴→少阴→厥阴→少阳。《伤寒论》把三阴三阳按欲解时的时序排列而组成一个严密的有机整体，人体阴阳之气在这个有机整体中有序地运行。这个过程若出现障碍，则为三阴三阳病，在外则有相应的脉、症，并可按三阴三阳之气流转变化之理总结出一套治疗方法。

三、《伤寒论》三阴三阳病的排序之理

《伤寒论》三阴三阳病排列顺序是：太阳病→阳明病→少阳病→太阴病→少阴病→厥阴病。而三阴三阳之气流转变化顺序是：太阳→阳明→太阴→少阴→厥阴→少阳。虽然二者在表面上的排列顺序不统一，但内里却存在着一致性。由于太阳居离位，主一身之表，人之伤寒则始于太阳，故

《伤寒论》第4条载："伤寒一日，太阳受之。"太阳受邪后，则为太阳病。太阳病不解，气机升降障碍，若右降障碍则变化为阳明病，若左升障碍则变化为少阳病，若升降无碍，则为无病之人。由于阳明与少阳升降相互为用，阳明病右降障碍，则同时出现少阳左升障碍，故《伤寒论》第5条载："伤寒二三日，阳明少阳证不见者，为不传也。"三阳受邪后，伤寒等致病因素由表影响及里，则变化为太阴病、少阴病、厥阴病，故《伤寒论》第270载："伤寒三日，三阳为尽，三阴当受邪。其人反能食而不呕，此为三阴不受邪也。"

值得指出的是，《素问·热论》《伤寒论》均无太阳传入阳明、阳明传入少阳、少阳传入太阴、太阴传入少阴、少阴传入厥阴、厥阴传入少阳的直接文字描述，只有伤寒发病后三阴三阳病出现的时间先后次序描述，"传经"之说乃后人对《伤寒论》的理解。"传经"之说的阳明传入少阳、少阳传入太阴的观点与阴阳升降、阴阳会通之理不符，不符合三阴三阳之气流转变化顺序，此恐非张仲景本意。

由上可之，三阴三阳病的排列顺序是按伤寒发病后三阴三阳病出现的先后次序，体现了病邪由表影响及里的过程；三阴三阳之气流转顺序是阳气有序运行的反映。人体感受伤寒之邪，气机升降障碍，阴阳会通受阻，发为太阳病、阳明病、少阳病、太阴病、少阴病、厥阴病。其治疗则按三阴三阳之气流转变化之理，使阴阳之气有序运行会通。

第三章 三阴三阳的生理、病理和治疗

《伤寒论》把三阴三阳按欲解时的时序排列而组成一个严密的有机整体，人体阴阳之气在这个有机整体中有序地运行。阴阳之气交通为用对人体正常生理的重要作用。阴阳之气交通一旦发生障碍，就会出现太阳病、阳明病、太阴病、少阴病、厥阴病、少阳病，因此，相应的方药也从调理交通阴阳入手。下面从阴阳之气交通为用角度讨论三阴三阳的生理、病理、治则。

一、太阳的生理、病理和治疗

太阳巳午未，时序上顺接少阳寅卯辰，太阳离火为阳气之主。

太阳位镇南方，居离卦位，属火，在脏为心。

生理上，太阳君火是人身阳气之本位，统领三阴三阳。《素问·生气通天论》载："阳气者，若天与日……失其所则折寿而不彰。"太阳离火，左升右降，升降相互为用。太阳离火，其性为光与热，敷布阳气，温暖经络腑腧，则生机盎然，是为无病之人。太阳以火为体，以木水金土为用。木能生火，少阳肝木化生太阳心火；水能济火，少阴肾水升而济于太阳君火；火能生土，则火有所归，阳明胃降而太阳之火能收藏；火能克金，则肺金之气肃降而生肾水。

病理上，究其病因：其一是左升障碍，生发不足；其二是右降受阻，郁而热盛；其三是两者兼而有之。左升障碍缘于水生木，木生火之不顺，阳气不生长；右降障碍缘于火生土，土生金，金生水之不畅，阳气失收藏。左升障碍缘于肝脾肾，右降障碍缘于肺胃肾。

太阳病的治法主要是顾护阳气、调节升降。观其脉证，知犯何逆，随证治之。升发阳气之方如桂枝汤、麻黄汤、小青龙汤、葛根汤、四逆汤等，宣降阳气、解除郁火之方如栀子豉汤、白虎汤、承气汤类等，既升阳气又降郁火之方如小柴胡汤、大青龙汤、大柴胡汤等。

二、阳明的生理、病理和治疗

太阳巳午未，阳明申酉戌，时序上阳明顺接太阳。阳降为阴，故阳明乃阴生之始。

阳明位镇西方，居坤、兑、乾卦位，属土、金，在脏为胃、肺。

生理上，阳明主降。《素问·至真要大论》载："阳明何谓也？二阳合明也。"阳明由少阳、太阳发展而来。少阳、太阳、阳明之阳气由弱到强，强极而衰，阳极阴生。太阳离火，右降而生阳明胃土，胃土右降而生肺金，火生土，土生金，次第而周。胃主和降，肺主宣降，肺胃主降，使太阳离火右降而藏于太阴。

病理上，阳明病是肺胃失降，太阳离火郁滞于肺胃。阳不降则热，阴不生则燥。火郁于肺，肺金燥热，则见大热、大渴之症；火郁于胃，津液受灼，腑气不通，则见便秘、潮热之症。

治疗上，热盛于肺胃，治宜清降肺胃，方如栀子豉汤、白虎汤；热盛于胃肠，治宜通腑泄热，方如承气汤类。

三、太阴的生理、病理和治疗

太阳巳午未，阳明申酉戌，太阴亥子丑，时序上太阴顺接阳明，太阴时序包含少阴、厥阴。阳气依时而降，降而归藏，故太阴为阳藏之始。

太阴位镇北方，居坎、艮卦位，属水、土，在脏为脾、肾。

生理上，太阳心火，右降而生胃土，胃土降而生肺金，肺金降而生肾水。火生土，土生金，金生水，五行相生，次第而周。太阳离火归藏于脾肾，太阴为阳藏之始，实乃水谷精微化生升腾之始，化为身之精而收藏。太阴脾土主藏又主升，脾气升清，则厥阴、少阳生机再发。《周易·说卦传》载："坎者，水也，正北之卦也，劳卦也，万物之所归也，故曰劳乎坎。艮，东北之卦也，万物之所成终，而所成始也，故曰成言乎艮。"太阴包涵少阴、厥阴，太阴主藏则蓄积阳气，太阴主升则震起。

病理上，太阴病是脾肾失藏，脾失升清，脾肾阳虚。脾主升清，肾主归藏，故太阴主藏又主升。阳藏不足则见四肢厥逆；脾不升清、脾气下陷，则见下利、腹满时痛、吐利不食。

治疗上，太阴病的治则是"当温之"，以温补脾肾为主，方如四逆汤等。

四、少阴的生理、病理和治疗

太阴亥子丑，少阴子丑寅，时序上少阴顺接太阴。阳气依时而降，降而归藏。太阴为阳藏之始，少阴为阳藏之主。

少阴位镇北方，属坎、艮卦位，属水、土，在脏为肾、脾。

生理上，少阴为阳藏之主，内寓元阴元阳。《素问·生气通天论》载："阴者，藏精而起亟也。"太阳心火，右降而归藏于少阴肾水，则水不下寒；少阴肾水，左升而上济于太阳心火，则火不上炎。太阳离火归藏于脾肾，脾肾左升而生厥阴肝木，而成火生土、土生金、金生水、水生木之势，水火既济，阴阳会通。

病理上，少阴位于坎卦位，阳气衰微，位于水生木之始，中有艮土阻隔，由艮出震。《周易·杂卦传》载："震，起也。艮，止也。"《伤寒论》第 362 条载："少阴负跌阳者为顺也。"跌阳，胃脉也。跌阳胜少阴，则脾土升清，水生木为顺；反之，水胜土则脾土下陷，则为逆，逆则止，止则阳气不生，为死证，故少阴病多死证。故少阴病为阳气生发的关键阶段。

治疗上，少阴病以温阳救逆为法，使少阴肾水左升化气，越过艮土阻隔，方如四逆汤、真武汤等。

五、厥阴的生理、病理和治疗

少阴子丑寅，厥阴丑寅卯，时序上，厥阴顺接少阴。厥阴为阳升之始。

厥阴位镇东方，居震、艮卦位，属木、土，在脏为肝、脾。

生理上，厥阴木为阴尽阳生，由阴出阳之始。《素问·至真要大论》载："厥阴何也？岐伯曰：两阴交尽也。"太阴、少阴、厥阴之阴气由盛转衰，物极必反，阴尽阳生，阴阳交接之际，为阳从阴出之关口。厥阴本气为木，位于水、火之中，其气正则水生木，木生火，为阳气之初生。《周易·序卦传》载："物生必稚，故受之以需。"需者，濡养也。阳气初生，需脾气升清，肾水濡养，以滋阳长之需。

病理上，厥阴病病机为阴阳气不相顺接。《伤寒论》第 337 条载："凡厥者，阴阳气不相顺接，便为厥。厥者，手足逆冷者是也。"何为不相顺接？阴不交阳，阳不交阴。厥阴居艮、震卦位。厥阴乃阴中之阳，为阳从阴出之关口，顺接则为阳出阴，为震起，少阳初升，生机再发。其病则为厥阴病，阳气由阴出阳不能顺接，阳气止于艮。阳气主生，阴气主死，故厥阴与少阴一样，逆则多死证。故张仲景曰："少阴负跌阳者为顺也。"脾土胜水则为顺。由于厥阴病阴和阳不能顺接，元阳衰微不能生发则下寒，其在上之阳不能下藏则上热，而成厥阴病的上热下寒证。

治疗上，厥阴病的治法是温下清上。温下则温阳救逆，使少阴坎水左升，超越艮土阻隔；清上则清降浮阳，使郁火得降，阳气得藏，方如乌梅丸、麻黄升麻汤等。

六、少阳的生理、病理和治疗

厥阴丑寅卯，少阳寅卯辰，时序上，少阳顺接厥阴，少阳为阳气之长。

少阳位镇东方，居震、巽卦位，属木，在脏为肝。

生理上，少阳、厥阴时序上互含而接，故少阳半在里，半在外，处于阴阳交替之际，少阳亦为阳出阴之关口，为阳出阴之枢机。阳出于阴，少阳初升，在人体喻少火之象，意蕴阳气蓬勃、长养之势；在天有如旭日初升，意象阳气生发。少阳阳气由小到大，由弱到强，则为太阳离火。少阳主升，阳明主降，相互为用。阳明收降，太阴得藏，少阳得升。阳气由降而藏，由藏而升，阴阳会通，周而复始。

病理上，少阳主升，阳明主降，相互为用，病则二者升降失调。少阳不升则胸胁苦满、恶寒；阳明失降则见"嘿嘿不欲饮食"、心烦喜呕、发热等症。少阳之气，相火上升，升燎咽喉，上燔头目，则见口苦、咽干、目眩等症。

治疗上，少阳病治疗以调和阴阳，疏通气机，升肝脾，降胃热，使少阳阳气条达为主，方如小柴胡汤等。

第四章 三阴三阳病提纲证的解读

三阴三阳病提纲证是对三阴三阳病的高度概括，反映三阴三阳病各自的病理状态，从中也可反映阴阳之气的运行状态，也是阴阳之气交通为用发生障碍的反映。

一、太阳病提纲

《伤寒论》第 1 条载："太阳之为病，脉浮，头项强痛而恶寒。"

太阳之气运行障碍则为太阳病。太阳巳午未为阳气之主，人体之阳气由里出表，阴升为阳。太阳为阳气升腾正旺之时，其脉象也由沉转浮，由弱转强，故脉浮主阳气升浮于外。头项位于人体正上方，是人体阳气最旺的部位，与巳午未天地之阳气相应，人体太阳之气运行障碍，则阳气壅郁于头项，症见头项强痛。与此同时，由于阳气壅郁于头项部，人体周流之气不能右降通流，阳气不能由表入里，则太阴脾阳藏蓄不足，脾阳失藏，在内之阳气不足而恶寒。此时，人体的特点是外热而内寒，犹如夏天之时，天气炎热，而地下之水则清凉；冬天时阳气收藏，天气寒冷，而地下之水则温暖。

本条从脉象、病位、症状揭示太阳病特点。

二、阳明病提纲

《伤寒论》第 180 条载："阳明之为病，胃家实是也。"

《灵枢·本输》载："大肠、小肠皆属于胃。"水谷入胃，经小肠、大肠次第而下，分清秘浊，因此，胃、大肠、小肠均属同一系统而成一家，并且此家由胃统领。"胃家实"是指由胃统领的胃肠系统结实不通、阳气下行受阻。在时空上，"胃家实"是阳气受阻于申酉戌对应的阳明系统。阳明主降，阳明不降则上热，阳明不降则阴不生，阴不生则燥，故必有潮热、大便燥结之症。

本条以"胃家实"概括阳明失降的主要病机。

21

三、太阴病提纲

《伤寒论》第 273 条载："太阴之为病，腹满而吐，食不下，自利益甚，时腹自痛。若下之，必胸下结硬。"

太阴时序亥子丑，顺接阳明之气。若阳明不降，阳气不藏于太阴，脾阳不振，则为太阴病。阳明胃失和降则腹满而吐、食不下；太阴脾气下陷则自利益甚。脾阳不振，寒湿凝滞，气机不畅，故时腹自痛。若下之，则太阴脾阳虚更甚，中阳受损，心下痞满而胸下结硬。

本条从症状上揭示太阴病的脾阳失藏、脾气不升、脾失运化的病机。

四、少阴病提纲

《伤寒论》第 281 条载："少阴之为病，脉微细，但欲寐。"

少阴时序子丑寅，子时阳气归藏，少阴失藏，则为少阴病。少阴子时，其阳气衰微，不能鼓舞脉气故脉细微；少阴子时，其阴气内盛，故但欲寐。因此，少阴病是少阴的阳气衰微的状态，脉微细、但欲寐是少阴的阳气虚衰的反映。

本条从脉症上揭示少阴病阳气衰微的病机。

五、厥阴病提纲

《伤寒论》第 326 条载："厥阴之为病，消渴，气上撞心，心中疼热，饥而不欲食，食则吐蛔，下之利不止。"

厥阴时序属丑寅卯，五行属土、木，此时为阴尽阳生，阳气始生破土（丑属土）而出的萌芽状态，需水的濡养，故有"消渴"之表现（即"饮入于胃，游溢精气，上输于脾""脾为胃行其津液"之意）。丑属脾土，戌属胃土，脾胃同属中土而成一体，是三阴三阳之气的生发点和终点，阳气始生于太阴脾土，终于阳明胃土，终始相连，相互感应。在《伤寒论》中，"心""胃"居人体中心，人体中心五行属土（如泻心汤，即是泻胃、降胃气之义）。故本句"气上撞心，心中疼热"的"心"即是"中心""心胃中土"之意。丑时阳气萌生，破土而出，向上生发，故有"气上撞心"之义，撞心即是撞土，破土而出之意。丑时阴尽阳生，寒极生热，故为胃气寒极之时，亦是阳气始生之时，故有"心中疼热"之症，"疼"是由"病"字去掉"丙"（丙五行属火），加上"冬"（冬属寒水）而成，"疼热"含寒极生热，阴尽阳生之意。丑时胃气始生，胃气尚弱，故见"饥而不欲食"。此时为腹中处极寒之时，若此时进食，腹中的蛔虫必定趋暖避寒，故见"食则吐蛔"。丑时阳气始生，若此时误用攻下之法，最易损伤幼稚的脾阳，脾气下陷，故见"下之利不止"。

由上可知，厥阴病提纲证描述了稚阳始生、破土而出的生理病理状态。

六、少阳病提纲

《伤寒论》第 263 条载："少阳之为病，口苦，咽干，目眩。"

少阳时序寅卯辰，在时空犹如朝阳初升。少阳阳气初升，阳气上浮，少火升腾于咽喉，上燔头目，上照空窍。少阳病则少火郁而失于条达，郁火上炎则口苦，热灼津伤则咽干，火扰精明则目眩。

本条从症状上揭示少阳阳气初升之病机。

第五章 阴阳会通与三阴三阳病疾病周期

张仲景《伤寒杂病论》自序曰："夫天布五行，以运万类，人禀五常，以有五脏，经络腑腧，阴阳会通，玄冥幽微，变化难极。"张仲景认为，人体是以五脏为中心，经络腑腧相连，三阴三阳之气有序运行会通的生命体。阴阳会通是指阴阳之气互相顺接，阴气左升为阳，阳气右降为阴。阴阳会通是正气的周期性循环回复，不断推陈致新。正气在三阴三阳中的有序运行遇到障碍，则为太阳病、阳明病、太阴病、少阴病、厥阴病、少阳病。三阴三阳病的发生、发展有一个病理过程，即有相应的病理周期。阴阳会通，正气回复则病愈；反之则未愈。因此，阴阳会通是疾病周期的内在因素，与三阴三阳病的疾病周期有着密切的关系，影响着疾病周期的长短。

一、三阴三阳病的欲解时——解有定时

《伤寒论》第9条载："太阳病，欲解时，从巳至未上。"第193条载："阳明病，欲解时，从申至戌上。"第275条载："太阴病，欲解时，从亥至丑上。"第291条载："少阴病，欲解时，从子至寅上。"第328条载："厥阴病，欲解时，从丑至卯上。"第272条载："少阳病，欲解时，从寅至辰上。"

人与天地相应，人体阳气与天阳变化相一致。天阳依时升降，阴升为阳，阳降为阴，阴阳会通。人体气机也是阴升为阳，阳降为阴，阴阳会通。在此过程中，三阴三阳病分别在自身当旺之时而病解。

二、三阴三阳病的正常周期——解有定日

《伤寒论》第7条载："病有发热恶寒者，发于阳也；无热恶寒者，发于阴也。发于阳，七日愈；发于阴，六日愈。以阳数七，阴数六故也。"

阳数七，阴数六，此属象数理论。象数理论源于河图、洛书。河图以左右中前后列阴阳五行之象，五行生成之数。"天一生水，地六成之，为北水；地二生火，天七成之，为南火；天三生木，地八成之，为东木；地四生

金，天九成之，为西金。"河图列阴阳五行之位，木、火左升为阳，金水右降为阴，阴土、阳土居中。阴升为阳，阳降为阴，阴阳会通，生生不息，主生成之道。河图之理，为三阴三阳变化之理，亦为人体五脏气机变化之理。《素问·金匮真言论》载："南方色赤，入通于心……其数七；北方色黑，入通于肾……其数六。"

北水为阴，生数一，成数六；南火为阳，生数二，成数七。天生地成，地生天成，万物生成皆有其数，万物只要符合生成之数，就能激发事物由生到成。病发于阴，生于一，则成于六，故六日愈；病发于阳，生于二，则成于七，故七日愈。由生到成，为事物发展的一个周期，亦为下一周期的开始。所以，病发于阳七日愈，发于阴六日愈，符合河图阴阳五行变化之道，及人体五脏气机变化之理，亦符合三阴三阳有序运行、阴阳会通之理。

《伤寒论》第8条载："太阳病，头痛至七日以上自愈者，以行其经尽故也。若作再经者，针足阳明，使经不传则愈。"

太阳病，病发于阳。"地二生火，天七成之"，由生到成，七日为太阳病头痛的成数，头痛多自愈于此。"以行其经尽故也"，此为太阳病头痛发生、发展的一个周期；若不能痊愈，则继续为下一周期的开始。太阳病自愈周期与河图的数理逻辑一致，也体现了阴阳会通的内在因素。

《伤寒论》第10条载："风家，表解而不了了者，十二日愈。"

"风家"是指中风证。《伤寒论》三阴三阳病皆有中风证，如何分辨病发于阳、病发于阴？"表解而不了了者"，表为阳，表已解，若病发于阳，则七日已愈，已过七日未愈，故知此"风家"为病发于阴。病发于阴，六日愈，今六日未痊愈，则待下一周期正气来复，十二是六的第二周期成数，故十二日愈。十二日愈，也体现了阴阳会通之理。

三、三阴三阳病的异常周期——解无定日

《伤寒论》第37条载："太阳病，十日以去，脉浮而嗜卧者，外已解，设胸满胁痛者，与小柴胡汤，脉但浮者，与麻黄汤。"第103条载："太阳病，过经十余日，反以下之，后四五日，柴胡证仍在者，先与小柴胡。呕不止，心下急，郁郁微烦者，为未解也，与大柴胡汤，下之则愈。"第136条载："伤寒十余日，热结在里，复往来寒热者，与大柴胡汤；但结胸，无大热者，此为水结在胸胁也，但头微汗出者，大陷胸汤主之。"

在《伤寒论》中，此类描述发病日期的条文很多。发病后未能按六日、七日的正常周期自愈，延期不解，或解无定日，这种三阴三阳病的疾病周期

的原因是邪阻气机，正气运行受阻，阴阳气不能按正常运行会通，需以汤药调治，解除阻碍三阴三阳气机循环的病理因素，重新使三阴三阳有序运行，阴阳会通，正气回复而愈。

四、少阴病、厥阴病、太阳病（结胸证）阴阳不能会通的特殊情况

少阴为阳藏之主，内寓元阴元阳，是阳气生发的关键阶段。病理上，少阴位于坎卦位，阳气衰微，位于水生木之始，中有艮土阻隔，由艮出震。顺证则水升而生木，阴升为阳，阳气回复，生生不息；逆则阳气不生，生气停止，为死证，故少阴病多死证。

厥阴为阴尽阳生，由阴出阳之始，也是阳气生发的关键阶段。厥阴病病理是"阴阳气不相顺接"。顺接则为阳出阴，为震起，少阳初升，生机再发；逆则由阴出阳不能顺接，阳气止于艮。阳气主生，阴气主死，故厥阴病与少阴病一样，逆则多死证。

太阳病结胸证乃阳气结于胸中，气血津液凝结不行，剧则会发生阳气隔绝不降的死证。

死证是三阴三阳病病理周期的特殊情况，阳气不能回复，阴与阳会通完全中断，彻底破坏了阴阳会通的周期。《素问·玉版论要篇》："神转不回，回则不转，乃失其机。"

五、三阴三阳病理周期的传化现象

人体是以五脏为中心，经络腑腧相连，三阴三阳之气有序运行会通的生命体。在阴阳会通的运行过程中，三阴三阳的某一环节出现阻滞，就会表现出相应的脉症。这是一个动态过程，时间不同，三阴三阳的病理变化也随之不同。这是《伤寒论》三阴三阳病的传化现象。因此，在疾病发展过程中，太阳病发展为阳明病，阳明病发展为太阴病，太阴病发展为少阴病，少阴病发展为厥阴病，厥阴病发展为少阳病，少阳病发展为太阳病。这种发展过程并不是日行一经的简单规律，而是视病情而定，有的是太阳病八九日不解，有的是少阳病七八日不解，有的是太阳病不解致阳气左升障碍发为少阳病、右降障碍发为阳明病，有的是二阳并病、三阳合病，须灵活辨证。

第六章 二旦汤和六神汤中的阴阳会通思想

二旦汤指阳旦汤和阴旦汤，六神汤指青龙汤、白虎汤、朱鸟汤、真武汤、勾陈汤和腾蛇汤。二旦汤和六神汤方剂最早见于《辅行诀脏腑用药法要》（以下简称《辅行诀》）一书，其名称虽然并不全部出自《伤寒论》，但结合《辅行诀》一书的内容分析，《伤寒论》的方剂其部分来源于《汤液经法》，并从《伤寒论》中可找到与二旦汤和六神汤高度契合的方剂。通过对二旦汤和六神汤的方名及用药特点分析，这些药方中处处体现出从调理交通阴阳入手治病的处方用药特点，体现了阴阳会通的重要思想。

一、《伤寒论》的方剂来源

晋代皇甫谧《针灸甲乙经》序曰："仲景论广伊尹《汤液》，为十数卷，用之多验。"敦煌石窟医书中，晋代陶弘景《辅行诀脏腑用药法要》曰："商有圣相伊尹，撰《汤液经法》三卷……有二旦、六神大小等汤，昔南阳张机，依此诸方，撰为《伤寒论》一部，疗治明悉。"因此，《伤寒论》方剂部分来源于《汤液经法》。《辅行诀》也保存了《汤液经法》部分方剂及用药特点。因此，研究《伤寒论》的方药，可参考《辅行诀》中方药内容，同时参考与其时代相近的《神农本草经》中的药性、药效来综合分析，探求张仲景用药本源。

二、《辅行诀》药物性味的五行属性

《辅行诀》载："今者约列二十五种，以明五行互含之迹，以明五行变化之用，如左：味辛皆属木，桂为之主，椒为火，姜为土，细辛为金，附子为水。味咸皆属火，旋覆花为之主，大黄为木，泽泻为土，厚朴为金，硝石为水。味甘皆属土，人参为之主，甘草为木，大枣为火，麦冬为金，茯苓为水。味酸皆属金，五味子为之主，枳实为木，豉为火，芍药为土，薯蓣为水。味苦皆属水，地黄为之主，黄芩为木，黄连为火，白术为土，竹叶为金。"

值得注意的是，这里的五味五行属性，与《素问·阴阳应象大论》中的不同，五味五行属性是：味酸为木，味苦为火，味甘为土，味辛为金，味咸为水。但从体用的角度看，两者说法均正确，只是表述角度不同。《素问·阴阳应象大论》是从"体"的角度表述，《辅行诀》是从"用"的角度表述。任何事物均有体、用两方面，如"肝为将军之官，体阴而用阳"。治疗上则从药物性味与五脏特性来考虑。如《辅行诀》载："陶云：肝德在散。故经云：以辛补之，以酸泻之。肝苦急，急食甘以缓之，适其性而衰之也。"在《素问·藏气法时论》也有类似论述。

对药物性味功效的认识，有助于对《伤寒论》的汤剂作用的理解。

三、二旦汤、六神汤的特点

二旦即阳旦、阴旦，六神是青龙、白虎、朱雀、玄武、勾陈、腾蛇。它们的位置见图5。

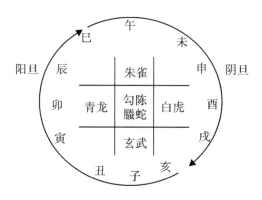

图5 二旦与六神的位置

（一）阳旦汤、阴旦汤

阳旦、阴旦之义一般有两种说法：其一，阳旦从卯至酉，阴旦从酉至卯，取象日出日入之义；其二，阳旦从亥至巳，阴旦从巳至亥，取象过午阴生之义。根据《伤寒论》的三阴三阳欲解时，太阴为阳生之始，阳旦汤时序取象亥至巳，阴旦汤从巳至亥。

1. 阳旦汤

《伤寒论》中的桂枝汤（桂枝、白芍、炙甘草、生姜、大枣），在《辅行诀》中称小阳旦汤，大阳旦汤则由桂枝汤加黄芪、人参组成。

《金匮要略·妇人产后病脉证并治》载："产后风，续之数十日不解，头微痛，恶寒，时时有热，心下闷，干呕，汗出虽久，阳旦证续在者，可与阳旦汤。"阳旦汤，宋代林亿原注"即桂枝汤"。

方中以桂枝为君药，芍药为臣药，炙甘草、生姜、大枣为佐药。桂枝，《本经》称其"牡桂""味辛，温，主上气咳逆，结气，喉痹吐吸，利关节，补中益气，久服通神，轻身不老"。方中取其性温主升而降逆气、温阳益气而补卫气、通利气机之效。芍药，《本经》载："味苦，主邪气腹痛，除血痹，破坚积，寒热，疝瘕，止痛，利小便，益气。"方中取其通营、散腹中阴结而止痛，使腹中坚积痹阻除而助阳右降。桂枝、芍药合用，有补卫气助阳左升、通营血助阳右降、调和营卫的作用；桂枝补卫阳，芍药补营阴，阳以护阴，阴以抱阳，两者互根，此桂枝、芍药之妙用。

《辅行诀》载："桂枝味辛，味辛皆属木，桂枝为木之主；芍药味酸，味酸皆属金。""阳旦者，升阳之方。"故桂枝汤（阳旦汤）有温升阳气的作用。方中桂枝、生姜味辛，属木，木为火之体，取木生火而助阳之义。芍药味酸，属金，有收敛之性。桂枝、生姜补木助阳生火、主升，芍药补金制木、主降，二补一泻，以扶阳为主，而不致其过亢。炙甘草、大枣味甘，属土，补脾土，益气和中而助阳气。阳气升则阴气降，阳气衰则阴气逆，故桂枝汤可温阳气而降阴逆。

2. 阴旦汤

《伤寒论》中的小柴胡汤（柴胡、黄芩、人参、半夏、炙甘草、生姜、大枣），在《辅行诀》中称大阴旦汤，由小柴胡汤加白芍组成。

小柴胡汤以柴胡为君药，半夏、黄芩、人参为臣药，炙甘草、生姜、大枣为佐药。柴胡，《本经》载："苦平，主心腹痛，去肠胃中结气，饮食积聚，寒热邪气，推陈致新。"方中取其去胃肠结气积聚、推陈致新之效。半夏，《本经》载："味辛，平，主伤寒寒热心下坚，下气。"方中取其下气散结之效。黄芩，《本经》载："味苦，平，主诸热，黄疸，肠澼泄痢，逐水。方中取其降热泄浊之效。"人参，《本经》载："味甘，微寒，主补五脏，安精神，定魂魄，止惊悸，除邪气，明目，开心益智，久服轻身延年。"方中取其补五脏、升脾气之效，脏气充则神气旺，生机再生。炙甘草、大枣、生姜有补脾和胃之效。全方以降为主，降中有升。降阳明胃肠之积滞，推陈致新，使阳降无碍，太阳脾阳得藏；升太阴脾土，肝脾得升，少阳生机再发。

《辅行诀》载："阴旦者，扶阴之方，以柴胡为主。"扶阴者，降阳明而扶太阴。柴胡有去胃肠结气积聚、推陈致新之效，表面上是降阳明胃肠之气，实则是阳明降则太阴生，太阴生则脾阳得藏，脾阳得藏则阳气得舒，肝脾左升为阳。故柴胡表面上有"扶阴"之效，实则有"助阳"之功。因此，小柴胡汤既能扶阴又能助阳，使阳明胃气得降、太阴脾阳得藏、少阳阳气得升。

（二）六神汤的特点

1. 青龙汤、白虎汤

青龙，东方之神，主木，又有"东方七宿"之名。白虎，西方之神，主金，有为"西方七宿"之名。

（1）小青龙汤。

《伤寒论》中的小青龙汤（麻黄、芍药、细辛、干姜、炙甘草、桂枝、五味子、半夏），在《辅行诀》中称大青龙汤。

小青龙汤以麻黄为主药。麻黄，《本经》载："味苦温，主中风，伤寒头痛，疟症，发热出汗，去邪热气；止欬逆上气，除寒热，破癥坚积聚。"方中取其宣发祛邪之性。桂枝，《本经》载："味辛，温，主上气咳逆，结气；喉痹吐吸；利关节，补中益气。"方中取其散结升阳之效。芍药，《本经》载："主邪腹痛，除血痹，破坚积，寒热，疝瘕，止痛，利小便，益气。"方中取其通营血而散阴结、祛邪止痛之效。五味子，《本经》载："味酸，温，主益气，欬逆上气，劳伤羸瘦，补不足。"方中取其补正降气之效。半夏，有下气散结的作用。全方以麻黄宣发祛邪；桂枝、干姜、细辛，味辛，属木，主温升阳气而降水气；芍药、五味子，味酸，属金，主敛正降气；半夏，下气散结。全方共奏宣发助阳、温阳降逆、温化水饮之效。

《辅行诀》载："青龙者，宣发之方，以麻黄为主。"青龙为东方之神，主生发，故用麻黄宣解肺金郁闭，使阳气得舒；桂枝辛温，属木，温阳主升，生发太阳之火，温阳而降阴逆。

（2）白虎汤。

《伤寒论》中的白虎汤（石膏、知母、炙甘草、粳米），在《辅行诀》中称小白虎汤。

白虎汤以石膏为君药，知母为臣药，佐以炙甘草、粳米。石膏，《本经》载："微寒，主中风寒热，心下逆气，惊、喘，口干舌焦不能息，腹中坚痛。"方中取其性寒清热、降心下逆气的作用。知母，《本经》载："味苦，寒，主消渴热中，除邪气，肢体浮肿，下水，补不足，益气。"方中取其消渴热中即除热生津之效，助石膏清热润燥。粳米、炙甘草，益气和中。全方有清降阳热、润燥生津之效。

《辅行诀》载："白虎者，收重之方，以石膏为主。"白虎，西方之神，主阳气的收、降、敛，以行秋金清降之令，有阳降阴生之象。

2. 朱鸟汤、真武汤

朱鸟即朱雀，南方之神，主火，又有"南方七宿"之名。真武即玄武，北方之神，主水，又有"北方七宿"之名。

（1）朱鸟汤。

《伤寒论》中的黄连阿胶汤（黄连、黄芩、芍药、鸡子黄、阿胶），在《辅行诀》中称小朱鸟汤。

黄连，《本经》载："味苦，寒，主热气目痛，眦伤泣出，明目，肠澼，腹痛下利，妇人阴中肿痛，久服令人不忘。"黄芩，《本经》载："味苦，平，主诸热，黄疸，肠澼泄利，逐水，下血闭，恶疮疽蚀，火疡。"方中黄连、黄芩清除胃肠积滞，降热去浊，使心火得降，心神得藏；鸡子黄、阿胶、芍药滋养阴精营血，补精养神。全方有滋阴降火、养心安神之效。

《辅行诀》载："朱鸟者，清滋之方，以鸡子黄为主。"朱鸟，南方之神，主火。精气上济心火，则心火不燥，心火下交肾水，则水不下寒。全方交通心肾，降心火，滋阴精，养心神。

（2）真武汤。

《伤寒论》中的真武汤（附子、芍药、白术、茯苓、生姜），在《辅行诀》中称小玄武汤。

真武汤以附子为主药。附子、生姜，味辛，属木，主温阳升阳；芍药属金，有破阴结之效。附子，《本经》载："味辛，温，主风寒咳逆邪气，温中，金疮，破癥坚，积聚血瘕，湿温踒躄，拘挛膝痛，不能行步。"方中取其温散寒湿通络之效。白术，《本经》载："味苦，温，主风寒湿痹死肌。"茯苓，《本经》载："味甘，平，主胸胁逆气忧恚，惊邪恐悸，利小便。"白术、茯苓合用有温散寒湿、利水渗湿之效。全方共奏温阳气、散阴邪、利水湿之效。

《辅行诀》载："玄武者，温渗之方，以附子为主。"玄武，北方之神，主水。温阳则能制水，水气得布，渗湿则通条水道，小便得利。

3. 勾陈汤、腾蛇汤

勾陈、腾蛇均为古神名，属土，居中。

（1）勾陈汤。

《伤寒论》中的半夏泻心汤（半夏、黄芩、干姜、人参、炙甘草、黄连、大枣），在《辅行诀》中称大勾陈汤。

半夏泻心汤以半夏、黄芩、干姜、黄连为主药，佐以人参、炙甘草、大枣。半夏，在《本经》中有下气除胀散结之效。黄连、黄芩均能治肠澼、下利、祛浊。半夏、干姜、黄连、黄芩合用，共取辛开苦降、散结除湿、清除胃肠结滞之效。人参、炙甘草、大枣补脾益气。全方降中有升，补中有泻，取其辛开苦降、补虚降逆之效。

勾陈为土神，泻心即泻胃土，胃土得降，阳气得藏，脾阳得补，脾气得升，故泻胃即是助脾，此为"泻心"之义。

（2）腾蛇汤。

《伤寒论》中的大承气汤（大黄、芒硝、厚朴、枳实），在《辅行诀》中去大黄则称小腾蛇汤，加葶苈子、甘草则称大腾蛇汤。

大承气汤以大黄为君药，芒硝为臣药，佐以厚朴、枳实。大黄，《本经》载："味苦，寒，主下瘀血，血闭，寒热，破癥瘕，积聚，留饮宿食，荡涤肠胃，推陈致新。"方中取其荡涤肠胃、推陈致新作用。芒硝，《本经》载："味苦，寒，主百病，除寒热邪气、逐六腑积聚，结固留癖。"方中取其散结、逐六腑积聚之效。枳实，《本经》载："味苦，寒，主大风在皮肤中如麻豆苦痒，除寒热结。"方中取其清除肠道热结之效。厚朴，《本经》载："味苦，温，主中风，伤寒头痛，寒热，惊悸，气血痹死肌，去浊。"方中取其疏通气血痹阻之效。诸药合用，共奏荡涤胃肠燥结、行气消滞、推陈致新之效。

腾蛇亦为土神，承气汤有去除阳明胃肠腑实之效，胃肠腑实得除，则阳降无碍，助阳气归藏于太阴。

《辅行诀》载："弘景曰：阳旦者，升阳之方，以黄芪为主；阴旦者，扶阴之方，以柴胡为主；青龙者，宣发之方，以麻黄为主；白虎者，收重之主，以石膏为主；朱鸟者，清滋之方，以鸡子黄为主；玄武者，温渗之方，以附子为主；此六方者，为六合之正精，升降阴阳，交互金木，既济水火，乃神明之剂也。张机撰《伤寒论》，避道家之称，故其方皆非正名也。但以某药名之，以推主方为识耳。"

根据上述方剂的命名及用药特点分析：阳旦汤、阴旦汤两方升降结合，体现阴阳会通思想。勾陈、腾蛇两方属土，居中为中气，体现了脾升胃降的思想。青龙木，白虎金，朱雀火，玄武水，分列四象，中气如轴，四象如轮，按一定顺序运转不息，此为治病的主要原则。

第七章 欲解时与疾病周期的实质探索

在《伤寒论》中，时间因素贯穿全书，其中有关三阴三阳病"欲解时"的论述，体现了天人一体的医学思想，有着特殊的理论价值。欲解时、发病周期等时间问题是《伤寒论》的核心内容之一。对欲解时、发病周期等时间问题深入探究，有助于更好地解读《伤寒论》。

一、《伤寒论》的时间医学思想

时间并非于人无涉地流逝，它是人类生命活动的重要参数。时间概念是整个物理学基础的基础。然而，究竟什么是时间，从古到今都不曾有人对其作出准确的定义。

《伤寒论》蕴含着丰富的时间医学思想。张仲景既从阴阳消长变化与时间变化的节律性来说明人体生理变化的节律性现象，也从疾病的发生、发展、转化时间等来说明人体病理变化的节律性现象。太阳巳午未、阳明申酉戌、太阴亥子丑、少阴子丑寅、厥阴丑寅卯、少阳寅卯辰，三阴三阳的消长变化与时间密切对应。以下就三阴三阳病欲解时及疾病周期的实质进行深入探讨，并借鉴现代物理学的成果加以论证。

二、三阴三阳病欲解时现象的发生机理

地球的自转运动产生昼夜变化，古人以十二地支（子、丑、寅、卯、辰、巳、午、未、申、酉、戌、亥）来记录昼夜变化，以此来表达地球时间。人类依附于地球之上，人体的生命运动在不受外力影响下，其运动规律则与十二地支的时序相一致，也与三阴三阳之气的运行时序相一致，而不会发生与地球时间"相对偏移"的现象。

对于人体，外在的贼风邪气及内在的心理因素等均会对人体生命运动产生影响，从而使个体的生命运动与地球时间产生不一致现象，即与地球时间产生"相对偏移"，从而形成三阴三阳病。人体之气顺应十二地支的有序变化，则为无病之人；逆之则为三阴三阳病。正如《灵枢·根结》曰："一日

一夜五十营，以营五脏之精，不应数者，名曰狂生。"这里，"五十营"指运行五十周，"狂生"指非正常生长，整句的意思是指人之气血经脉运行于身，一日一夜，共五十周，若有太过不及而不应数者，名曰"狂生"。又如《灵枢·五十营》曰："所谓交通者，并行一数也，故五十营备得尽天地之寿矣。"其意是指人体之气周流于身与天地同步，日行五十周，必无病，而得以尽天地所赋之寿矣。因此，人体气血的运行若能与地球时间同步（即与三阴三阳之气的运转次序同步）则无病，若不同步则病。

由于人依附于地球之上，若影响人体生命运动的不利因素消失，人体的生命运动即能回到与地球的运行同步的轨迹。因此，在地球时间的作用下，人体无时无刻不在修正这种"时间偏移"（即三阴三阳之气运转次序的偏移），此即是《伤寒论》三阴三阳病欲解时现象的发生机理。

因此，三阴三阳病的实质是人体生命运动的时间（即三阴三阳之气运转次序）发生相对偏移，而时间的偏移是由于人体在风、寒等因素作用下（风性善行、寒性收引凝滞）三阴三阳之气的升降运动障碍而产生。治疗上通过平脉辨证，利用药物升降之性，来纠正三阴三阳之气的运行障碍，使人体气血的运行与天地同步。

三、三阴三阳病的疾病周期实质

古人认为，任何周期性运动的事物均可作为时间的计算单位。地球的公转运动形成"年"，地球的自转运动形成"日"，月亮绕地球的周期性运动形成"月"。月球的周期性运动产生朔、望、上弦、下弦等月相。月亮由半圆至满月，时间是七天；圆月至半圆，时间是七天；由半圆至月亮消失，时间是七天；月亮消失至半月，时间也是七天。现代物理学证实，地球的潮水涨落主要由月球的引力引起。对涨潮而言，由中线位置到潮水最高位置，时间是七天。由潮水最高位置回到中线位置，时间也是七天。对退潮而言，由中线位置至潮水最低位置，时间是七天；由潮水最低位置至中线位置，时间也是七天。

从阴阳的角度而言，月亮的半圆、潮水的中位线均代表着阴阳的平衡状态，从阴、阳两个极端失衡状态恢复到二者的平衡状态的时间周期是七天。《素问·生气通天论》曰："阴平阳秘，精神乃治。"其意是指阴阳平衡是人体的健康状态。依据中医"天人一体"的理论，月球的七天周期同样对人体气血盛衰产生周期性影响，人体气血从极端的失衡状态回复到平衡状态也与七天周期密切相关。从人体体质盛衰与疾病发生发展规律而言，阴阳平衡之时是人体最健康的状态，也是疾病最易自愈阶段；而极端阴阳失调之时是人体体质最差之时，也是人体最易发病阶段。故《素问·评热病论》曰："邪之所凑，其体必虚。"

《伤寒论》第 7 条载："病有发热恶寒者，发于阳，无热恶寒者，发于阴也。发于阳者，七日愈，发于阴者，六日愈。以阳数七，阴数六也。"此说明疾病的发生、发展、病愈具有一定的周期性，就像周期性的月亮圆缺、潮水涨退一样。《伤寒论》以六日、七日作为一个疾病欲愈的时间周期，在本质上与三阴三阳病"欲解时"的道理相一致，只是间隔的时间不同而已，同时与上述月相的变化周期类似，二者关系密切。《伤寒论》以六日、七日作为疾病欲愈的周期，在书中多次出现。

《伤寒论》第 7 条载："太阳病，头痛至七日以上自愈者，以行其经尽故也。若作再经者，针足阳明，使经不传则愈。"本条以七日作为自愈的周期数。第 10 条载："风家，表解而不了了者，十二日愈。"十二日是六的倍数，即两个周期的病愈。第 384 条载："伤寒，其脉微涩者，本是霍乱，今是伤寒。却四五日，至阴经上，转入阴必利，本呕下利者，不可治也。欲似大便，而仅失气，仍不利者，此属阳明也，便必硬，十三日愈，所以然者，经尽故也。下利后，当便硬，硬则能食者愈，今反不能食，到后经中，颇能食，复过一经能食，过之一日方愈。不愈者，不属阳明也。"本条也是以七日的第二个周期为自愈时间。第 120 条载："太阳病，当恶寒发热，今自汗出，反不恶寒发热，关上脉细数者，以医吐之过也。一二日吐之者，腹中饥，口不能食，三四日吐之者，不喜糜粥，饮食冷食，朝食暮吐，以医吐之所致也，此为小逆。"由于阳气回复的时间是六日、七日，故三四日之时较一二日之时回复的阳气强盛。三四日之时人体的阳气已得到一定的回复，同样的，误治一二日较重，三四日较轻，故三四日的误治称为小逆。

综上所述，《伤寒论》有关时间的论述，蕴含着天地运行的自然规律。

第八章 《周易》与《伤寒论》的关系

《周易·系辞》认为"易有太极,是生两仪""一阴一阳之谓道"。《周易》认为,任何事物内部均是由阴和阳两部分组成的有机整体,宇宙的根本规律就是阴阳两个方面对立统一的运动变化。《伤寒论》依据"阴阳之气,各有多少",按阴阳的盛衰不同,把阴阳分别分为少阳、阳明、太阳、厥阴、少阴、太阴,用以解释疾病的发展变化。因此,《周易》与《伤寒论》都是建立在阴阳学说的基础上的,以阴阳的消长变化来描述事物的运动变化,二者关系密切。本章主要探讨《周易》后天八卦、十二消息卦与《伤寒论》三阴三阳的关系,以体现二者关系的密切性。

一、后天八卦与《伤寒论》三阴三阳病的关系

三阴三阳依十二地支时序排列组成一个圆形的有机整体,若把三阴三阳按十二地支时序放入"后天八卦"图中,并以此图来指导解读《伤寒论》,有着执简驭繁的作用,整个《伤寒论》的生理、病理、治则可一图以概之。详细论述见本书上编第一章"三阴三阳的运转次序"。

二、十二消息卦与《伤寒论》三阴三阳病的关系

(一)十二消息卦、三阴三阳之气的圆运动规律

圆运动规律是自然界的基本规律之一,从宏观的天体运行到微观的电子绕原子核运动,均是圆运动。在人体,心脏的血液从动脉流向全身,再从全身沿静脉回归心脏,也进行着周而复始的圆运动。

在《周易》六十四卦的体系中,六十四卦依次序组成一个圆形的有机整体,从中选取具有代表性的十二消息卦来讨论。十二消息卦分别对应十二月及十二地支。十二消息卦是指:复、临、泰、大壮、夬、乾、姤、遁、否、观、剥、坤。所谓"消息",是指一卦之中阳爻去而阴爻来称为"消",而阴爻去阳爻来称为"息"。

在中国古代的历法中,子、丑、寅、卯、辰、巳、午、未、申、酉、

戊、亥叫作十二地支。十二消息卦分别与十二地支相对应，其中"泰"对应"寅"、"大壮"对应"卯"、"夬"对应"辰"、"乾"对应"巳"、"姤"对应"午"、"遁"对应"未"、"否"对应"申"、"观"对应"酉"、"剥"对应"戌"、"坤"对应"亥"、"复"对应"子"、"临"对应"丑"。

十二消息卦中，泰（寅）、大壮（卯）、夬（辰）三卦对应于春季，乾（巳）、姤（午）、遁（未）对应于夏季，否（申）、观（酉）、剥（戌）对应于秋季，坤（亥）、复（子）、临（丑）对应于冬季。十二消息卦依十二地支时序的阴阳消长规律有序地组成一个圆形的有机整体，周而复始运行于四时。

在《伤寒论》中，三阴三阳的欲解时依十二地支组成一个圆形的有机整体。昼夜阴阳有序变化是自然界最基本的自然规律之一，是人体必须遵守的自然规律。顺之为三阴三阳的正常运转，逆之则为三阴三阳的发病状态。人体之气顺应昼夜阴阳有序变化的自然规律，三阴三阳之气当旺之时，则是本病欲解之时。三阴三阳病欲解时依十二地支组成一个圆形的有机整体，体现着三阴三阳之气的流转次序（图6、图7）。在方药运用上，《伤寒论》所载之方均蕴含着阴阳升降圆运动的自然规律。例如：阴旦汤（即小柴胡汤）蕴含着阳降为阴的运动规律，阳旦汤（即桂枝汤）蕴含着阴升为阳的运动规律；六神汤（即青龙、白虎、玄武、朱雀、勾陈、腾蛇汤）也蕴含着阴阳升降的圆运动规律。

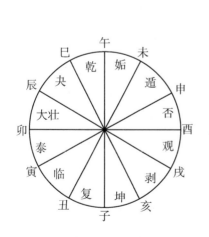

图6　十二地支与十二消息卦的关系

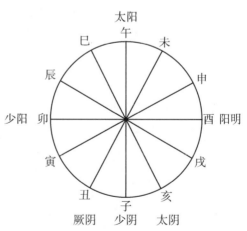

图7　十二地支与三阴三阳的关系

（二）十二消息卦、三阴三阳之气的对立统一规律

《周易》的十二消息卦中，复—姤、临—遁、泰—否、大壮—观、夬—剥、乾—坤形成了六对互为消长的对立统一运动变化。阴阳二气有序消长运行，从而促进了自然界万物的生、长、化、收、藏。

人体是由阴阳二气组成的有机整体，阴升为阳，阳降为阴，阴阳二气相互对立又相互为用而产生对立统一的运动变化。《伤寒论》的三阴三阳中，三阳为表，三阴为里，少阳—太阴、太阳—少阴、阳明—厥阴形成了三对互为升降、相互为用的对立统一体。在病证上表里、寒热、虚实等证往往同时发生，相互对立统一，互为因果关系。

例如，《伤寒论》"厥阴病篇"第335条载："伤寒一二日至四五日，厥者必发热，前热者后必厥，厥深者热亦深，厥微者热亦微。厥应下之，而反发汗者，必口伤烂赤"。此实则彼虚，此厥则彼热，里面蕴含着对立统一运动变化。又如，"太阳病篇"第1条载："太阳之为病，脉浮，头项强痛而恶寒。"本条只描述脉浮、头项强痛、恶寒三个症状，其中，脉浮反映阳气上浮于外的状态，头项强痛与恶寒是互为因果的一对症状。阳气郁滞于上则症见头项强痛，此阳气不能依时收藏则恶寒。此时人体的特点是外热而内寒，犹如夏天之时，天气炎热，而地下之水则清凉；冬天时阳气收藏，天气寒冷，而地下之水则温暖。二者乃是一对如影随形的矛盾统一体，其内也蕴含着"此实则彼虚，此热则彼寒"的对立统一的运动变化规律。

第九章 河图、洛书与《伤寒论》的关系

河图、洛书是阴阳五行理论之源。本章从河图、洛书的阴阳五行思想解读《伤寒论》中阴阳五行之理，通过对河图中阴阳五行升降之理、洛书中阴阳五行运行状态与《伤寒论》三阴三阳升降次序及运行状态的分析比较，可发现河图、洛书与《伤寒论》存在高度的契合。

一、河图、洛书之理

河图、洛书是中华文化之源，也是阴阳五行术数之源。河图、洛书最早记录于《尚书》，其后载于《周易·系辞上》中。《尚书·顾命》中提及"河图"时说："大玉、夷玉、天球、河图在东序。"《尚书·洪范》被后人认为是与"洛书"有关的记载，箕子向武王详细阐述洪范九畴，即治国的九种大法。《周易·系辞上》说："河出图，洛出书，圣人则之。"

河图："天一生水，地六成之，为北水；地二生火，天七成之，为南火；天三生木，地八成之，为东木；地四生金，天九成之，为西金。"河图以左、右、中、前、后列阴阳五行之象，五行生成之数，木火左升为阳，金水右降为阴，与中央阴土、阳土相配，阴升为阳，阳降为阴，阴阳会通。天生地成，地生天成，阴阳相合，主生成之道，代表周而不息、永无休止的生衍。

洛书："戴九履一，左三右七，二四为肩，六八为足，五居中央。"洛书四正、中央之位以应五行，四正、四隅之位以应八方，八方之位对应八卦，其位九以应九宫。洛书阳数居四正位，阴数居四隅位，阴阳交替，主变化之理。洛书之数纵横皆十五，代表事物发展阶段中相对平衡的状态。

河图阴阳相合，重合，主事物生成之道；洛书阴阳分离，重分，主事物变化之状态。河图与洛书的关系，是体与用的关系，河图的生成之道是在洛书反映的状态中运行，洛书反映的状态是在河图生成的体系中表现。河图、洛书一分一合，体现万物运动变化规律，而万物运动变化规律，是在阴阳五行作用下发生的。《素问·阴阳应象大论》载："阴阳五行者，天地之道也，

万物之纲纪，变化之父母，生杀之本始，治病必求于本也。"

二、《伤寒论》内蕴河图、洛书之理

《伤寒论》内蕴河图、洛书之理。张仲景的《伤寒杂病论》自序曰："夫天布五行，以运万类，人禀五常，以有五脏，经络腑腧，阴阳会通，玄冥幽微，变化难极。"阴阳会通、五行义理是张仲景撰写《伤寒论》的基本指导思想，这一思想贯穿《伤寒论》始终，包括三阴三阳的生理、病理、治法、方药、疾病周期等。人体是以五脏为中心、经络腑腧相连、阴阳会通的生命体，五脏肝、心、脾、肺、肾分别对应木、火、土、金、水五行。肝脾左升为阳，肺胃右降为阴，阴阳会通，人体气机的运行与河图、洛书阴阳五行之理一致。三阴三阳病脉证并治是河图、洛书理论在治病中的具体运用。河图中阴阳升降之理是《伤寒论》三阴三阳有序运行的内在反映，洛书中阴阳五行运行状态是《伤寒论》三阴三阳病六种状态的反映。例如，太阳病的病机是阳气受遏；阳明病的病机是肺胃不降、阳失沉降；太阴病的病机是脾阳失藏；少阴病的病机是阳气衰微；厥阴病的病机是阳气不降则上热、阳气失藏则下寒，下寒则阳气不生，阴阳气不相顺接；少阳病的病机是少阳阳气受郁、生机不畅。方药上以阳旦汤升发阳气、阴旦汤扶助阴气，以助阴升为阳、阳降为阴；以勾陈汤、腾蛇汤升降脾胃；以青龙汤、白虎汤、玄武汤、朱雀汤交互金木、升降水火，二旦、六神汤均体现了阴阳五行变化运行之道。又如《伤寒论》第 318 条载："少阴病，四逆，其人或咳，或悸，或小便不利，或腹中痛，或泄利下重者，四逆散主之。"少阴病是洛书所反映的运行中的一种状态，阳虚不能温达四末则四逆。其人肺胃右降失常，肺气上逆则咳，心神不能右降归藏则悸；若其人脾阳不振、左升受阻、脾不运化水湿则小便不利，脾不升清则泄利下重，脾络受阻则腹中痛。治则依据河图理论，恢复气机左升右降的生理状态。方用四逆散，方中柴胡有去肠胃中结气、饮食积聚、寒热邪气之效，推陈致新，以助阳明右降之势；芍药和营通络，破腹中阴结，助阳降无碍；枳实除寒热结，利五脏，益气轻身，使气滞得消、阳气得降；炙甘草补气而和中。全方以降为主，阳气右降藏于太阴，太阴脾阳左升而除四逆。在疾病预后方面，病发于阳，七日愈；病发于阴，六日愈。少阴病、厥阴病是疾病发展的关键阶段，顺证则阴升为阳、阴阳会通、生机再发；逆征则阳气不升而出现死证。由此可见，人体五脏气机变化、三阴三阳有序运行、阴阳会通之理与河图、洛书的阴阳五行变化之道，二者存在高度的契合。

三、河图、洛书与《伤寒论》的理、体、用关系

宋代程颐的《程氏易传》序曰："至微者，理也，至著者，象也，体用一源，显微无间。"河图、洛书是理，理是无形无相的，事物是有形有相的，但无形无相之理却在有形有相的事物上显现出来，即是"理以事显，事以理成"。同样，河图、洛书无形之理要在人体身上体现出来，即是在"三阴三阳病脉证并治"中显现出来，"三阴三阳病脉症并治"就是理之用。理、体、用三者是一而三、三而一、三位一体的，体是理之体，用是理之用，理是体用的内在因素，理以事显，事以理成。河图、洛书就是上古时代的一条数理公式，这个公式所表达的道理，要通过具体事物显现出来。而张仲景的《伤寒论》就是河图、洛书之理在人体身上的具体运用，根据河图、洛书之理，立三阴三阳病脉证并治六大治病法门。

第十章 《伤寒论》方剂分类

河图、洛书与《伤寒论》是理、体、用的关系。人体五脏气机运行符合河图、洛书之理，木火左升为阳，金水右降为阴。《伤寒论》三阴三阳之理，阴升为阳，阳降为阴，阴阳会通。五脏五行之性，肾水、脾土、肝木主升，主水生木，木生火，左升为阳；心火、肺金、胃土主降，主火生土，土生金，金生水，右降为阴。药物之性，寒、热、温、凉，平性亦有微温、微凉之偏。温热药为阳，主升；寒凉药为阴，主降。以温热药为主之方主升，以寒凉药为主之方主降，寒热并重之方升降并调。根据方剂的升降特点，《伤寒论》中的113方大致可分为三大类：一是性温主升之方，温振阳气；二是性寒主降之方，清热降火，阳降为阴；三是升降并用，升降脾胃，寒热并重，交通心肾之方。其余少量方剂归为其他类。《伤寒论》中方剂的运用，亦体现了阴阳会通、道在于一的治疗理念。

一、性温主升的方剂

温阳之方能温振阳气，使阴升为阳，治疗各类阳气受遏、阳气不足之证。主治太阳病阳气受遏之证，如桂枝汤类、麻黄汤类；用于少阴病、太阴病阳气衰微之证，如四逆汤类。

（一）桂枝汤类方剂

桂枝汤类方剂有桂枝汤、桂枝加桂汤、桂枝去桂加茯苓白术汤、桂枝去芍药汤、桂枝去芍药加附子汤、桂枝加附子汤、桂枝加厚朴杏子汤、桂枝加芍药汤、桂枝加大黄汤、小建中汤、桂枝加葛根汤、桂枝加芍药生姜各一两人参三两新加汤、桂枝人参汤、桂枝甘草汤、茯苓桂枝甘草大枣汤、桂枝麻黄各半汤、桂枝二麻黄一汤、桂枝二越婢一汤、桂枝甘草龙骨牡蛎汤、桂枝去芍药加蜀漆牡蛎龙骨救逆汤、桂枝附子汤、桂枝附子去桂加白术汤、当归四逆汤、当归四逆加吴茱萸生姜汤、半夏散、半夏汤。

（二）麻黄汤类方剂

麻黄汤类方剂有麻黄汤、小青龙汤、大青龙汤、麻黄附子细辛汤、麻黄附子甘草汤、葛根汤、葛根加半夏汤、麻黄杏仁甘草石膏汤、麻黄连轺赤小豆汤。

（三）四逆汤类方剂

四逆汤类方剂有四逆汤、四逆加人参汤、茯苓四逆汤、通脉四逆汤、通脉四逆加猪胆汤、干姜附子汤、白通汤、白通加猪胆汤、附子汤、真武汤、甘草附子汤、桂枝附子去桂加白术汤、芍药甘草附子汤。

二、性寒主降的方剂

性寒之方能清热降火，使阳降为阴。治疗阳热过盛、阳失沉降之证。主治太阳病心胃热盛之证，如栀子豉汤类；主治阳明病肺胃热盛、肺胃失降之证，如白虎汤类；主治阳明胃肠腑实证，如承气汤类。

（一）栀子豉汤类方剂

栀子豉汤类方剂有栀子豉汤、栀子甘草豉汤、栀子生姜豉汤、栀子干姜汤、栀子厚朴汤、栀子柏皮汤、枳实栀子汤。

（二）白虎汤类方剂

白虎汤类方剂有白虎汤、白虎加人参汤、竹叶石膏汤。

（三）承气汤类方剂

承气汤类方剂有大承气汤、小承气汤、调胃承气汤、桃核承气汤、麻子仁丸、大陷胸汤、大陷胸丸、小陷胸汤、三物白散、十枣汤、抵当汤、抵当丸、茵陈蒿汤。

三、升降并重的方剂

升降并重之方有升降并用、升降脾胃、寒热并重、交通心肾的作用。治疗升降错杂失常之证。主治阴阳升降失调之证，如柴胡类；脾胃升降失调之证，如泻心类、五苓散类；寒热错杂之证，如乌梅丸；心肾不交之证，如黄连阿胶汤。

（一）柴胡类方剂

柴胡类方剂有小柴胡汤、小柴胡加芒硝汤、四逆散、柴胡加龙骨牡蛎汤、柴胡桂枝汤、柴胡桂枝干姜汤、大柴胡汤。

（二）泻心类方剂

泻心类方剂有半夏泻心汤、生姜泻心汤、甘草泻心汤、附子泻心汤、大黄黄连泻心汤、旋覆代赭汤、干姜黄芩黄连人参汤、黄连汤、厚朴生姜半夏甘草人参汤、吴茱萸汤、葛根黄芩黄连汤、黄芩汤、白头翁汤、黄芩加半夏生姜汤。

（三）五苓散类方剂

五苓散类方剂有五苓散、理中汤、理中丸、茯苓桂枝白术甘草汤、猪苓汤。

（四）乌梅丸类方剂

乌梅丸类方剂有乌梅丸、麻黄升麻汤。

（五）黄连阿胶汤类方剂

黄连阿胶汤类方剂有黄连阿胶汤、炙甘草汤。

四、其他类方剂

这里把未划分入性温主升、性寒主降、升降并用这三类的少量方剂归为其他类方剂，有芍药甘草汤、甘草干姜汤、苦酒汤、甘草汤、桔梗汤、牡蛎泽泻散、猪肤汤、蜜煎导方、猪胆汁导方、瓜蒂散、烧裈散。

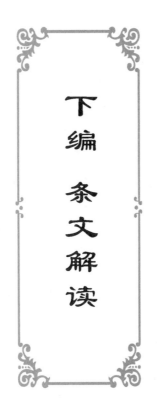

下编 条文解读

宋刻版《伤寒论》序

　　夫伤寒论，盖祖述大圣人之意，诸家莫其伦拟。故晋皇甫谧序《甲乙针经》云：伊尹以元圣之才，撰用《神农本草》，以为汤液；汉张仲景论广汤液，为数十卷，用之多验。近世太医令王叔和，撰次仲景遗论甚精，皆可施用，是仲景本伊尹之法，伊尹本神农之经，得不谓祖述大圣人之意乎！

　　张仲景，《汉书》无传，见《名医录》云：南阳人，名机，仲景乃其字也。举孝廉，官至长沙太守。始受术于同郡张伯祖，时人言，识用精微过其师。所著论，其言精而奥，其法简而详，非浅闻寡见者所能及。自仲景于今八百余年，惟王叔和能学之，其间如葛洪、陶（弘）景、胡洽、徐之才、孙思邈辈，非不才也，但各自名家，而不能修明之。开宝中，节度使高继冲，曾编录进上，其文理舛错，未尝考正。历代虽藏之书府，亦闻于雠校，是使治病之流，举天下无或知者。国家诏孺臣，校正医书，臣奇续被其选，以为百病之急，无急于伤寒。

　　今先核定张仲景《伤寒论》十卷，总二十二篇，证外合三百九十七法，除复重，定有一百一十二方。今请颁行。

太子右赞善大夫臣高保衡
尚书屯田员外郎臣孙奇
尚书司封郎中秘阁校理臣林亿等谨上

张仲景《伤寒论》原序

论曰：余每览越人入虢之诊，望齐侯之色，未尝不慨然叹其才秀也！怪当今居世之士，曾不留神医药，精究方术，上以疗君亲之疾，下以救贫贱之厄，中以保身长全，以养其生。但竞逐荣势，企重权豪，孜孜汲汲，惟名利是务，崇饰其末，忽弃其本，华其外而悴其内。皮之不存，毛将安附焉？卒然遭邪风之气，婴非常之疾，患及祸至，而方振粟；降志屈节，钦望巫祝，告穷归天，束手受败。资百年之寿命，持至贵之重器，委付凡医，恣其所措。咄嗟呜呼！厥身已毙，神明消灭，变为异物，幽潜重泉，徒为啼泣。痛夫！举世昏迷，莫能觉悟，不惜其命，若是轻生，彼何荣势之云哉？而进不能爱人知人，退不能爱身知己，遇灾值祸，身居厄地，蒙蒙昧昧，蠢若游魂。哀乎！趋世之士，驰竞浮华，不固根本，忘躯徇物，危若冰谷，至于是也。

余宗族素多，向余二百。建安纪年以来，犹未十稔，其死亡者，三分有二，伤寒十居其七。感往昔之沦丧，伤横夭之莫救，乃勤求古训，博采众方，撰用《素问》《九卷》《八十一难》《阴阳大论》《胎胪药录》，并平脉辨证，为《伤寒杂病论》合十六卷，虽未能尽愈诸病，庶可以见病知源，若能寻余所集，思过半矣。

夫天布五行，以运万类，人禀五常，以有五藏，经络府俞，阴阳会通，玄冥幽微，变化难极，自非才高识妙，岂能探其理致哉：上古有神农、黄帝、岐伯、伯高、雷公、少俞、少师、仲文，中世有长桑、扁鹊，汉有公乘阳庆及仓公，下此以往，未之闻也。

观今之医，不念思求经旨，以演其所知，各承家技，始终顺旧。省疾问病，务在口给，相对斯须，便处汤药，按寸不及尺，握手不及足，人迎、跌阳，三部不参，动数发息，不满五十，短期未知决诊，九候曾无仿佛，明堂厥庭，尽不见察，所谓窥管而已。夫欲视死别生，实为难矣。孔子云：生而知之者上，学则亚之，多闻博识，知之次也。余宿尚方术，请事斯语。

概　说

　　本编以十二地支为线索，以阴升为阳、阳降为阴，阴阳有序运行会通的观点，按照宋刻版《伤寒论》条文顺序逐条解读。以阴升阳降的运动规律为理论依据来分析条文所列的症状及其变化，全面阐释探究《伤寒论》中的阴阳会通思想。

一、三阴三阳病排序之理

　　《伤寒论》中三阴三阳病发病时间的先后顺序为太阳病、阳明病、少阳病、太阴病、少阴病、厥阴病。太阳之气主一身之表，故太阳首先受邪而为太阳病。《素问·热论》曰："伤寒一日，巨阳受之。"巨阳即太阳，太阳病不解，太阳之气右降障碍，则发展为阳明病。《素问·热论》曰："伤寒二日，阳明受之。"阳明病不解，阳明之气下降障碍，阳明与少阳升降相互为用，则少阳之气随之不能依时上升而为少阳病。《素问·热论》曰："伤寒三日，少阳受之。"此为三阳病发病时间的先后排序之理。三阳为表，表邪不解，阳明之气不能依时收降，则太阴之气不能依时收藏阳气而为太阴病；少阴之气、厥阴之气的时序与太阴之气相连，继而先后形成少阴病、厥阴病。此为三阴病发病时间的先后排序之理。《素问·热论》曰："伤寒一日巨阳受之，二日阳明受之，三日少阳受之，四日太阴受之，五日少阴受之，六日厥阴受之。"此外，三阴三阳病的发病并不是按十二地支的次序排列，一日至六日是伤寒病外在的发病顺序，而不是内在的气机运行次序和疾病传变次序，并不是指三日少阳传入四日太阴而发为太阴病。值得指出的是，三阴三阳之气的流转顺序与三阴三阳病的发病顺序是两个不同的概念。在人体正常生理状态下，三阴三阳之气按十二地支的时序周而复始地流转运行；当三阴三阳之气运行障碍时则为三阴三阳病，并按以上所述的巨阳（太阳）、阳明、少阳、太阴、少阴、厥阴的顺序发病。因此，三阴三阳病的排序与三阴三阳之气的流转次序表面不同，但内里有着一致性，均体现阴阳之气有序运行会通之理。

二、三阴三阳病欲解时的时序结构、诊断及治疗原则

在《伤寒论》中，三阴三阳的时序结构并不是按十二地支平均分配的。三阴三阳所含的时序体现着各自阴阳之气的多少，即《素问·天元纪大论》所说"阴阳之气，各有多少，故曰三阴三阳也"。其中，太阳巳午未、阳明申酉戌分别是由三个独立的时辰组成，是阳气最强的六个时辰，占十二地支的一半；太阴亥子丑、少阴子丑寅、厥阴丑寅卯、少阳寅卯辰四者的时序互含相连而成一体，是阴气最盛的六个时序，也占总时序的一半。《素问·阴阳应象大论》载："阳化气，阴成形。"人体周流的阳气在不同的阶段有其不同的状态，其中在太阳、阳明的阳气最强阶段，代表"阳化气"状态，是浮动、散布的气体状态，故其时序形散而独立；在太阴、少阴、厥阴、少阳的阴气最盛阶段，代表"阴成形"状态，是凝固、静止、下沉的状态，故其时序互含相连而成一体。因此，三阴三阳的时序结构蕴含着"阳化气，阴成形"的自然规律。

在诊断上，因为太阳、阳明有着独立的时序结构，所以，临床上较易对太阳病、阳明病作出明确独立诊断。但由于太阴、少阴、厥阴、少阳之气互含相连成一体，故较难作出独立诊断，往往太阴病也包含少阴、厥阴之症，少阴病也包含太阴、厥阴之症，厥阴病也包含太阴、少阴之症。在临床实践中，三阴三阳是一有机整体，牵一发而动全身，同时还要结合患者平素体质的阴阳盛衰，经常会出现诊断为太阳病的同时合并阳明病、太阴病、少阴病等情况，所以治疗上在选用主病主方的基础上，常需随证加减变化。

三、十二地支与三阴三阳病的关系

昼夜阴阳有序变化是自然界最基本的规律。十二地支代表着昼夜阴阳有序变化的一个完整周期，每个地支均蕴含着各自阴阳数量和运动方向。例如：在太阳巳午未三个时序中，其中巳时代表上午 9 时至 11 时，五行属火，阳气接近最旺时段，但仍处于上升阶段；午时代表 11 时至下午 1 时，属正午时段，阳气处于最顶部最旺盛的状态；未时代表下午 1 时至 3 时，五行属土，阳气处于升极而降的阶段。太阳病就是巳午未三个时序的阴阳数量及运动方向出现异常。

十二地支对应于人体，有着各自的生理状态，也有着各自对应的病症与治疗用药。

第一章 辨太阳病脉证并治

人体的阳气，周流于身，在不同的运行时段，有其不同的生理功能特点，其病也有相应的脉、证与方药。

太阳巳午未，对应上午9时至下午3时的时段，处于阳气最旺盛阶段。《素问·生气通天论》载："阳气者，若天于日，失其所则折寿而不彰也。"人体的阳气，犹如天上的太阳。万物生长靠太阳，人体的生长发育，有赖于阳气的温养。

在太阳病巳午未三个时序中，巳时对应上午9时至11时，阳气处于生长升发阶段；午时对应中午11时至下午1时，阳气处于正午最旺盛时刻；未时对应下午1时至3时，阳气开始下降。《伤寒论》"太阳病篇"专门分上、中、下三篇论述太阳病，分别对应巳、午、未三个时辰的病脉证并治。

一、辨太阳病脉证并治（上）

在十二地支中，巳时对应上午9时至11时，此时阳气仍处于上升生长阶段。在天犹如初夏之时，阳气旺盛而喜宣泄，故发热、汗出为其生理特点。正如《素问·四气调神大论》曰："夏三月，此为蕃秀……使气得泄。"巳时阳气，顺接少阳寅卯辰之气，由弱变强。其向上运动的动力来源于太阴脾土的升清，其运动方向呈蓬勃向上之势。此时段对应于人体犹如头项、项背之位，临近巅顶正午之处，故其病主要表现为阳气在人体项背部位的生发障碍，出现头颈强痛而恶寒、脉浮等症。

《伤寒论》"太阳病上篇"专为巳时阳气的病脉证并治而设，遵循阳气"持而勿浮"（《素问·阴阳离合论》）的原则，采用促进巳时阳气生发为主、收降为辅的相互制约的治疗方法。本篇有方剂的条文主要论述桂枝汤（阳旦汤）及类方的应用。其中，桂枝加葛根汤、桂枝加附子汤、桂枝去芍药汤、桂枝去芍药加附子汤等方加强桂枝汤的生发作用；桂枝麻黄各半汤、桂枝二麻黄一汤、桂枝二越婢一汤等方在生发阳气的同时加强对阳气的宣降作用；白虎加人参汤、桂枝去桂加茯苓白术汤等方强调中气对阳气运行的作用，同时白虎加人参汤中以西方白虎制约东方青龙（巳时）的阳气生发太过。本篇最后以一病案作结，蕴含着法无定法、方无定方之意。

本篇无方剂的条文主要是对全书的概括性论述，如论述了中风、伤寒、温病、风温等名词概念，论述了病发于阴和病发于阳的特点及疾病周期。

《伤寒论》第1条：太阳之为病，脉浮，头项强痛而恶寒。

本条论述太阳病的提纲证。

太阳之气运行障碍则为太阳病。太阳巳午未为阳气之主，人体之阳气由里出表，阴升为阳。太阳为阳气升腾正旺之时，其脉象也由沉转浮，由弱转强，故脉浮主阳气升浮于外。头项位于人体正上方，是人体阳气最旺的部位，与巳午未天地之阳气相应，人体太阳之气运行障碍，则阳气壅郁于头项，症见头项强痛。与此同时，由于阳气壅郁于头项部，人体周流之气不能右降通流，阳气不能由表入里，则太阴脾阳藏蓄不足，脾阳失藏，在内之阳气不足而恶寒。此时人体的特点是外热而内寒，犹如夏天之时，天气炎热，而地下之水则清凉；冬天时阳气收藏，天气寒冷，而地下之水则温暖。

本条文是太阳病的提纲证，只有脉浮、头项强痛、恶寒三个症状。其中，脉浮反映阳气上浮于外的状态，头项强痛与恶寒是互为因果的一对症状。阳气郁滞于上则症见头项强痛，此阳气不能依时收藏则恶寒，二者乃是一对如影随形的矛盾统一体，里面蕴含着"此实则彼虚，此热则彼寒"的对立统一的运动变化规律。

《伤寒论》第2条：太阳病，发热，汗出，恶风，脉缓者，名为中风。

本条论述太阳中风的脉症特点。

从"风"对人体影响的角度而言，"风"是人体最常见的致病因素之一。《灵枢·九宫八风》论述了"风"与人体的关系，实风可以生长万物，虚风可以伤害人。根据"太一（岁神）"在八方依时移动来推断，从八方来的虚风，其方向不同，其致病亦异。《素问·风论》曰："风气藏于皮肤之间，内不得通，外不得泄，风者善行而数变，腠理开则洒然寒，闭则热而闷，其寒也则衰饮食，其热也则消肌肉，故使人怢栗而不能食，名曰寒热。"

从"风"生成原理的角度而言，在自然界中，"风"是由空气流动引起的一种自然现象，它是由太阳辐射热引起的地表温度高低不同，从而引起空气的流动形成的，其形成与太阳运动的轨迹密切相关。从阴阳角度而言，地表温度高的地方阳盛阴虚，温度低的属阴盛阳虚，阴阳不平衡是形成"风"的根本原因。在人体中，人体是一个与外环境沟通的恒温生命体，受内外因素的影响，当体内温度升高时（阳气盛），为了恒温的需要，其热量必然通过毛孔向外发散，其表现就是发热、汗出，其热量向外发散运动的过程就形成了与自然界相似的"风"，其形成与人体阳气运动的轨迹密切相关。依据人体阳气运动的轨迹不同，分别形成太阳中风、阳明中风、少阳中风、太阴中风、少阴中风、厥阴中风等六种不同类型的"内风"。由于人体是一个与外环境沟通的生命体，外风、内风均会对体内阳气运动产生影响。

本条太阳巳午未之时，对应于人体，其病位在上、在表，阳气处于旺盛状态。太阳之气在表运行障碍，郁而热盛，郁热向外疏泄的过程形成"太阳中风"。太阳之气壅盛于表则发热；风性主动属阳，阳气向外疏泄，故汗出（寒为阴邪，其性收引，故无汗）。恶风与恶寒症状相似，病机相同，只是程度上的差异。风、寒均是引起人体阳气运行异常的因素，对人体产生伤害，故恶风、恶寒乃自然本性。脉缓与太阳伤寒之脉紧相对，汗出后肌腠疏松，故脉缓。

三阴三阳病均有中风之证，但在太阳病中尤为突出。如第95条载："太阳病，发热汗出者，此为荣弱卫强，故使汗出，欲救邪风者，宜桂枝汤。"此条"荣弱卫强"与《伤寒论》第12条载："阳浮而阴弱"的意义大致相同。荣（营）属阴，卫气属阳，太阳巳午未之气的阴阳格局特点是阳强阴弱、或荣（营）弱卫强、或阳浮而阴弱，这是分别从阴阳的数量、功能、位置来论述其自然生理特点的。此时，这种阴阳、营卫不平衡的生理特点决定了其有"发热汗出"的趋势，阳盛则"发热"，阳盛则有宣泄之性，宣泄则"汗出"；同时，在阳气宣泄过程中蕴含着气机的流动，从而产生"风"动现象。这种现象与自然界因太阳辐射热引起地表温度差异而引起空气流动形成风相类似。本条"荣（营）弱卫强"的生理特点蕴含着"邪风"形成的条件，此时（午时）的生理特点是阳强阴弱、旺盛的阳气（温度高）必然向温度低的地方流动，从而形成人体的"内风"。故本条指出"欲救邪风者，宜桂枝汤"，这里的"邪风"由阴阳不平衡引发，治疗宜用桂枝汤调和营卫、阴阳平衡。方中桂枝生发阳气以补卫气，白芍收降阳气以补营阴、调和阴阳，制约"邪风"的伤害。

《伤寒论》第3条：太阳病，或已发热，或未发热，必恶寒，体痛，呕逆，脉阴阳俱紧者，名为伤寒。

本条论述太阳伤寒的脉症特点。

"风"与"寒"均是常见的自然现象，与自然界的温度高低有关。人体是一个与外环境沟通的恒温生命体，受内外因素的影响，当体内温度降低时，人体必然产生一种收敛反应，避免阳气的散发，以保持身体的恒温状态。依据人体阳气运动的轨迹不同，三阴三阳病均有"伤寒"证。由于人体是一个与外环境沟通的生命体，外寒、内寒均会对体内阳气运动产生影响。

太阳之气受寒邪影响运行障碍则为太阳伤寒。太阳伤寒，寒性收引，阳气运行因寒邪凝敛而不能通流运行，阳气右降归藏受阻。阳气郁滞于外，郁热炽盛则发热，郁热未盛则未发热，故见或已发热，或未发热之症。阳气不降，脾阳藏蓄不足，故必恶寒。寒性收引，营卫气血郁滞，不通则痛，故必体痛。阳明胃气受寒邪影响而见下降障碍，故症见呕逆。寒性凝敛，经脉收引不舒，故脉阴阳俱紧。

关于中风、伤寒之辨：六气的变化及情志、饮食、劳倦的内伤均会对人体阳气的运行产生影响，其中风、寒是影响阴阳之气运行的主要外在因素。《伤寒论》三阴三阳病皆有中风、伤寒。《本经》载："夫大病之主，有中风，伤寒，寒热，温疟，中恶，霍乱……虫蛇蛊毒所伤。"《本经》列举40种类大病之主，其中，中风、伤寒排在前二位，因此，中风、伤寒是当时最常见的两大类致病因素。故《伤寒论》之"伤寒"，具有病因学概念，张仲景借"中风、伤寒"等致病因素为例，立三阴三阳病脉证并治之说，虽以"伤寒论"为名，实则为百病立法。若能会通阴阳，则外感六气、内伤杂病治无二理。

在《伤寒论》中，主要从伤寒、中风的角度探讨其对人体阳气升降运动的影响，风为阳，主动而善行，对阳气的运行有宣泄的作用；寒为阴，其性收引凝固，对阳气的运行有阻碍作用，其中，寒邪对阳气运行的影响尤著，故张仲景书名以"伤寒"二字冠之。

《伤寒论》第4条：伤寒一日，太阳受之，脉若静者，为不传；颇欲吐，若躁烦，脉数急者，为传也。

本条论述伤寒首先影响太阳之气的运行，并根据脉症判断病情的变化。

人身之气，阴升为阳，阳降为阴，阴阳之气有序运行会通，升降周流无碍则为无病之人。太阳主一身之表，伤寒首先影响太阳之气的运行，故伤寒一日，太阳受之。若受邪较轻，外邪不足以影响太阳之气的运行，则脉象平和，机体不发病。若受邪较重，寒凝气滞，影响在表的阳气有序右降收藏，并会出现相应的症状。在表的阳气右降受阻，心火不降，心神失藏，则症见躁烦；胃气不能右降，则症见恶心欲吐；阳气运行受阻，气机急迫，则脉象数急。

脉静，代表着脉象平和、呼吸平顺，代表着心平气和、恬淡虚无的精神状态；若心情躁烦或邪阻气机，则见脉象数急。养生之道：气滞则病，清静则气顺，气顺自然病消。

《伤寒论》第5条：伤寒二三日，阳明、少阳证不见者，为不传也。

本条论述太阳受邪后，是否影响阳明、少阳的依据。

伤寒一日，太阳受之。太阳主表，伤寒首先影响太阳之气的运行。若感邪较轻，不足以影响气机的升降运行，阳明右降归藏，少阳左升生发功能正常，则病情不会发展变化。

《伤寒论》第6条：太阳病，发热而渴，不恶寒者为温病。若发汗已，身灼热者，名风温。风温为病，脉阴阳俱浮，自汗出，身重，多眠睡，鼻息必鼾，语言难出。若被下者，小便不利，直视失溲；若被火者，微发黄色，剧则如惊痫，时瘛疭；若火熏之，一逆尚引日，再逆促命期。

本条论述温病及风温的特点及误治的变化。

太阳巳午未为人身阳气最旺之时，热盛伤津故发热而渴。一般而言，热盛于上，阳气不能归藏于里而里寒，则有发热与恶寒并见。若患者不恶寒，故内在阳气不虚，故太阳温病乃表里阳气俱盛之状态，其表现以发热而渴、不恶寒为其特点。若治以宣发阳气之汗法，则汗出津伤，太阳之火更炽，而成身体灼热汗出的风温之病。人体是一个与外界沟通的恒温生命体，为了保持恒温的需要，热盛则有向外宣泄之性，其宣泄流动的过程形成风。故太阳风温之病，阳气生发旺盛，热壅于外，故见脉阴阳俱浮；风性疏泄流动而见自汗出；风热壅塞空窍，则鼻息必鼾，语言难出。《素问·阴阳应象大论》曰"壮火之气衰，壮火散气"，风热壅盛，耗伤正气而身疲气衰，故见身重、多眠睡。风温之病风热壅盛于上，阳明腑实之证未成，误用攻下之法，则津伤更重，火盛津竭而见小便不利，甚则精不养目则见双目直视、失溲无尿之症。若误用火法治疗，则阳热更盛，热极生风而见惊痫、瘛疭之症。火盛土壅，阳气郁滞于外则皮肤发黄。风温之病，乃内外阳气俱盛，风火相煽之时，若一再误治，则病情迅速危殆。

由上可知，温病、风温是太阳病的两种特殊的阳气旺盛的病理状态。

《伤寒论》第7条：病有发热恶寒者，发于阳也。无热恶寒者，发于阴也。发于阳，七日愈；发于阴，六日愈。以阳数七、阴数六故也。

本条论述三阴三阳病的起源及疾病周期。

阴升为阳，阳降为阴，阴阳有序运行会通。若阳气不降，阳气郁滞于外而发热，在外的阳气不能收藏则里阳不足而恶寒，其病因源于阳气不降，故病发于阳，症见发热恶寒；若阴精不足，则生发之阳气不足，其病因源于阴升为阳的不足，故病发于阴，症见无热恶寒。

在三阴三阳中，太阴脾属中土，土生万物，为万物生发之始；阳明胃亦属中土，为万物所归，万物生于土复又归于土。太阴脾与阳明胃升降相互为用，同为中轴，是三阴三阳之气生发收藏的始点和终点，是三阴三阳病的源头所在。病发于阳则源于阳明胃土的不降，病发于阴则源于太阴脾土不升。三阴三阳之气，始于太阴，终于阳明，一日太阴、二日少阴、三日厥阴、四日少阳、五日太阳、六日阳明，其周期为六日。第184条指出："阳明居中土也，万物所归，无所复传。"故阳明是三阴三阳之气运行的终点。若病发于阴，始于太阴，终于阳明，其周期为六日，故病发于阴，六日愈；若病发于阳，始于阳明，终于阳明，其周期为七日，故病发于阳，七日愈。

《伤寒论》第8条：太阳病，头痛至七日以上自愈者，以行其经尽故也。若欲作再经者，针足阳明，使经不传则愈。

本条论述太阳病的疾病周期。

太阳病，病发于阳，"地二生火，天七成之"，由生到成，七日为太阳病头痛的成数，头痛多自愈于此。"以行其经尽故也"，此为太阳病头痛发生、发展的一个周期，若不能痊愈，则继续为下一周期的开始。太阳病自愈周期与河图的数理逻辑一致，也体现了阴阳会通的内在因素。

《伤寒论》第9条：太阳病，欲解时，从巳至未上。

太阳之气旺于巳午未之时，太阳病借助天地之正气，于巳午未为欲愈之时。

《伤寒论》第10条：风家，表解而不了了者，十二日愈。

本条论述太阳中风表解而不了了者欲愈之候。

"风家"是指中风证。在《伤寒论》中，三阴三阳病皆有中风证，如何分辨病发于阳，病发于阴？"表解而不了了者"，表为阳，表已解，若病发于阳，则七日已愈，已过七日未愈，故知此"风家"为病发于阴。病发于阴，六日愈，今六日未痊愈，则待下一周期正气来复，十二是六的第二周期成数，故十二日愈。十二日愈，也体现了阴阳会通之理。

《伤寒论》第11条：病人身大热，反欲得衣者，热在皮肤，寒在骨髓也；身大寒，反欲不近衣者，寒在皮肤，热在骨髓也。

本条以皮肤和骨髓分两极立表里，对寒热真假进行辨证。

阴升为阳，阳降为阴，阴阳有序运行会通。阳气通流受阻，则此实必彼虚，此热则彼寒。在《伤寒论》中，恶寒与发热、厥逆与发热是互为因果的一对症状，常常同时发生。阳热在外，不能右降归藏于三阴，则表热里寒，故见病人发热而反欲得衣被；三阴之阳气，温升受阻，则里热外寒，故见病人身大寒而反不欲近衣被。

《伤寒论》第12条：太阳中风，阳浮而阴弱，阳浮者，热自发，阴弱者，汗自出，啬啬恶寒，淅淅恶风，翕翕发热，鼻鸣干呕者，桂枝汤主之。

桂枝三两（去皮）、芍药三两、甘草二两（炙）、生姜三两（切）、大枣十二枚（擘）。

上五味，㕮咀三味，以水七升，微火煮取三升，去滓，适寒温，服一升。服已须臾，啜热稀粥一升余，以助药力。温覆令一时许，遍身漐漐微似有汗者益佳，不可令如水流离，病必不除。若一服汗出病差，停后服，不必尽剂。若不汗，更取依前法，又不汗，后服小促其间，半日许，令三服尽。若病重者，一日一夜服，周时观之，服一剂尽，病证犹在者，更作服。若不汗出，乃服至二三剂。禁生冷、黏滑、肉面、五辛、酒酪、臭恶等物。

本条论述太阳中风桂枝汤证的证治。

巳时阳气，顺接少阳之气，在天犹如初夏之时，此时阳气从少阳的阴阳相对平衡状态发展到巳时的阳浮阴弱（阳强阴弱）状态，但阳气旺而未壮。《素问·四气调神大论》载："夏三月，此为蕃秀……使气得泄。"阳气旺盛则发热，热盛喜泄则汗出。

"阳浮而阴弱"正是巳时的阴阳特点，也是生成"太阳中风"的根本原因。"阳浮而阴弱"是从阴阳的强弱、位置来论述其自然生理特点。此时（巳时）的生理特点是阳浮（强）阴弱，旺盛的阳气（温度高）必然向温度低的地方流动，从而形成人体的"内风"。巳时阳气旺而未壮，阳气不足则啬啬恶寒，淅淅恶风；翕翕发热是指虽有发热但仍显阳气不足之象；阳气左升右降相互为用才能通流无碍，左升不畅必致右降郁滞，肺胃之气上逆则鼻鸣（肺开窍于鼻）、干呕（胃失和降）。

值得指出的是，对于"发热"一症的描述，与阳气运行的时空位置密切相关。例如，本条桂枝汤证的"翕翕发热"、麻杏石甘汤证的"无大热"、白虎汤证的"里有热"、小柴胡汤证的"寒热往来"、厥阴病的厥热证等，均有其特殊的时空相关性。

桂枝汤是"太阳病上篇"的主方，也是《伤寒论》开篇之方，由桂枝、芍药、炙甘草、生姜、大枣组成。其方义有促使人体阳气生发之势，与阳气处于生长升发阶段的巳时相应。该方在《辅行诀》称小阳旦汤，此方加黄芪、人参则为大阳旦汤。

方中以桂枝为君药，芍药为臣药，炙甘草、生姜、大枣为佐药。桂枝，《本经》称"牡桂"，并载"味辛，温，主上气咳逆，结气，喉痹吐吸，利关节，补中益气，久服通神，轻身不老。"方中取其性温升而降逆气、温阳益气而补卫气，通利气机之效。《灵枢·本脏》载："卫气者，所以温分肉，充皮肤，肥腠理，司开合者也。"芍药，《本经》载："味苦，主邪气腹痛，除血痹，破坚积，寒热，疝瘕，止痛，利小便，益气。"方中取其通营血而散腹中阴结，使阳气右降无碍。桂枝、芍药合用，有补卫气而助阳左升、通营血而助阳右降、调和营卫的作用。桂枝补卫阳主左升，芍药补营阴助右降。《素问·生气通天论》载："阴在内，阳之守也，阳在外，阴之使也。"阳以护阴，阴以抱阳，两者互根，此桂枝、芍药之妙用。

《辅行诀》载："桂枝味辛，味辛皆属木，桂枝为木之主；芍药味酸，味酸皆属金。""阳旦者，升阳之方。"故桂枝汤（阳旦汤）有温升阳气的作用。方中桂枝、生姜味辛，属木，木为火之体，取木生火而助阳之义；芍药味酸，属金，有收敛之性，使阳气处于"持而无浮"的状态。桂枝、生姜补木助阳生火、主升，芍药补金制木、主降，二补一泻，以扶阳为主，而不致其过亢。炙甘草、大枣味甘，属土，补脾土，益气和中而助阳气。阳气升则阴气降，阳气衰则阴气逆，故桂枝汤可温阳气而降阴逆。

综合《本经》《辅行诀》所载，桂枝汤能扶助、升发阳气，有调和营卫、升阳气降阴逆的作用。

《伤寒论》第13条：太阳病，头痛发热，汗出恶风，桂枝汤主之。

本条论述太阳中风的证治。

太阳居离位，应人体之头部。巳时阳气从项背向头顶部升发受阻，故有头痛之症。太阳中风的病机是阳浮而阴弱。同时，阳气宣泄过程也是阳气的耗损过程，故见"汗出恶风"。治宜桂枝汤调和营卫阴阳。

《伤寒论》第14条：太阳病，项背强几几，反汗出恶风者，桂枝加葛根汤主之。

葛根四两、麻黄三两（去节）、芍药二两、生姜三两（切）、甘草二两（炙）、大枣十二枚（擘）、桂枝二两（去皮）。

上七味，以水一斗，先煮麻黄、葛根，减二升，去上沫，内诸药，煮取三升，去滓，温服一升，覆取微似汗，不须啜粥。余如桂枝法将息及禁忌。（臣亿等谨按，仲景本论，太阳中风自汗用桂枝，伤寒无汗用麻黄，今证云汗出恶风，而方中有麻黄，恐非本意也。第三卷有葛根汤证，云无汗、恶风，正与此方同，是合用麻黄也。此云桂枝加葛根汤，恐是桂枝中但加葛根耳。)

本条论述太阳病，项背强几几、汗出、恶风的证治。

巳时对应上午 9 时至 11 时，此时阳气仍处于上升生长阶段，此时段对应于人体犹如头项、项背之位，临近巅顶正午之处。其病主要表现为阳气在人体项背部位的生发障碍，出现项背强几几之症；阳气宣泄则汗出、恶风。太阳中风，汗出、恶风者，宜桂枝汤。今兼见项背强几几，乃脾阳亏虚、阴升为阳障碍、阴承阳位、寒邪阻滞所致，故加麻黄以宣通阳气；葛根，《本经》载其有"降大热，起阴气"之效，方中加葛根起阴气，助桂枝、麻黄宣通阳气，解除项背强几几之症。

本方与第 31 条的葛根汤的药物组成相同，唯一不同的是本方桂枝用量二两，葛根汤中桂枝用量三两，因此，本方在生发阳气方面比葛根汤稍弱。林亿等医家认为本方无麻黄，由桂枝汤加葛根组成，此说也非常有理。

《伤寒论》第 15 条：太阳病，下之后，其气上冲者，可与桂枝汤，方用前法。若不上冲者，不得与之。

本条论述太阳病误下的证治。

巳时对应上午 9 时至 11 时，此时阳气仍处于上升生长阶段，不宜用攻下之法，以免逆其生长之性。太阳离火虽有右降之性，但须顺其性依常理而降，若误下，右降过猛，则阳气反而受损。"下之后，其气上冲者"，是指阳气突然过度下降，阳气有复原之趋势，故见气上冲。宜用桂枝汤以温阳降逆。阳气升则阴气降，阳气衰则阴气逆，阳进则阴退，阳退则阴进，故桂枝汤可温阳气而降阴逆。

《伤寒论》第 16 条：太阳病三日，已发汗，若吐、若下、若温针，仍不解者，此为坏病，桂枝不中与之也。观其脉症，知犯何逆，随证治之。桂枝本为解肌，若其人脉浮紧，发热汗不出者，不可与之也。常须识此，勿令误也。

本条论述太阳病误治后坏病的治疗原则和桂枝汤的正确使用方法。

太阳病三日，即太阳之气郁滞不舒、运行障碍三天。发汗为治疗太阳病正治之法，但发汗有宣肺解表发汗、解肌发汗等多种方法，如果使用汗法的方法不正确，太阳病仍会不解。若再使用吐、下、温针之治法，此时病情变得更为复杂，变为坏病。通过观其脉症，确定三阴三阳之病位，明确气机升降障碍的原因，然后随证治之，以恢复气机升降，使阳气通流无碍。

若其人脉浮紧、发热、无汗，此为麻黄汤证，而非桂枝汤证。桂枝汤为升阳解肌发汗之剂，用于脾阳不升、表阳不振之表证；麻黄汤为宣肺解表发汗之剂，用于肺气不舒之表证。《素问·五脏生成论》载："肺主皮毛，脾主肌肉。"脾主肌肉，解肌即是助脾。桂枝汤又名阳旦汤，主生发阳气，时序从亥至巳；太阴脾主藏蓄阳气，又主升发阳气，时序从亥至丑，两者时序相合，故解肌即是助脾左升，阴升为阳之意。

《伤寒论》第17条：若酒客病，不可与桂枝汤，得之则呕，以酒客不喜甘故也。

本条论述酒客不宜桂枝汤。

酒客嗜酒伤胃，以寒热虚实错杂之症居多。嗜酒伤胃，阳明胃气不降，治宜和胃降逆，以半夏泻心汤之类为主，不宜以桂枝汤生发阳气。否则，胃气不降而呕，因为酒客以阳明胃气不降为主，不喜甘补之剂。

《伤寒论》第18条：喘家作桂枝汤，加厚朴杏子佳。

本条论述反复咳喘的患者，用桂枝汤加厚朴、杏仁治疗更好。

阴阳运行，气机之升降，左升右降为顺，左降右升为逆。反复咳喘乃气机逆行、肺气右降受阻之象。治宜桂枝汤调和营卫、助阳降逆，加厚朴、杏子以疏通气血痹阻、止咳下气。厚朴，《本经》载："味苦，温，主中风，伤寒头痛，寒热，惊悸，气血痹死肌，去三虫。"方中取其疏通气血痹阻的作用。杏仁，《本经》载："味甘，温，主欬逆上气雷鸣，喉痹下气，产乳，金疮，寒心奔豚。"方中取其止咳下气的作用。

《伤寒论》第19条：凡服桂枝汤吐者，其后必吐脓血也。

本条论述服桂枝汤所致咳吐脓血。

本条只有服桂枝汤及吐脓血的论述，而无具体的症状论述，故本条所指的可能是内有肺痈的患者，出脓或血腐之时，服桂枝汤则咳吐脓血。

《伤寒论》第20条：太阳病，发汗，遂漏不止，其人恶风，小便难，四肢微急，难以屈伸者，桂枝加附子汤主之。

桂枝三两（去皮）、芍药三两、甘草三两（炙）、生姜三两（切）、大枣十二枚（擘）、附子一枚（炮，去皮，破八片）。

上六味，以水七升，煮取三升，去滓，温服一升。本云：桂枝汤，今加附子。将息如前法。

本条论述太阳病阳虚漏汗的证治。

巳时阳气来源于太阴、少阴左升，其性喜宣泄发汗。但若阳气不足、卫阳不固则会出现汗出过多、遂漏不止的病理反应。卫阳不足缘于脾肾左升生发不足。生理上，太阴脾气左升为阳，生发阳气不足则恶风；同时，"脾为胃行其津液""脾主四肢肌肉"，故太阴脾气亏虚可见小便难、四肢微急、难以屈伸等症。治宜温补太阴、少阴脾肾，则卫阳得固、水液得行、四肢得舒。方用桂枝加附子汤，加用附子以温阳止痉。附子，《本经》载："味辛，温，主风寒咳逆邪气，温中，金疮，破癥坚、积聚血瘕，寒湿踒躄，拘挛膝痛不能行。"方中取其协助桂枝汤温补生发阳气，则漏汗得止，恶风得除，小便得通，四肢得舒。

《伤寒论》第 21 条：太阳病，下之后，脉促，胸满者，桂枝去芍药汤主之。

桂枝三两（去皮）、甘草二两（炙）、生姜三两（切）、大枣十二枚（擘）。

上四味，以水七升，煮取三升，去滓，温服一升。本云：桂枝汤，今去芍药。将息如前法。

本条论述太阳病误下后，损伤胸阳之证治。

巳时乃阳气旺盛之时，郁则发热，宜汗法宣泄；同时，巳时阳气仍处上升阶段，故忌下法。若误用下法，下之收降过早，则损伤胸阳，心气亏虚，胸阳不振，故见脉促、胸满。治宜桂枝去芍药汤。

本方由桂枝汤去芍药组成。在桂枝汤中，桂枝与芍药相互制约而用，芍药收敛以防桂枝生发太过，但由于本条阴气上逆太过，故去除芍药对桂枝的制约，加强桂枝的生发作用。芍药有破阴结、引阳气右降的作用，下后胸阳已虚，故去芍药以缓下，单用桂枝、炙甘草、大枣以温阳益气。

《伤寒论》第 22 条：若微寒者，桂枝去芍药加附子汤主之。

桂枝三两（去皮）、甘草二两（炙）、生姜三两（切）、大枣十二枚（擘）、附子一枚（炮，去皮，破八片）。

上五味，以水七升，煮取三升，去滓，温服一升。本云：桂枝汤，今去芍药，加附子。将息如前法。

本条顺接于第 21 条"太阳病，下之后，脉促，胸满者，桂枝去芍药汤主之"，兼见微恶寒之证，则胸阳受损更重。治宜桂枝去芍药加附子汤，加附子助桂枝温振阳气。

《伤寒论》第 23 条：太阳病，得之八九日，如疟状，发热恶寒，热多寒少，其人不呕，清便欲自可，一日二三度发，脉微缓者，为欲愈也。脉微而恶寒者，此阴阳俱虚，不可更发汗、更下、更吐也。面色反有热色者，未欲解也，以其不能得小汗出，身必痒。治宜桂枝麻黄各半汤。

桂枝一两十六铢（去皮）、芍药一两、生姜一两（切）、甘草一两（炙）、麻黄一两（去节）、大枣四枚（擘）、杏仁二十四枚（汤浸，去皮尖及两仁者）。

上七味，以水五升，先煮麻黄一二沸，去上沫；内诸药，煮取一升八合，去滓，温服六合。本云：桂枝汤三合，麻黄汤三合，并为六合。顿服。将息如上法。

本条论述太阳病八九日，出现欲解、虚证、未解三种情形的鉴别。

太阳病八九日，已过自愈的周期，此时阳气重新开始生发。若其人热多寒少，说明生发的阳气（热气）强于阻挡的寒气；兼见不呕、清便欲自可，乃胃肠和降正常之象，表热右降通道已无碍；并见脉微缓，乃脉象有和缓、平和之意（正邪相争则脉紧），说明脾阳左升无碍，结合脉症可推知为欲愈之证。若脉微而恶寒，乃脾阳不振，阳气不能左升之象，故属阴阳俱虚之证，不可更用汗、下、吐之法。若其人面色反有热色，乃肺卫郁闭，阳热不能右降，属未解之象。治宜桂枝麻黄各半汤。

本方由桂枝汤和麻黄汤减半组成。桂枝汤是"太阳病上篇"的主方，辅助巳时阳气向上生发运行；麻黄汤是"太阳病中篇"的主方之一，辅助午时阳气向下宣降运行。以方测义：此时阳气运行在巳时和午时的交界处，治法上采用生发阳气和宣降阳气相结合的方法。由于生发和宣降各有其道理，故采用中和的方法，两者各取其半，各半减量缓治。

《伤寒论》第 24 条：太阳病，初服桂枝汤，反烦不解者，先刺风池、风府，却与桂枝汤则愈。

本条论述针药结合治疗太阳病之法。

巳时阳气自背部、颈项而上巅顶。风池、风府穴位于颈项和头部交界处，乃阳气运行的必由之路。初服桂枝汤，反烦不解者，可能是风池、风府穴阻碍阳气运行，先用针刺疏通风池、风府穴经气，解除郁滞，再用桂枝汤调和营卫而愈。

《伤寒论》第 25 条：服桂枝汤，大汗出，脉洪大者，与桂枝汤如前法。若形似疟，一日再发者，汗出必解，宜桂枝二麻黄一汤。

桂枝一两十七铢（去皮）、芍药一两六铢、麻黄十六铢（去节）、生姜一两六铢（切）、杏仁十六个（去皮尖）、甘草一两二铢（炙）、大枣五枚（擘）。

上七味，以水五升，先煮麻黄一二沸，去上沫，内诸药，煮取二升，去滓，温服一升，日再服。本云：桂枝汤二份，麻黄汤一份，合为二升，分再用。今合为一方。将息如前法。

本条论述太阳病服桂枝汤后，大汗出、脉洪大及形似疟的证治。

服桂枝汤，虽汗出，但脉洪大，与桂枝汤如前法。其意是指以桂枝汤生发宣泄阳气，服后大汗出、脉洪大（虽汗出但正气未损），可继续用桂枝汤。若症见如疟、寒热往来，说明阳气受寒凝阻碍，正邪力量相当。治宜桂枝二麻黄一汤。

本方以桂枝汤两份、麻黄汤一份组成，以生发阳气为主、宣降阳气为辅，其原理与桂枝麻黄各半汤相同，而两方权衡升降的轻重有分别。

《伤寒论》第 26 条：服桂枝汤，大汗出后，大烦渴不解，脉洪大者，白虎加人参汤主之。知母六两、石膏一斤（碎，绵裹）、甘草二两（炙）、粳米六合、人参三两。

上五味，以水一斗，煮米熟，汤成，去滓，温服一升，日三服。

本条论述服桂枝汤大汗出后，大烦、大渴、脉洪大的证治。

服桂枝汤生发阳气，阳盛宣泄过度而大汗出后，症见大烦、大渴、脉洪大。大烦乃心神失藏之象，大渴乃胃热伤津之象，脉洪大是阳热炽盛之象。治宜白虎加人参汤。以白虎汤清降肺胃燥热，加人参健脾运津止渴（脾为胃行其津液）、补虚养神除烦。人参，《本经》载："味甘，微寒，主补五脏，安精神，定魂魄，止惊悸，除邪气，明目，开心益智，久服轻身延年。"方中取其补虚养神除烦之效。

值得指出的是，桂枝汤具有升发阳气的作用，是促进巳时阳气向上运行的主要方法。然而，升降相互为用，本条与白虎汤降胃气的方法亦有异曲同工之妙。从五行角度分析，白虎属金，位居西方，用白虎制约巳时对应的东南方木气的生发，生而勿亢，使阳气"持而勿浮"。辅以人参补益太阴脾土，全方体现了太阴、阳明中气的升降作用。

《伤寒论》第 27 条：太阳病，发热恶寒，热多寒少，脉微弱者，此无阳也，不可发汗，宜桂枝二越婢一汤。

桂枝十八铢（去皮）、芍药十八铢、麻黄十八铢、甘草十八铢（炙）、大枣四枚（擘）、生姜一两二铢（切）、石膏二十四铢（碎，绵裹）。

上七味，以水五升，煮麻黄一二沸，去上沫，内诸药，煮取二升，去滓，温服一升。本云：当裁为越婢汤、桂枝汤合之，饮一升。今合为一方，桂枝二份，越婢一份。

本条论述太阳病，表有郁热、里为阳气衰微的证治。

患者发热恶寒、热多寒少，是阳气郁滞于上、郁而热盛所致。阳气郁滞于外，不能右降藏于太阴，故脉微细。脉微细者为阳气衰微之象，故曰"此无阳也"。虚实夹杂，不可单纯采用发汗之法。治宜桂枝二越婢一汤。

本方由桂枝汤两份、越婢汤一份组成。以桂枝汤调和营卫、生发阳气为主，以越婢汤宣降阳气为辅，使表热得降，阳气得藏，阴气得升。越婢汤由麻黄、石膏、甘草、生姜、大枣组成，着重于麻黄与石膏的配合。麻黄除了宣通肺气外，还能宣通皮毛之气（麻黄能使地中阳气透出，直达于上，阴升为阳；其形纤细劲直，外黄内赤，中空有节，菀似毛孔；麻黄之地，冬不积雪，能使地中阳气透出，直达于上）；以石膏收降阳明胃土之气，阳降为阴；甘草补中气；大枣、生姜补营卫。越婢汤中的"婢"有卑微之意，天尊地卑，"越婢"有生发地气、阴升为阳之意。

本方与桂枝麻黄各半汤、桂枝二麻黄一汤均是为权衡阳气的升降轻重而设。三方均以桂枝汤为主方生发巳时阳气，均以麻黄宣通阳气。不同的是，麻黄汤运用杏仁宣降肺气，越婢汤运用石膏收降胃气，共同制约巳时阳气的生长，引导阳气右降归藏。

《伤寒论》第 28 条：服桂枝汤，或下之，仍头项强痛，翕翕发热，无汗，心下满微痛，小便不利者，桂枝去桂加茯苓白术汤主之。

芍药三两、甘草二两（炙）、生姜三两（切）、白术三两、茯苓三两、大枣十二枚（擘）。

上六味，以水八升，煮取三升，去滓，温服一升。小便利则愈。本云：桂枝汤，今去桂加茯苓、白术。

本条论述表证兼水气内停的证治。

"服桂枝汤"是生发阳气的方法，"或下之"是收降阳气的攻下方法。其人仍症见头项强痛、翕翕发热、无汗，乃阳气生发不足之象。胃气郁滞不降，则心下满微痛；胃气右降而生水，输布于膀胱而为溲溺。今胃气不降，通调水道失调，水气内停，故小便不利。治宜生发太阴脾气、降阳明胃气。方用桂枝去桂加茯苓白术汤。

本方由桂枝汤去桂枝，加白术、茯苓组成。桂枝作为桂枝汤的主药，具有透发阳气的作用，若太阴脾阳不足，则不宜用桂枝过度透发脾阳之气。方中白术升太阴脾气以生发阳气，茯苓降阳明逆气而利小便，白芍和营通络止痛、助阳右降，甘草、生姜、大枣补中和中。全方通过运转太阴、阳明中气，促进阳气有序运行。

本方和白虎加人参汤均是升降脾胃中气之方，中气如轴，四象如轮，两方均是运用以轴转轮的方法引导巳时阳气的运行。

《伤寒论》第 29 条：伤寒脉浮，自汗出，小便数，心烦，微恶寒，脚挛急，反与桂枝欲攻其表，此误也。得之便厥，咽中干，烦躁，吐逆者，作甘草干姜汤与之，以复其阳。若厥愈足温者，更作芍药甘草汤与之，其脚即伸，若胃气不和，谵语者，少与调胃承气汤；若重发汗，复加烧针者，四逆汤主之。

甘草干姜汤方：甘草四两（炙）、干姜二两。上二味，以水三升，煮取一升五合，去滓，分温再服。

芍药甘草汤方：白芍药四两、甘草四两（炙）。上二味，以水三升，煮取一升五合，去滓，分温再服。

调胃承气汤方：大黄四两（去皮，清酒洗）、甘草二两（炙）、芒硝半升。上三味，以水三升，煮取一升，去滓，内芒硝，更上火微煮令沸，少少温服之。

四逆汤方：甘草二两（炙）、干姜一两半、附子一枚（生用，去皮，碎八片）。上三味，以水三升，煮取一升二合，去滓，分温再服。强人可用大附子一枚、干姜三两。

本条论述太阳病变证，误用桂枝汤的证治。

病人脉浮主阳气上浮；自汗出为表热炽盛、阳气自我宣泄之象；心烦乃热盛扰心之象；阳盛于上，此阳热不能右降归藏于太阴、脾肾阳虚则小便数、脚挛急、恶寒。以桂枝汤生发阳气，属误治。生发阳气后更伤中气，太阴脾气受损，脾失升清，清阳不能透达四肢则四肢厥逆，阳气不能右降则咽中干、烦躁、吐逆。治宜甘草干姜汤，以温脾阳和中气，宜恢复脾阳，则厥愈足温。再以芍药甘草汤补脾阴益中气，益阴助阳，则其脚即伸。若阳神失藏、谵语，则以调胃承气汤以和胃通便，使阳神归藏。若再误以发汗伤阳气，治宜四逆汤温振脾阳、回阳救逆。

《伤寒论》第 30 条：问曰：证象阳旦，按法治之而增剧，厥逆，咽中干，两胫拘急而谵语。师曰：言夜半手足当温，两脚当伸。后如师言，何以知此？答曰：寸口脉浮而大，浮为风，大为虚。风则生微热，虚则两胫挛。病形象桂枝，因加附子参其间，增桂令汗出。附子温经，亡阳故也。厥逆，咽中干，烦躁，阳明内结，谵语烦乱，更饮甘草干姜汤，夜半阳气还，两足当热；胫尚微拘急，重与芍药甘草汤，尔乃胫伸；以承气汤微溏，则止其谵语，故知病可愈。

本条复述前条用药机理：

问曰："其证与阳旦汤相似，按法以桂枝汤（阳旦汤）治之而病情增剧，出现了厥逆、咽中干、两胫拘急而谵语之症，后以甘草干姜汤、芍药甘草汤、四逆汤、调胃承气汤治之。"服药后，师曰："夜半手足当温，两脚当伸。"其后病情的发展果然如此。何以知之呢？答曰："脉浮而大，浮乃表热欲泄而风动，大为里虚而阴不制阳。"病证与桂枝汤相似，以桂枝汤误治致过度生发阳气，故治宜四逆汤，以附子温经、回阳救逆，是因为汗出亡阳的缘故。同时出现了太阴脾阳不升之四肢厥逆症，阳明胃气不降之咽中干、烦躁、谵语症，治宜甘草干姜汤以温脾阳和中气，夜半脾阳回复，两足当热；厥逆已止，但胫尚微拘急，治宜芍药甘草汤补脾阴益中气、益脾阴而助脾阳，故两脚当伸；再以调胃承气汤使便结变为便溏，使阳神得右降归藏而谵语止。药证相符，故知病可愈。

"太阳病上篇"专为巳时阳气的病脉证并治而设，以促进巳时阳气生发为主、收降为辅的相互制约的治疗方法。本篇最后以一病案作结，蕴含着法无定法、方无定方之意。

二、辨太阳病脉证并治（中）

在十二地支中，午时对应中午 11 时至下午 1 时，此时阳气处于正午最旺盛的阶段，逐步开始向下输布，温养五脏六腑。正午阳气，其地位为阳气之主，其运动方向是垂直向下。在阳气的输布运行中，在上宜宣泄发汗，在中宜和解，在下宜通，不足宜补，因势利导地保护阳气向下归藏。

《伤寒论》"太阳病中篇"专为午时阳气的病脉证并治而设。午时的阳气，其来源于子时肾藏，其上升生成的动力来源于丑时脾藏，其下降的动力来源于未时胃气，其归藏于子时肾藏。从标、本、中气角度来看：其标是午时（太阳），其本是子时（少阴），中气是脾胃（太阴、阳明）。从午时阳气运行的时空路线来看，犹如午时的太阳，依时自头顶向西归藏运行。从对应的人体部位而言，从颈项开始，依次循行于头部、肺部、心胸、心下、胸腹、胸肋、肠道，终于膀胱。在方剂的使用方面，针对阳气的虚实和障碍部位而灵活多变，引导阳气下行归藏。根据阳气下降受阻部位不同，治宜葛根汤（颈部）、麻黄汤、青龙汤类（肺部）、栀子豉汤类（胸部）、小柴胡汤类（中部胸肋、胃肠）、承气汤类（肠道）、抵当汤（膀胱）等；阳气来源不足者，治宜桂枝汤、四逆汤、小建中汤、苓桂术甘汤、真武汤；阳气运行障碍的水逆证，治宜五苓散。

《灵枢·顺气一日分为四时》载："夫百病者，多以旦慧、昼安、夕加、夜甚。""朝则人气始生，病气衰，故旦慧；日中人气长，长则胜邪，故安。"午时处于"日中人气长"之时，阳气旺盛，邪气消退。故本篇无方剂条文重点论述疾病的自愈内容。

《伤寒论》第 31 条：太阳病，项背强几几，无汗恶风，葛根汤主之。

葛根四两、麻黄三两（去节）、桂枝二两（去皮）、生姜三两（切）、甘草二两（炙）、芍药二两、大枣十二枚（擘）。

上七味，以水一斗，先煮麻黄、葛根，减二升，去白沫，内诸药，煮取三升，去滓，温服一升。覆取微似汗。余如桂枝法将息及禁忌。

本条论述太阳伤寒，项背强几几的证治。

太阳居离卦位，主上、主外，项背部为阳，腹部为阴。寒性收引凝滞，易致阳气运行受阻。午时的阳气自项背而上巅顶，故太阳伤寒症见项背强几几。太阳伤寒，寒性收引，肺卫郁闭，故见无汗恶风。治宜葛根汤。

葛根汤由桂枝汤加麻黄、葛根组成。桂枝汤解肌升脾，生发阳气，使阳气越过项背而达巅顶，解除项背强几几之症。麻黄，可宣通阳气、助阳气舒畅流动。葛根，《本经》载："味甘、平，主消渴，身大热，呕吐诸痹，起阴气，解诸毒。葛谷，主下利十岁以上。"方中取其起阴气、除身热、通痹、解除项背强几几的作用，而助桂枝、麻黄解表。

本条文是"太阳病中篇"的第 1 条，项背强几几是本条主症，藏有阳气运行的时空位置信息路线。在时空上，"太阳病上篇"对应巳时、病位在背，"太阳病中篇"对应午时、病位对应巅顶，而项背连接头、背之间，故"太阳病中篇"第 1 条与"太阳病上篇"是紧密联系的，有承上启下之意。

《伤寒论》第 32 条：太阳与阳明合病者，必自下利，葛根汤主之。

本条论述太阳与阳明合病，必下利的证治。

下利是太阴脾土不升之症。太阳与阳明合病，外有太阳郁热，内有阳明失降。太阳之阳气不能右降归藏于太阴，太阴脾阳失藏，其趋势是太阴脾气必虚而脾失升清，故必自下利。治宜葛根汤。方中桂枝汤解肌升脾，生发阳气；麻黄宣通解表，葛根有降阳明之热入太阴而除身热、起阴气之效，能助太阳脾土之升而下利止。

本条的太阳与阳明合病是因，必自下利是果，并且是必然结果。从病机来分析，太阳与阳明合病，必然导致浮阳在外，浮阳不能依时下降归藏于太阴，太阴的阳气失藏必致脾阳不足而脾不升清，脾虚下利是必然趋势。

《伤寒论》第 33 条：太阳与阳明合病，不下利，但呕者，葛根加半夏汤主之。

葛根四两、麻黄三两（去节）、甘草二两（炙）、芍药二两、桂枝二两（去皮）、生姜二两（切）、半夏半升（洗）、大枣十二枚（擘）。

上八味，以水一斗，先煮葛根、麻黄，减二升，去白沫，内诸药，煮取三升，去滓，温服一升。覆取微似汗。

本条论述太阳与阳明合病，不下利、但呕的证治。

太阳与阳明合病，呕吐乃阳明胃失和降之症。但呕吐后胃气得舒，胃土塞塞得减，能使浮阳右降障碍减轻，其趋势必然是太阴脾阳得藏，故不下利。治宜葛根加半夏汤。方宜葛根汤加半夏。半夏下气散结而止呕，通降阳明胃气。

《伤寒论》第34条：太阳病，桂枝证，医反下之，利遂不止，脉促者，表未解也，喘而汗出者，葛根黄芩黄连汤主之。

葛根半斤、甘草二两（炙）、黄芩三两、黄连三两。

上四味，以水八升，先煮葛根，减二升，内诸药，煮取二升，去滓，分温再服。

本条论述太阳病桂枝证误下后的变证及葛根芩连汤的证治。

本条从太阳病桂枝证推知，阳气运行仍未达到正午巅顶之位，其病位仍在葛根汤证之位，仍需用桂枝汤升发阳气以解表，但误用治疗方向相反的下法，导致了利遂不止、脉促、喘而汗出的变症。由于出现利遂不止的变证，使用黄芩、黄连降浊止利，仍用葛根起阴气，阴升为阳，故治宜葛根黄芩黄连汤。

方中黄芩、黄连，治肠澼、下利，其治疗原理见于第278条"脾家实"之证。葛根，主消渴、身大热，起阴气。全方以黄芩、黄连降浊止利，葛根降阳热归藏于太阴，起阴气助脾升清布津，升发阳气。

葛根汤、葛根黄芩黄连汤均是促进头项部阳气运行之方，可谓同病异治。其方均以起阴气的葛根为君药，不同的是葛根汤以桂枝汤加麻黄解肌升脾，葛根黄芩黄连汤以黄芩、黄连解除脾中湿困而升脾，二者有异曲同工之妙。

《伤寒论》第35条：太阳病，头痛发热，身疼腰痛，骨节疼痛，恶风无汗而喘者，麻黄汤主之。

麻黄三两（去节）、桂枝二两（去皮）、甘草一两（炙）、杏仁七十个（去皮尖）。

上四味，以水九升，先煮麻黄，减二升，去上沫，内诸药，煮取二升半，去滓，温服八合。覆取微似汗，不须啜粥。余如桂枝法将息。

本条论述太阳伤寒束表的证治。

午时对应中午11时至下午1时，此时阳气处于正午最旺盛的阶段，逐步开始向下输布，温养五脏六腑。本条症见恶风无汗，乃风寒束表之象，无汗是伤寒的特征之一；寒性收引、不通则痛故症见头痛、身疼腰痛、骨节疼痛；旺盛的阳气运行不畅，故郁而发热；风寒束肺，肺气不降而见喘症。《灵枢·九针论》载："肺者，五脏六腑之盖也。"由于肺是华盖之脏，位居五脏六腑的最高位，有覆盖和保护人体其余各脏腑的作用，因此，阳气向下温煦输布障碍首先表现在肺部，故见咳喘之症。方宜麻黄汤，其作用是使阳气得舒，促进阳气的向下温煦输布。

本条麻黄汤是根据阳气依时有序运行到达正午巅顶之位而设，与葛根汤证不同的是，此时阳气的运动方向是向下温暖脏腑经络，阳气逐步向下归根收藏，在这运行过程中，有着各自障碍因素及相对应的治疗方药，使阳气依时有序运行。

麻黄汤是"太阳病中篇"的主方之一，由麻黄、杏仁、桂枝、炙甘草组成。麻黄，《本经》载："味苦温，主中风，伤寒头痛，疟症，发热汗出，去邪热气，止欬逆上气，除寒热、破癥坚积聚。"方中取其宣发肺气及皮毛之气，使阳气得舒，表解而汗出，寒退而热除。杏仁，有下气止咳之效，协助麻黄降气，带动太阳的阳气右降之性，解表热而平喘降逆。桂枝，有温阳散寒、开结气、降逆气之效。甘草，《本经》载："味甘平，主五脏六腑寒热邪气，坚筋骨，长肌肉，倍力，金疮肿，解毒，久服轻身延年。"方中取其味甘补益和中祛邪之效。全方有宣降阳气、解表发汗、降气退热之效。

该方在《辅行诀》称小青龙汤，《伤寒论》中的小青龙汤在《辅行诀》则称大青龙汤，而《伤寒论》中另有大青龙汤。故《伤寒论》《辅行诀》均有大、小青龙汤，其药物组成不同，但均以麻黄为主药。《辅行诀》载："青龙者，宣发之方，以麻黄为主；白虎者，收重之方，以石膏为主。"青龙为东方之神，主生发，与西方白虎主降相对，两者相互制约而为用。东方青龙木的生发缘于西方白虎金的制约，故用麻黄、杏仁宣解肺金郁闭，使阳气得舒。

《伤寒论》第36条：太阳与阳明合病，喘而胸满者，不可下，宜麻黄汤。

本条论述太阳、阳明合病，喘而胸满的证治。

太阳的阳气有右降之性，右降之性的动力来源于阳明胃土。太阳与阳明合病，肺胃失降，太阳右降受阻，故见喘而胸满。太阳与阳明合病，腹满实证之胃家实未成，宜先解表，故不可下。治宜麻黄汤，以宣肺解表降气。

《伤寒论》第37条：太阳病，十日以去，脉浮细而嗜卧者，外已解也。设胸满胁痛者，与小柴胡汤。脉但浮者，与麻黄汤。

小柴胡汤方：柴胡半斤、黄芩三两、人参三两、甘草三两（炙）、生姜三两（切）、大枣十二枚（擘）、半夏半升（洗）。

上七味，以水一斗二升，煮取六升，去滓，再煎取三升。温服一升，日三服。

本条论述太阳病日久不愈的三种变化。

太阳病十余日超期不愈，阳气不能依时收藏，其体必虚。若脉浮细而嗜卧是邪退正虚，正气待复之象；若兼有胸满胁痛之症，胸满乃胸阳不能右降，胁痛乃邪结胁下而致少阳不能左升，治宜小柴胡汤以导引阳气下降；若脉浮而不细者，乃仍有表阳郁滞之象，用麻黄汤以宣降肺气。

《伤寒论》第38条：太阳中风，脉浮紧，发热恶寒，身疼痛，不汗出而烦躁者，大青龙汤主之。若脉微弱，汗出恶风者，不可服之，服之则厥逆，筋惕肉𥆧，此为逆也。

麻黄六两（去节）、桂枝二两（去皮）、甘草二两（炙）、杏仁四十枚（去皮尖）、生姜三两（切）、大枣十枚（擘）、石膏（如鸡子大，碎）。

上七味，以水九升，先煮麻黄，减二升，去上沫，内诸药，煮取三升，去滓，温服一升，取微似汗。汗出多者，温粉粉之。一服汗者，停后服。若复服，汗多亡阳，遂虚，恶风、烦躁、不得眠也。

本条论述大青龙汤的证治及禁忌证。

本条的"太阳中风"，其症是脉浮紧、恶寒、无汗，理应是太阳伤寒。太阳居离卦位，表阳在上故脉浮，寒性收引，阳气运行不畅则脉紧；浮阳失藏，运行不畅，故见发热、恶寒、身痛；肺卫郁闭则无汗；胃土塞塞，心火不降，故心烦躁。本证病机是外有太阳肺卫表证、内有阳明胃土燥热。治宜大青龙汤。

大青龙汤由麻黄汤加石膏组成。麻黄汤宣发解表、宣肺降气，加石膏清降胃气、燥热得降。全方使肺胃得降，外除表证，内清阳明燥热。若脉微弱，汗出恶风者，此为阳气衰微，属少阴证。《伤寒论》第39条曰"无少阴证者，大青龙汤发之"，今有少阴证，故不宜用大青龙汤。若服大青龙汤，则更伤阳气，而出现厥逆、筋惕肉𥆧的变证。治宜真武汤、四逆汤之类救逆。

《伤寒论》第39条：伤寒，脉浮缓，身不疼，但重，乍有轻时，无少阴证者，大青龙汤发之。

本条论述太阳伤寒、无少阴证的治法。

本条的"太阳伤寒"，其症是脉浮缓，理应是太阳中风。风性疏泄，肌腠疏松，故脉浮缓，身重为表气不舒之象，表气不舒缘于脾肾左升障碍或肺胃右降障碍，今无少阴证，无脾肾左升障碍，乃肺胃右降障碍所致。治宜大青龙汤宣降肺胃。

《伤寒论》第40条：伤寒表不解，心下有水气，干呕，发热而咳，或渴，或利，或噎，或小便不利，少腹满，或喘者，小青龙汤主之。

麻黄三两（去节）、芍药三两、细辛三两、干姜三两、甘草三两（炙）、桂枝三两（去皮）、五味子半升、半夏半升（洗）。

上八味，以水一升，先煮麻黄，减二升，去上沫，内诸药，取三升，去滓，温服一升。若渴者，去半夏，加栝楼根三两；若微利者，去麻黄，加荛花（如一鸡子，熬令赤色）；若噎者，去麻黄，加附子一枚（炮），若小便不利、少腹满者，去麻黄，加茯苓四两；若喘者，去麻黄，加杏仁半升（去皮尖）。且荛花不治利，麻黄主喘。今此语反之，疑非仲景意。

臣（林）亿等谨按：小青龙汤，大要治水。又按《本草》，荛花下十二水。水若去，利则止也。又按《千金》，形肿者，应内麻黄，乃内杏仁者，以麻黄发其阳故也。以此证之，岂非仲景意也。

本条论述小青龙汤证的病机和证治。

小青龙汤证的病机是伤寒表不解、心下有水气。伤寒表不解缘于肺胃右降障碍，肺胃不降，热郁于表则发热，胃失和降则干呕、噎，肺失宣降则咳、喘；心下有水气缘于脾肾左升障碍，脾肾阳虚不能温化敷布水液，则见渴、小便不利；脾气下陷则见少腹满、下利。治宜小青龙汤。

小青龙汤由麻黄、半夏、五味子、白芍、桂枝、干姜、细辛、甘草、大枣组成。方中以麻黄宣解肺气郁闭，半夏下气散结，五味子、白芍补营阴散阴结、益阴而助阳，共使阳气右降归藏；以桂枝、干姜、细辛温振脾肾、温水化气，温升阳气而降阴逆；甘草、大枣补脾和中。全方共奏宣发助阳、温水化饮、温阳降逆之功。

《内经》中有关水液的论述较为丰富，例如：肺为水之上源，肾主水液；饮入于胃，上输于脾，脾气散精，上输于肺；脾为胃行其津液；上焦如雾，中焦如枢，下焦如渎。因此，水液的运行主要与胃、脾、肺、肾、三焦关系密切。结合本条病机分析，本条的"心下有水气"，主要与肺、脾、胃有关。其病位在肺，寒邪束肺；水液运行的动力来源于阳明胃的和降、太阴脾的升清。本方以麻黄为君药。《辅行诀》载："青龙者，宣发之方，以麻黄为主。"青龙为东方之神，主生发，故用麻黄宣解肺金郁闭，使阳气得舒；桂枝、细辛、干姜辛温，属木，温升太阴脾阳，水气左升；半夏、芍药降阳明胃气，水液右降。

《伤寒论》第 41 条：伤寒，心下有水气，咳而微喘，发热不渴。服汤已渴者，此寒去欲解也，小青龙汤主之。

本条再次论述小青龙汤证的病机和证治。

肺胃不降，郁热在表，则见发热而微喘；心下有水气即胃中有水气之意，水停胃中故不渴。水液运行的动力来源于阳明胃的和降、太阴脾的升清。服小青龙汤后，太阴脾气升清，水气向上滋润，能渴而消（吸收）水，故"服汤已而渴者，此寒去欲解也"，这里的"渴"是"消渴"之意。其义与厥阴病提纲证"厥阴之为病，消渴"相类。

阳气由里出表，正午阳气，其位在上在外，依"持而勿浮"的原则，治宜宣降为主。故葛根汤、麻黄汤、小青龙汤、大青龙汤均以具有宣通之性的麻黄为主药。

《伤寒论》第 42 条：太阳病，外证未解，脉浮弱者，当以汗解，宜桂枝汤。

桂枝三两（去皮）、芍药三两、生姜三两（切），甘草二两（炙），大枣十二枚（擘）。

上五味，以水七升，煮取三升，去滓，温服一升，须臾，啜热稀粥一升，助药力，取微汗。

本条论述太阳病外证未解、脉浮弱者用桂枝汤。

脉浮主浮阳在表，脉弱主生发阳气之力不足，治宜生发阳气、推动阳气的有序运行。阳气舒畅调达向上，则可驱散束表寒邪，阳气运行而汗出解之。方宜桂枝汤生发阳气。

已时对应"太阳病上篇"，阳气运动方向向上，其主方是促进阳气向上生发的桂枝汤（阳旦汤）；午时对应"太阳病中篇"，阳气运动方向向下，此时阳气虽然已到达正午巅顶之位，但阳气仍然离不开阳旦汤的生发作用，否则阳气的运行是无源之水、无根之木。因此，"太阳病中篇"的时空位置仍重视桂枝汤的使用，用于生发阳气，从背后推动阳气的有序运行。

《伤寒论》第 43 条：太阳病，下之，微喘者，表未解故也，桂枝加厚朴杏子汤主之。

桂枝三两（去皮）、甘草二两（炙）、生姜三两（切）、芍药三两、大枣十二枚（擘）、厚朴二两（炙，去皮）、杏仁五十枚（去皮尖）。

上七味，以水七升，微火煮取三升，去滓，温服一升，覆取微似汗。

本条论述太阳病误下出现微喘的证治。

太阳病表未解,忌下法。误下后,出现微喘之症,乃肺失宣降之象。治宜桂枝加厚朴杏子汤。桂枝加厚朴杏子汤由桂枝汤加厚朴、杏仁组成。方中以桂枝汤在后推动阳气运行,以厚朴、杏仁宣降肺胃之气,导引阳气向前运行。

《伤寒论》第 44 条:太阳病,外证未解,不可下也,下之为逆,欲解外者,宜桂枝汤。

本条强调太阳病不宜用下法。

太阳病治宜解表,用疏通阳气的汗法,忌下法。太阳巳午未,此时辰乃日中之时,亦应四时之夏季,此时乃温暖长养万物之时。《素问·四气调神大论》载:"夏三月,此为蕃秀……使气得泄……此夏气之应,养长之道也。"太阳乃阳气生发敷布之时,汗法有宣发助阳之功,利于阳气的生发敷布,故太阳病宜用汗法,不宜下法。阳明申酉戌,此时辰乃日西之时,亦应四时之秋季,此时乃万物收成之时。《素问·四气调神大论》载:"秋三月,此为容平……收敛神气……此秋气之应,养收之道也。"阳明乃阳气收、降、敛之时,下法、清降法有利于阳气的收、降、敛,故阳明病则宜下法,忌汗法。总而言之,治应因势利导,故太阳病,外证未解,不可下也,下之为逆,宜桂枝汤生发疏通阳气。

《伤寒论》第 45 条:太阳病,先发汗不解,而复下之,脉浮者不愈。浮为在外,而反下之,故令不愈;今脉浮,故在外。当须解外则愈,宜桂枝汤。

本条再次论述太阳病外证未解,不可下。

本条承接上一条之义。太阳病,先发汗不解,而复下之,此法违反了"太阳病,外证未解,不可下也,下之为逆"的治疗原则。本条再次强调使用发汗是治疗太阳病的正确方法,发汗后若仍见脉浮,因脉浮主阳气在外,依然属于太阳病,仍然可以使用桂枝汤再次发汗解表。太阳病宜汗不宜下,下之而不愈。

《伤寒论》第 46 条:太阳病,脉浮紧,无汗发热,身疼痛,八九日不解,表证仍在,此当发其汗。服药已微除,其人发烦目暝,剧者必衄,衄乃解。所以然者,阳气重故也。麻黄汤主之。

本条论述太阳伤寒日久不愈的治法及自愈之理。

本条与第 45 条有异曲同工之处。第 45 条表达的是桂枝汤证发汗解表后,仍可用桂枝汤;本条表达的是太阳伤寒证已过了一个疾病周期,仍有太阳伤寒证,可继续用麻黄汤。太阳病,症见脉浮紧、无汗、发热、身痛,此属太阳伤寒，经过八九日，已是第二个疾病周期，太阳伤寒证仍在，可继续用麻黄汤发汗解表之方法。第 35 条中也使用了麻黄汤，略为不同的是第 35 条是第一个疾病周期麻黄汤证，本条是第二个疾病周期麻黄汤证，且发病时间长短不同，邪气的盛衰不同，其症也略有不同。

服麻黄汤后症状略微减轻，出现发烦目瞑之症，发烦目瞑剧烈时病人会自然自发地自捻痧，使血衄于皮下，气血得和，经络得舒而头部烦重自愈。"所以然者，阳气重故也"是指其自愈的原因是由于午时处于阳气旺盛之时。《素问·顺气一日分为四时》载："日中人气长，长则胜邪，故安。"午时天阳旺盛，邪气自退，正气自复而愈。值得指出的是，在十二地支中，午时是阳气最旺之时，"太阳病中篇"与午时对应，在邪气来势相对较弱的第二个疾病周期出现自衄（自然而衄）、自愈现象，符合天人一体之理，人体阳气得到天阳相助，正气胜邪而愈。

《伤寒论》第 47 条：太阳病，脉浮紧，发热，身无汗，自衄者，愈。

本条论述太阳伤寒可通过自衄而愈。

本条承接上一条之意。太阳伤寒病可以通过自衄的方法不药而愈。太阳病，脉浮紧、发热、无汗，乃阳气郁滞于表、表气不舒的太阳伤寒之证。可通过捻扭，使郁滞之血溢于皮下，郁滞于经脉的血流得通，阳气运行通畅而愈。此法与汗法有同功之妙，体现了血汗同源之理。"太阳病中篇"阳气运行状态与午时相应，午时阳气旺盛，在天阳的帮助下，通过自衄的方法而愈。

衄血有鼻衄、牙衄、皮衄之别，均为血溢于外的表现，本条的自衄，考虑为捻痧之意，临床上也常见以捻痧之法治疗外感者。

《伤寒论》第 48 条：二阳并病，太阳初得病时，发其汗，汗先出不彻，因转属阳明，续自微汗出，不恶寒。若太阳病证不罢者，不可下，下之为逆，如此可小发汗。设面色缘缘正赤者，阳气怫郁在表，当解之熏之。若发汗不彻，不足言，阳气怫郁不得越，当汗不汗，其人躁烦，不知痛处，乍在腹中，乍在四肢，按之不可得，其人短气但坐，以汗出不彻故也，更发汗则愈。何以知汗出不彻？以脉涩故知也。

本条论述二阳并病的表现及治法，并再次强调太阳病汗法的重要性。

太阳之气郁滞于上，以汗法治之未能痊愈，影响阳明之气右降失调，出现二阳（太阳、阳明）并病的状态。此时不可用攻下之法，仍可用汗法以宣发阳气，解除表阳的郁滞。面色红赤乃阳气郁滞在上之象，治宜宣泄发汗、导引阳气下降之法，使怫郁在表的阳气得到宣泄。若失治误治，阳气不得宣泄，心火郁滞于上，则其人躁烦；二阳（太阳、阳明）的阳气宣泄障碍，转属阳明胃气不降，症见乍在腹中痛，乍在四肢痛（四肢禀气于胃），不知痛处；阳气宣降障碍导致脾阳收藏不足，脾阳左升不畅，症见气短。以上症状均因发汗宣发阳气不彻底引起，须治以宣泄太阳、阳明之气而愈。脉涩者，气机不畅之象，故从脉象可知汗出不彻、阳气运行不利。

本条再次强调"太阳病，外证未解，不可下，下之为逆"的治疗原则，其原理与第 44 条相同。

《伤寒论》第 49 条：脉浮数者，法当汗出而愈。若下之，身重、心悸者，不可发汗，当自汗出乃解。所以然者，尺中脉微，此里虚，须表里实，津液自和，便自汗出愈。

本条论述太阳病脉浮数的治法、误下变证及处理。

脉浮主阳气在外在上，脉数主阳气炽盛。阳气炽盛于外，治宜汗法宣泄阳气，通过宣通肺卫，有助于阳气的敷布而愈，其原理与《素问·四气调神大论》曰"夏三月，此为蕃秀……使气得泄"相同。腑实证未成，忌用攻下之法，下法有收敛、肃降的作用，与申酉戌秋金的肃杀之气相应。误下则损伤午时的阳气，损伤其长养脏腑四肢百骸之性而见身重、心悸等症。尺脉微乃下后里虚之象，此时不可再用汗法治疗。午时天阳最旺之时，此时可休息静养，借助天阳之气，待正气来复，里阳得充，表里阴阳自和，津液敷布运行正常，依靠自身正气，自汗出（自我阳气敷布运行）而愈。

《伤寒论》第 50 条：脉浮紧者，法当身疼痛，宜以汗解之。假令尺中迟者，不可发汗。何以知然？以荣气不足，血少故也。

本条以脉浮紧、尺脉迟来区别太阳病的治法。

上一条以"脉浮数"为主症，本条以"脉浮紧"为主症。"数"主热盛急迫，"紧"主寒凝收引。脉浮紧主寒凝表阳，表阳收引郁滞不畅。在表之阳气郁滞不通则身痛。宜宣发敷布在表之阳气，治宜解表发汗之法。若尺中脉迟，乃三阴的阳气不振之象，三阴的阳气失蓄，不能把水谷精微转化为身之精而收藏，则荣气不足，气血亏虚。治宜温养升阳，不宜用汗法。

《伤寒论》第 51 条：脉浮者，病在表，可发汗，宜麻黄汤。

本条以脉浮论述太阳病证治。

太阳主表，故脉浮。治宜麻黄汤宣通肺卫之气而解表。

《伤寒论》第 52 条：脉浮而数者，可发汗，宜麻黄汤。

本条再从脉象论太阳病证治。

太阳之气主表而与浮脉相应，脉浮数为表热之象，阳郁于表，治宜麻黄汤宣通阳气。

由上可见脉浮、脉浮数、脉浮紧的脉象微妙变化，即脉变是病机变化的反映，治法亦因脉变而异。

《伤寒论》第53条：病常自汗出者，此为荣气和，荣气和者，外不谐，以卫气不共荣气谐和故尔。以荣行脉中，卫行脉外。复发其汗，荣卫和则愈，宜桂枝汤。

本条论述营气和、卫气不和的证治。

荣气即营气，营行脉中，属阴；卫行脉外，属阳。《灵枢·本脏》载："卫气者，所以温分肉，充皮肤，肥腠理，司开合者也。"本证营气和，但卫阳不足，不能固护营阴，故病常自汗出。治宜桂枝汤。桂枝汤即阳旦汤，有升阳助卫阳之效。以桂枝汤升阳解肌发汗，补充卫阳之气，使卫气（阳）与荣气（阴）和谐，正如《素问·生气通天论》曰"阴平阳秘，精神乃治"，故荣卫和则愈。

《伤寒论》第54条：病人脏无他病，时发热自汗出而不愈者，此卫气不和也，先其时发汗则愈，宜桂枝汤。

本条论述卫气不和、时发热自汗出的证治。

本条病机与上一条相同。浮阳不能右降归藏则发热，卫气不足不能固护营阴则自汗出，宜桂枝汤升阳解肌发汗，补充卫阳之气，使卫气（阳）与荣气（阴）和谐，调和营卫而愈。本条强调"先其时发汗"的重要性，病人脏无他病，把握时机，以桂枝汤发汗调和营卫而愈，若失治误治，则有损伤内脏而成难愈之证。

《伤寒论》第55条：伤寒，脉浮紧，不发汗，因致衄者，麻黄汤主之。

本条再从脉象论太阳病证治。

脉浮紧乃太阳伤寒之证，可用麻黄汤宣发阳气、宣肺降气。太阳伤寒，阳郁于上，若不发汗解表，则阳郁于头项，因头项强痛而致自捻衄血。

《伤寒论》第56条：伤寒，不大便六七日，头痛有热者，与承气汤，其小便清者，一云大便青。知不在里，仍在表也，当须发汗。若头痛者，必衄。宜桂枝汤。

本条论述不大便六七日伴发热头痛的两种辨治方法。

"不大便六七日"此症必与阳明胃肠不降有关。阳明之气不降必致太阳之气宣降障碍，结果必致发热、头痛的太阳病。发热、头痛的原因是由于阳明不降引起，故治宜承气汤攻下阳明燥结。但其小便清长或大便清稀则并无燥热入里伤津的表现，故知病仍在表，从而推断发热、头痛的主因是太阳本身自病所致，治宜解表之法。头痛乃阳气郁滞于头部，必自捻痧以疏通气血。由于病期延绵，正气已虚，治宜桂枝汤助阳解表。

《伤寒论》第57条：伤寒，发汗已解，半日许复烦，脉浮数者，可更发汗，宜桂枝汤。

本条再次强调太阳病可反复使用汗法。

伤寒，发汗已解，半日许复烦乃阳气再次郁闷不畅之象，脉浮数乃浮阳郁滞之象，据脉证推断此时又重新复感，宜用桂枝汤助阳解表。

《伤寒论》第58条：凡病，若发汗，若吐，若下，若亡血、亡津液，阴阳自和者，必自愈。

本条论述"凡病者若阴阳自和必自愈"的指导思想。

凡病，其常用的治法有汗、吐、下、衄血、利尿等方法，如汗法可使郁滞的阳气得到宣泄，吐、下法可使壅塞的胃肠之气得舒。"亡"者，丢失耗损之意，对于血盛、水停之证，临床上适当运用放血、逐水的疗法，也有利于病情的康复，因此，亡血可使壅盛的气血得通，亡津液可使水液重新流动分布。通过上述方法的治疗后，在午时阳气的帮助下，此时可借助人体的自我调节功能，通过休息静养，重新达到一种阴阳平衡状态而恢复正常。

"太阳病中篇"与午时对应，在十二地支中，午时是阳气最旺之时。《素问·顺气一日分为四时》载："日中人气长，长则胜邪，故安。"这种自愈现象与天人一体之理相应，自愈的原因是人体阳气得到天阳相助，正气胜邪而不药而愈。

《伤寒论》第59条：大下之后，复发汗，小便不利者，亡津液故也。勿治之，得小便利，必自愈。

本条论述汗下伤津者，可静待津液恢复而自愈。

大下、汗后伤津，必见小便减少。静待后，若小便恢复正常，则无须治疗。此乃津液恢复，阴阳自和之象，必自愈，其自愈的原理与上一条相同。

《伤寒论》第60条：大下之后，复发汗，必振寒，脉微细。所以然者，以内外俱虚故也。

本条论述汗下后内外俱虚的脉症。

大下、汗后必然致使阳气受损，阳气藏蓄减少必见内外俱虚之症。脾阳失藏，阳气不足故振寒；脉细微也是内在阳气不足之象。此时，也可通过静养，借助天阳相助，则阴阳自和而愈。

《伤寒论》第61条：下之后，复发汗，昼日烦躁不得眠，夜而安静，不呕，不渴，无表证，脉沉微，身无大热者，干姜附子汤主之。

干姜一两、附子一枚（生用，去皮，切八片）。

上二味，以水三升，煮取一升，去滓，顿服。

本条论述汗下伤阳、虚阳上浮的证治。

汗下伤阳，虚阳上浮，不得下藏，夜而阳气归根，故昼日烦躁不得眠，夜而安静；不呕、不渴、无表证、脉微沉、身无大热，乃一派阳气衰微之象。治宜干姜附子汤，温振三阴的阳气，回阳救逆。

纵观脉证，本条属一派阳气不足的虚证，而无阻碍阳气运行的实证。《素问·生气通天论》载："阳气者，若天与日，失其所则折寿而不彰。"元阳衰微，温养失职，治则求其本，以干姜、附子温养太阴、少阴元阳。本方与桂枝汤（阳旦汤）相比，两者均有助阳的作用，但干姜附子汤以补充阳气为主，桂枝汤以促进阳气生发运行为主。

《伤寒论》第62条：发汗后，身疼痛，脉沉迟者，桂枝加芍药生姜各一两人参三两新加汤主之。

桂枝三两（去皮）、芍药四两、甘草二两（炙）、人参三两、大枣十二枚（擘）、生姜四两。

上六味，以水一斗二升，煮取三升，去滓，温服一升。本云：桂枝汤，今加芍药、生姜、人参。

本条论述发汗后脾阳不振、寒凝身痛的证治。

太阳病使用发汗宣泄阳气的方法，这是正常的治疗方法。其治疗结果有两种可能：一种是阳气舒畅运行而身安；另一种是病仍不解，出现身疼痛、脉沉迟之症。其病机是阳气不足、寒气凝滞肌肉经络、不通则痛，故症见身疼痛；脉沉主里，病在三阴，脉迟主虚寒。治宜桂枝加芍药生姜各一两人参三两新加汤主之。

此方由桂枝汤加量芍药、生姜，并加人参组成。桂枝汤调和营卫，以促进阳气生发运行，加量芍药通营止痛，助阳右降归藏；加人参补虚生发阳气，助阳左升。值得指出的是，本方和干姜附子汤均属补阳之方，但本方补中带通、止痛通营更强。

《伤寒论》第63条：发汗后，不可更行桂枝汤，汗出而喘，无大热者，可与麻黄杏仁甘草石膏汤。

麻黄四两（去节）、杏仁五十个（去皮尖）、甘草二两（炙）、石膏半斤（碎，绵裹）。

上四味，以水七升，煮麻黄，减二升，去上沫，内诸药，煮取二升，去滓，温服一升。

本条论述太阳病发汗后汗出而喘、无大热的证治。

"太阳病中篇"的时序与正午的病脉证并治对应。正午乃阳气最旺之时，此时的阳气宜宣泄下降而忌郁滞，郁滞则阳气上浮而发热，故发汗是正确的治疗方法。此时若发汗后，阳气宣泄舒畅运行，为无病之人；若发汗后出现异常应激反应，为有病之人。病理反应一般分为虚实两方面；虚者为太阴左升不足，治宜桂枝汤类方生发阳气；实者为阳明右降障碍，治宜收降阳气为主。本条文指出"发汗后，不可更行桂枝汤"，说明在阳气的宣泄过程中，没有存在阳气生发不足的虚证，故不用桂枝汤生发阳气。发汗后，症见"汗出而喘，无大热"，说明在"汗出"宣泄阳气的过程中，出现肺气不能右降而上逆的喘证，肺失宣降，阳气右降障碍故发热，治宜麻黄杏仁甘草石膏汤宣降肺卫之气以退热平喘。

值得指出的是，午时对应的肺卫失降引起的"发热"是"无大热"。"无大热"并不是指温度的高低（如低热38℃、高热39℃），而是与午时对应的阳气特点有关。在阳气的变化及疾病的发展过程中，午时（11时至13时）为阳气最旺之时，但并不代表一日中最热之时。随着时空及病程进一步发展，未时（13时至15时）是阳气盛极的"发热、烦渴"阶段。"太阳病下篇"的时序与未时的病脉证并治对应，而治疗"阳热炽盛"的是该篇的白虎汤；申酉戌是阳气由盛转衰的阳明病阶段，其发热以"潮热"为特点，主方是承气汤；另外，与丑时对应的厥阴病以"厥热往来"为特点，主方是乌梅丸；与寅时对应的少阳病以"寒热往来"为特点，对应的主方是小柴胡汤；与巳时对应的"太阳病上篇"以"翕翕发热"为特点，对应的主方是桂枝汤。

本方由麻黄、杏仁、石膏、甘草组成。麻黄，可宣通肺与皮毛的阳气，助午时的阳气舒畅流动；由于麻黄的这种特殊功效，所以成为治疗太阳病午时阳气运动障碍的主要药物（巳时主药是桂枝，未时主药是半夏）。石膏，《本经》载："味辛，微寒，主中风寒热，心下逆气，惊、喘，口干舌焦不能息，腹中坚痛，除邪鬼，产乳，金疮。"石膏质坚色白性寒，质重下行，能清降肺胃金土之气。杏仁，有下气止咳降逆之效。全方以麻黄配石膏为主药，宣发与收降阳气相配为主，辅以杏仁宣肺降气，佐以甘草补益中气。全方清除肺胃右降的障碍，使郁滞的阳气得舒、上浮的阳气得降，喘平热降而解。

本方与麻黄汤、越婢汤的组成相似。麻黄汤由本方去石膏加桂枝组成，方中以麻黄、桂枝生发宣泄为主，辅以杏仁宣降肺气。越婢汤由本方去杏仁加生姜、大枣组成，着重于麻黄与石膏的配合，以麻黄使地中阳气透出，直达于上，阴升为阳；以石膏收降阳明胃土之气，阳降为阴；以甘草、大枣、生姜补养中土之气。全方充分体现以中土为轴、阴升为阳、阳降为阴的阴阳会通思想。

《伤寒论》第64条：发汗过多，其人叉手自冒心，心下悸，欲得按者，宜桂枝甘草汤主之。

桂枝四两（去皮）、甘草二两（炙）。

上二味，以水三升，煮取一升，去滓，顿服。

本条论述太阳病发汗过多，出现心下悸的证治。

午时阳气宜发汗宣泄而忌郁滞，发汗属正治之法，但发汗要适度。汗为心之液，汗出过多，损伤心阳，心神不宁，症见叉手自冒心、心下悸。宜用桂枝温振阳气，甘草补虚和中。

《伤寒论》第65条：发汗后，其人脐下悸者，欲作奔豚，茯苓桂枝甘草大枣汤主之。

茯苓半斤、桂枝四两（去皮）、甘草二两（炙）、大枣十五枚（擘）。

上四味，以甘澜水一斗，先煮茯苓，减二升，内诸药，煮取三升，去滓，温服一升，日三服。作甘澜水法：取水二斗，置大盆内，以杓扬之，水上有珠子五六千颗相逐，取用之。

本条论述发汗后，出现脐下悸、欲作奔豚的证治。

《难经·五十九难》载："肾之积，名曰奔豚，发于少腹，上至于心，若豚状。"豚，称小猪，猪为水畜。此病机是心阳亏虚、肾水寒盛、水气凌心。治宜茯苓桂枝甘草大枣汤。

方中用桂枝温心阳而降逆气，茯苓降逆安神，甘草、大枣和中气。茯苓，《本经》载："味甘，平，主胸胁逆气忧虑，惊邪恐悸，心下结痛，寒热烦满，咳逆，口焦舌干，利小便，久服安魂养神，不饥延年。"方中取其温阳和中、降逆安神之效。

《伤寒论》第66条：发汗后，腹胀满者，厚朴生姜半夏甘草人参汤主之。

厚朴半斤（炙，去皮）、生姜半斤（切）、半夏半升（洗）、甘草二两、人参一两。

上五味，以水一斗，煮取三升，去滓，温服一升，日三服。

本条论述发汗后出现腹胀满的证治。

发汗后，阳气腹部运行受阻。其病机是中气受损、脾失升清、胃失和降，故见腹胀满。治宜厚朴生姜半夏甘草人参汤，以健脾降浊消胀。

值得指出的是，第62条至第66条均是讨论发汗后的各种应激反应及治疗。汗法后阳气得舒，阳气有序地自外向内、自上向下温暖脏腑经络，但如果脏腑经络因病也会出现各种阳气运行障碍的反应。例如，第62条病机是寒凝肌肉经络，症见"身疼痛、脉沉迟"，方用桂枝加芍药生姜各一两人参三两新加汤主之。第63条病机是肺失宣降，症见"汗出而喘"，方用麻黄杏仁甘草石膏汤。第64条、第65条及本条分别出现心下悸、脐下悸、腹胀满等，其方亦不同。

《伤寒论》第67条：伤寒，若吐，若下后，心下逆满，气上冲胸，起则头眩，脉沉紧，发汗则动经，身为振振摇者，茯苓桂枝白术甘草汤主之。

茯苓四两，桂枝三两（去皮），白术二两、甘草二两（炙）。

上四味，以水六升，煮取三升，去滓，分温三服。

本条论述吐、下后阴气上逆的证治。

吐出胃中宿食、攻下肠道燥结是清除阻碍阳气运行的治疗方法。伤寒吐下治疗后，阳气运行的通路已畅，在此基础上若阳气健运，则阳气自然有序升降运行会通，为无病之人。但出现了心下逆满、气上冲胸、起则头眩的症状，其病机是阳气虚则阴气逆的病理反应，脉沉主里，脉紧主气机不畅、气机逆动之象。在阳气生发不足的情况下，采用宣泄阳气的发汗方法治疗，则阳气更损，故发汗则动经，身为振振摇。治宜茯苓桂枝白术甘草汤。方中以茯苓安神降逆气；以桂枝、白术温升太阴脾阳，温升阳气而降逆气；以甘草和中补虚。

《伤寒论》第68条：发汗，病不解，反恶寒者，虚故也，芍药甘草附子汤主之。

芍药三两、甘草三两（炙），附子一枚（炮，去皮，破八片）。

上三味，以水五升，煮取一升五合，去滓，分温三服。

本条论述太阳病发汗后阳气不足的证治。

太阳病发汗后，郁滞的阳气宣泄而运行，以温暖经络腑腧。今不见温暖而反恶寒，乃汗出伤阳，阳气不足之象，治宜芍药甘草附子汤。方中以芍药补营阴散腹中结气而助阳右降，附子温阳升阳散寒，附子、芍药合用，升降并用；甘草补虚和中。

《伤寒论》第69条：发汗，若下之，病仍不解，烦躁者，茯苓四逆汤主之。

茯苓四两、人参一两、附子一枚（生用，去皮，破八片）、甘草二两

（炙）、干姜一两半。

上五味，以水五升，煮取三升，去滓，温服七合，日二服。

本条论述汗下伤阳、烦躁的证治。

虽然使用汗法宣通运行阳气、下法清除阳气下降运行的道路，但仍有烦躁不安之症，此乃心神失养之象，故生烦躁。治宜茯苓四逆汤。以四逆汤温振三阴的阳气，回阳救逆；以茯苓、人参补虚安神，助干姜、附子升阳救逆。

本条和第69条均强调了正气盛衰的重要性，治疗上均以温补阳气为主。

《伤寒论》第70条：发汗后，恶寒者，虚故也。不恶寒，但热者，实也，当和胃气，与调胃承气汤。

芒硝半升、甘草二两（炙）、大黄四两（去皮，清酒洗）。

上三味，以水三升，煎取一升，去滓，内芒硝，更煮两沸，顿服。

本条论述太阳病发汗后不恶寒但发热的证治。

发汗后，郁滞的阳气得到宣泄运行，但在发汗过程中必然耗损部分阳气，对素体阳气不足者必定导致阳气更虚，故症见恶寒，属阳气不足的虚证。发汗后，不恶寒，但发热，乃胃气不降，郁而发热。太阳的阳气有右降之性，胃气不降，则郁而发热，属实证。治当和胃气，予调胃承气汤通便而降胃气，则郁热得右降归藏而解。

《伤寒论》第71条：太阳病，发汗后，大汗出，胃中干，烦躁不得眠，欲得饮水者，少少与饮之，令胃气和则愈。若脉浮，小便不利，微热，消渴者，五苓散主之。

猪苓十八铢（去皮）、泽泻一两六铢、白术十八铢、茯苓十八铢、桂枝半两（去皮）。

上五味，捣为散，以白饮和服方寸匕，日三服。多饮暖水，汗出愈。如法将息。

本条论述太阳病大汗出后的两种转归：一种是大汗出后，损伤胃中津液，予少少饮水润胃，胃得滋润，胃气自和，则烦躁解而卧安得眠而愈。另一种是大汗出后，脾胃津伤，不能自愈，脾升胃降失调。脾升则水液气化，散精布津而不渴，胃降则气化之水渗于膀胱为溲溺而小便自调。今脾胃受损而气化不利、胃气不降、水气内停，则见消渴、小便不利。脉浮、微热乃太阳病阳气在表之象。治宜五苓散。以桂枝、白术温阳化气而解表，茯苓、猪苓、泽泻降胃气利水道而除表热。

五苓散也是"太阳病中篇"的常用方之一，由桂枝、白术、茯苓、猪苓、泽泻五味药组成，主治表气未解、脾胃升降失调、水气内停之证。人体水气运化、输布赖于阳气的温化、脾胃的升降。脾阳升清，则水气左升而化气，若雾露之溉，归于肺胃，右降而生水。气化之水，输布于三焦而为津液，渗于膀胱而为溲溺。脾胃升降失调，水液不能温升则消渴，水气不能右降则成痰饮、小便不利之症。

方中桂枝、白术主温阳化气，使水气上升，而兼解表郁；茯苓、猪苓、泽泻利水渗湿，使水气下降，而兼降表热。脾升胃降，温阳解表，主治外有表证、内有水液内停之证。桂枝，有温升助阳之效。白术，《本经》载："味苦，温，主风寒湿痹死肌，痉，疸，止汗，除热，消食，作煎饵，久服轻身延年，不饥。"因其有消食、除寒湿作用，方中取其健脾、温化水湿之效。茯苓，有利水渗湿、通小便之效。猪苓，《本经》载："味甘，平，主痎症，解毒，蛊注不祥，利水道，久服轻身耐老。"方中取其利水道之效。泽泻，《本经》载："味甘，寒，主风寒湿痹，乳难，消水，养五脏，益气力，肥健，久服耳目聪明，不饥，延年，轻身，面生光。"方中取其消水之效。桂枝、白术合用，温升脾阳，化气行水；茯苓、猪苓、泽泻通利水道。全方既能温升水气、生津液而止消渴，又能降水气为溲溺而利小便。

《伤寒论》第 72 条：发汗已，脉浮数，烦渴者，五苓散主之。

本条论述发汗后气津失布的证治。

《素问·阴阳应象大论》载："地气上为云，天气下为雨。"此为自然之理。天人一体，人体太阴脾土左升，阴升为阳，则水气上布；阳明胃土右降，阳降为阴，则水气下输。若地气不升，天气不降，则水气不行，郁闷而烦渴。本条的主症是"脉浮数，烦渴"，心火郁滞不降则烦，气津失布则渴，脉浮主表，脉数为热。治宜五苓散升降阴阳、输布津液。

《伤寒论》第 73 条：伤寒，汗出而渴者，五苓散主之；不渴者，茯苓甘草汤主之。

茯苓二两、桂枝二两（去皮）、甘草一两（炙）、生姜三两（切）。

上四味，以水四升，煮取二升，去滓，分温三服。

本条承接前两条，论述"渴"与"不渴"的证治。

汗出津伤，"渴"乃气津失布之象，治宜五苓散温阳化气、输布津液；若不渴者，说明津液上布正常，无需用五苓散温升太阴脾阳，可使用茯苓甘草汤，以茯苓降阳明之气，以甘草补益中气。

《伤寒论》第 74 条：中风发热，六七日不解而烦，有表里证，渴欲饮水，水入则吐者，名曰水逆，五苓散主之。

本条论述太阳中风六七日不解，并水逆的证治。

"六七日不解而烦，有表里证，渴欲饮水"的病机与第71至73条相同。本条除了烦渴之症外，发展为水入即吐的"水逆"之证。水逆之证缘于胃气失降、水液内停，故水入则吐。本证外有表证未解，内有水液升降障碍。水气不升则渴，水气不降则水逆。治宜五苓散温升太阴脾阳之气而解表渴，降阳明胃气则降水逆、利水道、除表热。

《伤寒论》第75条：未持脉时，病人手叉自冒心，师因教试令咳而不咳者，此必两耳聋无闻也。所以然者，以重发汗，虚故如此。发汗后，饮水多必喘；以水灌之亦喘。

本条论述反复发汗损伤阳气的症状。

汗法有敷布阳气的作用，但汗为心之液，汗液由阳气化生，故汗后也会耗损一定的阳气。反复发汗后，心阳受损，症见手叉自冒心；同时，反复多次宣肺解表发汗，肺气郁闭之症已除，故师因教试令咳而不咳，此乃肺气宣发功能正常之象。生理情况下，阳气左升右降为顺，清阳升发，浊阴下降，耳窍空灵而能闻。由于重用发汗之法伤阳，阳气虚弱，阳退则阴进，阴阳逆行，则清阳左陷，浊阴右升，填塞耳窍，故见耳聋、气逆喘息之症。由于阴盛逆行，水为阴性，同性相斥，故饮水亦喘。

《伤寒论》第76条：发汗后，水药不得入口为逆，若更发汗，必吐下不止。发汗、吐下后，虚烦不得眠，若剧者，必反复颠倒，心中懊憹，栀子豉汤主之；若少气者，栀子甘草豉汤主之；若呕者，栀子生姜豉汤主之。

栀子豉汤方：栀子四十个（擘）、香豉四合（绵裹）。上二味，以水四升，先煮栀子得二升半；内豉，煮取一升半，去滓，分为二服，温进一服（得吐者，止后服）。

栀子甘草豉汤方：栀子十四个（擘）、甘草二两（炙）、香豉四两（绵裹）。上三味，以水四升，先煮栀子、甘草取二升半，内豉，煮取一升半，去滓，分二服，温进一服（得吐者，止后服）。

栀子生姜豉汤方：栀子十四个（擘）、生姜五两、香豉四合（绵裹）。上三味，以水四升，先煮栀子、生姜取二升半；内豉，煮取一升半，去滓，分二服，温进一服（得吐者，止后服）。

本条论述汗吐下后，胃失和降、热郁于上的证治。

太阳病发汗、吐、下后，损伤胃气，胃失和降，胃气上逆，故水药不得入口。午时太阳的阳气有右降之性，归藏于三阴为其生理，其右降之性缘于肺胃之降。今胃失和降，热郁于上，心胃郁热，故症见虚烦不得眠、反复颠倒、心中懊憹。治宜栀子豉汤，解除肺胃郁滞而降心火。若气虚者加甘草补气和中，若呕者加生姜和胃降逆。

本条以"虚烦不得眠，心中懊憹"为主症，病位在心胸。从时空考虑，"太阳病中篇"对应午时，本篇从"项背强几几"的葛根汤证开始，发展到"头痛发热"的麻黄汤证，再到本条"心中懊憹"的栀子豉汤证，揭示了午时阳气有序运行的路线。

栀子豉汤及其类方也是"太阳病中篇"主要方之一，由栀子、香豉组成，具有清宣郁热的作用，主治邪热扰心之证。午时太阳的阳气有右降之性，若右降受阻，则郁而热盛，致心中懊憹、虚烦不得眠诸症。其右降受阻之因，缘于肺胃不降，故其病机是肺胃郁滞、心火热盛。治宜宣肺气、清胃热、降心火。方中以栀子清降心胃之火，香豉宣通肺胃之气，二药合用，降中有宣，宣中有降，解除肺胃郁滞而降心火。阳神降为阴精，阳藏于阴，阴阳会通，解除胸阳郁滞、虚烦懊憹之症。栀子，《本经》载："味苦，主五内邪气，胃中热，面赤，酒泡皶鼻，白癞，赤癞，疮疡。"方中取其清降心胃之火的作用。

《伤寒论》第 77 条：发汗，若下之，而烦热，胸中窒者，栀子豉汤主之。

本条论述汗、下后火郁于上的证治。

本条"胸中窒"和上条"心中懊憹"相比，程度上有加重之势。"太阳病中篇"专为午时所设，午时对应人体之巅顶到胸膈。汗下后，郁热由巅顶转降到胸膈，故有烦热、胸中窒之象。治宜栀子豉汤清降肺胃郁滞而凉膈降心火。

《伤寒论》第 78 条：伤寒五六日，大下之后，身热不去，心中结痛者，未欲解也，栀子豉汤主之。

本条论述大下后表证未解、热结于心的证治。

本条"心中结痛"和上条"胸中窒"相比，程度上也有加重之势。按阳气的有序运行，伤寒五六日，按常理应由太阳病转为阳明病，大下不解，故"身热"不是阳明病所发，症见"心中结痛"，故知午时阳气在胸膈之处运行障碍。治宜栀子豉汤宣降肺胃而解郁热散结。

《伤寒论》第 79 条：伤寒下后，心烦腹满，卧起不安者，栀子厚朴汤主之。

栀子十四个（擘）、厚朴四两（炙，去皮）、枳实四枚（水浸，炙令黄）。

上三味，以水三升半，煮取一升半，去滓，分二服，温进一服（得吐者，止后服）。

本条论述伤寒下后心烦腹满的证治。

本条的主症是"心烦腹满"，与上两条的主症及时空运行有一点微妙变化。"心烦"是共同之处，病位在胸膈。本条的特点是兼见"腹满"，病位在胃土，在时空上体现阳气从午时（对应胸膈）的运行障碍发展到未时（对应胃肠）的运行障碍，并出现"胃不和则卧不安"（《素问·逆调论》）的情况，故症见卧起不安。心烦、腹满两症同时出现，揭示了阳气障碍在心胃之处，故处方也有微妙的变化，运用栀子厚朴汤，方中以栀子清降心火，以厚朴、枳实降气除满。

《伤寒论》第80条：伤寒，医以丸药大下之，身热不去，微烦者，栀子干姜汤主之。

栀子十四个（擘）、干姜二两。

上二味，以水三升半，煮取一升半，去滓，分二服，温进一服（得吐者，止后服）。

本条论述伤寒下后心胃之气失降的证治。

伤寒下后，损伤胃气，胃失和降，致心阳郁滞于上、失藏于下，故见身热不去；胃失和降，胃不和则卧不安，故有微烦之症。治宜栀子干姜汤。方中以栀子清降心火、干姜和胃降逆。从方药使用的角度分析，和第79条一样，其病位在心胃之处。

《伤寒论》第81条：凡用栀子汤，病人旧微溏者，不可与之服。

本条论述使用栀子汤的禁忌。

栀子汤为热在胸膈而设，其作用是清宣降肺胃郁火。若长期便溏者，乃平素脾阳虚寒之人，应禁用，否则更损脾胃阳气，而致便溏更甚。

《伤寒论》第82条：太阳病发汗，汗出不解，其人仍发热，心下悸，头眩，身𥆧动，振振欲擗地者，真武汤主之。

茯苓三两、芍药三两、生姜三两（切）、白术二两，附子一枚（炮，去皮，破八片）。

上五味，以水八升，煮取三升，去滓，温服七合，日三服。

本条论述太阳病发汗伤阳、阳热失藏、水气上逆的证治。

心烦、腹满之症蕴含着阳气在心胃处的运行障碍，本条"心下悸"之症对应的病位也在心胃，也是蕴含着阳气在心胃处的运行障碍，其对应的时空也与午（心）、未（胃）相关。

　　使用宣通阳气（发汗）治疗太阳病是正确方法，此法能解表散热。但本条出现"太阳病发汗，汗出不解，其人仍发热"的情况，表明虽使用了正确的方法运行阳气，但阳气运行仍有阻碍，午时的阳气下降受阻而发热。其受阻部位与"心下悸"有关。"心下"指胃气，"悸"指怯弱不安。发汗宣泄耗损阳气，出现胃气不足、怯弱不安的"心下悸"之症，而胃气是阳气下降的原动力，此症蕴含着阳气在心胃处的运行障碍。阳气欲透过心胃向下传达，但心胃之下的阴气强势上逆，"阳胜则阴病，阴胜则阳病"（《素问·阴阳应象大论》），阳气虚则阴气逆，火不制水，阴承阳位，故见心下悸、头眩、身瞤动、振振欲擗地之症。治宜真武汤。

　　真武即玄武，北方之神，治水。方中以附子为主药。附子、生姜味辛，属木，主温阳升阳，阳气升则阴气降，故能治水气上逆之证。芍药味酸，属金，补营阴、通营血而散腹中阴结，使阳气右降无碍，益阴助阳；与附子合用，阴阳相互为用，阴阳并补，升降并用。白术、茯苓合用，有温散寒湿、利水降逆安神之效。全方共奏温阳气、降阴逆、利水湿之效。

　　值得指出的是，在临床中也可偶见一些突发的气机逆乱、情绪失控的病人，其症不可名状。本条"心下悸，头眩，身瞤动，振振欲擗地"属突发性的复杂症候群，其病机与突发阴阳气机逆乱有关。

　　《伤寒论》第 83 条：咽喉干燥者，不可发汗。

　　本条指出咽喉干燥不可用汗法。

　　咽乃阳明胃气的门户，喉是太阴肺气的门户。肺胃本宜宣降之法，但门户狭窄之地，宜降不宜宣。咽喉干燥乃门户火盛伤津之象，治宜清降，导引阳气从门户进入肺胃之地。

　　《伤寒论》第 84 条：淋家，不可发汗，发汗必便血。

　　本条指出淋症者不可发汗。

　　淋症多因湿热蕴结膀胱而成，其病位在下，接近入里之地，治宜通利小便，不宜用汗法。在膀胱之地宣发阳气，必致热灼膀胱经络而见血尿之症。

　　《伤寒论》第 85 条：疮家，虽身疼痛，不可发汗，发汗则痉。

　　本条指出久患疮疡者不宜发汗。

　　久患疮疡者，肉腐正虚，若汗出津伤，筋脉失养，则可致筋脉拘挛之症。

　　《伤寒论》第 86 条：衄家，不可发汗，汗出必额上陷脉急紧，直视不能眴，不得眠。

　　本条指出衄血不可发汗。

衄血病人，其血已损，若治以汗法，血汗同源，汗出则阴血更虚，其经脉失于阴血的滋养，血虚则筋急而脉管挛缩，故额部隐陷。筋脉拘急紧张，精血不能上注于目，则目呆滞而不灵活。阴血亏虚，心神失养，故不得眠。

《伤寒论》第 87 条：亡血家，不可发汗，发汗则寒栗而振。

本条指出亡血家不可发汗。

血汗同源，汗出则阴血更虚、阳气更弱，阴阳俱虚则寒栗而振。

以上的淋家、疮家、衄家、亡血家均是久患此病，形成了某种病理体质。久病必虚，此类病人多是虚性体质，体虚之人，不能发汗太过，必须固护正气。

《伤寒论》第 88 条：汗家，重发汗，必恍惚心乱，小便已阴疼，与禹余粮丸。

本条指出过度汗出可致心液耗损、心神失养、宗筋失润。

汗为心之液。《素问·宣明五气论》载："五脏化液，心为汗。""汗家"是指体虚易出汗之人。此种体质之人，若在治疗上发汗过度，汗出过多，耗损心液，心神失养，则症见恍惚心乱；汗出过多，阴液受损，液竭于下，小便短小，宗筋失养，则症见小便已阴疼。治宜禹余粮丸（方已佚）。

《伤寒论》第 89 条：病人有寒，复发汗，胃中冷，必吐蛔。

本条论述病人素体内寒而误用汗法的反应。

病人素体阴寒内盛，以发汗复伤阳气，阳气右降归藏不足，脾阳肠胃阴寒更盛。蛔虫趋暖避寒，上窜咽喉，故必吐蛔。

《伤寒论》第 90 条：本发汗，而复下之，此为逆也；若先发汗，治不为逆。本先下之，而反汗之，为逆；若先下之，治不为逆。

本条论述汗法与下法的区别应用。

阳气以左升右降有序运行为顺，左降右升则为逆。汗法有升阳（如桂枝汤）、敷布宣降阳气（如麻黄汤）的作用。下法对阳气有收、降、敛的作用，助阳右降（如白虎汤类、承气汤类）。汗法与下法作用相反，若误用则为逆。

《伤寒论》第 91 条：伤寒，医下之，续得下利清谷不止，身疼痛，急当救里；后身疼痛，清便自调者，急当救表。救里宜四逆汤，救表宜桂枝汤。

本条论述误下伤阳的证治。

《素问·生气通天论》载："阳气者，若天与日，失其所则折寿而不彰。"午时阳气，若天与日，向下温暖经络腑腧，若太阴少阴脾肾亏虚，阳气来源不足，温暖失职，则折寿而不彰。太阳伤寒误下，损伤中阳，脾阳受损，脾失升清，症见下利清谷不止；阳虚寒凝则身疼痛。治宜四逆汤温阳升脾止利。若失治则成四肢厥逆、亡阳之证，故须急当救里。经治后，太阴脾阳升清则利止便调，仍寒凝身痛者，宜桂枝汤生发阳气，温通经络，散寒止痛。

四逆汤、桂枝汤两方均有温升太阴脾阳的功效。四逆汤兼能温补少阴元阳，以补阳为主；桂枝汤偏重于温通经络而生发阳气，以通阳为主。

《伤寒论》第 92 条：病发热头痛，脉反沉，若不差，身体疼痛，当救其里，四逆汤方。

本条论述太阳病、脉沉不浮的证治。

天人一体，午时阳气在外，其脉应浮，但本条脉象出现"脉反沉"的现象，乃元阳虚弱，不能鼓动阳气向上向外生发之象。表阳不振，则阴寒凝滞，不通则痛，故症见头痛、身体疼痛；寒凝气滞，郁而发热。综合脉症判断，该病属里阳亏虚、阳虚寒凝之证。治宜四逆汤温里助阳。

《伤寒论》第 93 条：太阳病，先下而不愈，因复发汗，以此表里俱虚，其人因致冒，冒家汗出自愈。所以然者，汗出表和故也。里未和，然后复下之。

本条论述太阳病先下后汗损伤正气、因虚致冒的病症。

人身之阳气左升右降有序运行，汗、下法作用不同，不可误用。若太阳病表阳郁滞而误用下法，则会损伤阳气。若表阳仍不得和解，再用汗法治疗表阳郁滞之症，治法虽合，但也会损耗表阳，表里阳气俱虚，则致病人虚晕郁冒不适。需静候阳气回复，阳气宣通则自汗出，阴阳自和而愈。太阳病应先用汗法，表阳已解，若有里气阻滞，阳气右降不利，然后再用下法治疗，恢复阳气的有序运行。

《伤寒论》第 94 条：太阳病未解，脉阴阳俱停（一作微），必先振栗汗出而解。但阳脉微者，先汗出而解。但阴脉微者，下之而解。若欲下之，宜调胃承气汤。

本条论述太阳病脉阴阳俱微的证治。

太阳病未解，脉阴阳俱微，属表里俱虚，自愈时则会先战栗，后汗出而解。若只有寸脉微，寸属阳脉，病位在表，治宜宣发助阳、发汗解表；若只有尺脉微，尺脉为阴脉，病位在里，治宜下法，使阳气右降归藏，以调胃承气汤下之。

《伤寒论》第 95 条：太阳病，发热汗出者，此为荣弱卫强，故使汗出，欲救邪风者，宜桂枝汤。

本条论述桂枝汤治疗太阳病发热汗出及救治邪风的原理。

"荣弱卫强"与《伤寒论》第12条"阳浮而阴弱"的意义大致相同。荣（营）属阴，卫气属阳。太阳巳午未之气的阴阳格局特点是阳强阴弱，或荣（营）弱卫强，或阳浮而阴弱，这是分别从阴阳的数量、功能、位置来论述其自然生理特点。此时这种阴阳、营卫不平衡、不和谐的生理特点决定了其有"发热汗出"的趋势，阳盛则"发热"，阳盛则有宣泄之性，宣泄则"汗出"，同时，在阳气宣泄过程中蕴含着气机的流动，从而产生"风"动现象。午时人体的生理特点是阳强阴弱，旺盛的阳气（温度高）必然向温度低的地方流动，从而形成人体的"内风"。故本条指出"欲救邪风者，宜桂枝汤"，这里的"邪风"是由阴阳不平衡引发，治疗宜用桂枝汤调和营卫、阴阳平衡。方中桂枝生发阳气以补卫气，白芍收降阳气以补营阴，调和阴阳，制约"邪风"的伤害。

《伤寒论》第96条：伤寒五六日，中风，往来寒热，胸胁苦满，嘿嘿不欲饮食，心烦喜呕，或胸中烦而不呕，或腹中痛，或胁下痞硬，或心下悸，小便不利，或不渴，身有微热，或咳者，小柴胡汤主之。

柴胡半斤、黄芩三两、人参三两、半夏半升（洗）、甘草三两（炙）、生姜三两（切）、大枣十二枚（擘）。

上七味，以水一斗二升，煮取六升，去滓，再煎取三升，温服一升，日三服。若胸中烦而不呕者，去半夏、人参，加栝楼实一枚；若渴者，去半夏，加人参合前成四两半、栝楼根四两；若腹中痛者，去黄芩，加芍药三两；若胁下痞硬者，去大枣，加牡蛎四两；若心下悸、小便不利者，去黄芩，加茯苓四两；若不渴、外有微热者，去人参，加桂枝三两，温服微汗愈；若咳者，去人参、大枣、生姜，加五味子半升、干姜二两。

本条论述午时阳气运行于胸胁、胃腹处出现了升降障碍的反应及治疗。

阴升为阳，阳降为阴，阴阳有序运行会通，这是阴阳运行的根本法则。尽管表面症状杂乱无章，阳气运行道路的障碍复杂多变，但是其表面无序的背后隐藏着严格的有序性（规律性）。

本条是在"伤寒五六日、中风"基础上的一系列纷繁复杂的症状。伤寒五六日乃寒邪渐退、正气渐复之时，加上风性疏泄的影响，午时阳气运行于胸胁、胃腹处出现障碍的反应。此时其症状虽然纷繁复杂，但按阳气内在运行规律可分为升发障碍和收藏障碍两类，具体如下：左升生发阳气不足则恶寒，阳气右降障碍则郁而发热，故见往来寒热；脾阳不振，少阳肝木受郁，则见胸胁苦满；阳明右降障碍则见"嘿嘿不欲饮食"、心烦喜呕；或阳郁于胸则胸中烦而不呕，或脾失升清而津液失布则口渴，或脾络受阻则腹中痛，或少阳肝木郁结则胁下痞硬，或肺胃不降，不能通调水道而水湿内停则心下悸、小便不利，或肺气不降则咳，或阳气郁滞不甚则身有微热、不渴。治宜小柴胡汤，以降胃升脾、扶阴助阳，使阳气左升右降无碍，则气机通畅，诸症消除。

值得指出的是，在午时阳气向下运行过程中，不同的障碍部位有着不同的外在反应和对应方药，如葛根汤证、麻黄汤证、栀子豉汤证等，各有其蕴含有序变化的时空特点。从本条病变位置来看，出现胸胁苦满、胁下痞硬、心烦、胸中烦、喜呕、腹中痛、心下悸等症，说明阳气运行于胸胁和胃腹之间。从阴阳角度而言，胸属阳、腹属阴，上下、阴阳交接之处是小柴胡汤证的病位特点。

小柴胡汤也是"太阳病中篇"主方之一，由柴胡、黄芩、半夏、人参、炙甘草、生姜、大枣组成。该方加白芍后在《辅行诀》中称大阴旦汤。方中以柴胡为君药，半夏、黄芩、人参为臣药，炙甘草、生姜、大枣为佐药。柴胡，《本经》载："苦平，主心腹痛，去肠胃中结气，饮食积聚，寒热邪气，推陈致新。"方中取其去胃肠结气积聚、推陈致新之效。半夏，有下气散结之效。黄芩，《本经》载："味苦，平，主诸热，黄疸，肠澼泄痢，逐水。"方中取其降热泄浊之效。人参，有补五脏、升脾气之效，脏气充则神气旺，生机再发。炙甘草、大枣、生姜能补脾和胃之效。全方以降为主，降中有升；降阳明胃肠之积滞，推陈致新，使阳降无碍，太阳脾阳得藏；升太阴脾土，肝脾得升，少阳生机再发。

《辅行诀》载："阴旦者，扶阴之方，以柴胡为主。"扶阴者，降阳明而扶太阴也。柴胡有去胃肠结气积聚、推陈致新之效；表面上是降阳明胃肠之气，实则是阳明降则太阴生，太阴生则脾阳得藏，脾阳得藏则阳气得舒，肝脾左升为阳。故柴胡表面上有"扶阴"之效，实则有"助阳"之功。阴阳者，一分为二，此两者同出而异名也。因此，小柴胡汤既能扶阴又能助阳，使阳明胃气得降，太阴脾阳得藏，少阳阳气得升。

《伤寒论》第97条：血弱气尽，腠理开，邪气因入，与正气相搏，结于胁下。正邪分争，往来寒热，休作有时，嘿嘿不欲饮食。脏腑相连，其痛必下，邪高痛下，故使呕也，小柴胡汤主之。服柴胡汤已，渴者，属阳明，以法治之。

本条论述邪结胁下的证治。

从阴阳角度而言，胸胁属阳、胃腹属阴，上下、阴阳交接之处是小柴胡汤证的病位特点。《素问·评热论》载："邪之所凑，其气必虚。"胁下正气亏虚，则邪气结于胁下。胁下乃肝木所在之位，应于厥阴、少阳之气。两阴交尽为厥阴，少阳乃阳气初生，故厥阴、少阳为"血弱气尽"之处。正气虚弱，易于受邪，则腠理开，邪气因入，与正气相搏，结于胁下。厥阴、少阳之位，阴阳气相顺接则阳生，不相顺接则阳陷，故见正邪分争，往来寒热，休作有时。少阳与阳明升降相互为用，少阳肝木不升，则阳明胃土不降，胃气失降则"嘿嘿不欲饮食"。胁下内应肝胆，肝胆乃脏腑相连的共同体，故曰"脏腑相连"。《素问·三部九候论》载："下部之天以候肝，地以候肾，人以候脾胃之气。"肝胆之气郁结于上，在下脾胃之气不通，故曰"邪高痛下"，故使呕也。治宜小柴胡汤以降阳明胃土、升少阳肝木。

《伤寒论》第98条：得病六七日，脉迟浮弱，恶风寒，手足温。医以二三下之，不能食，而胁下满痛，面目及身黄，颈项强，小便难者，与柴胡汤，后必下重。本渴饮水而呕者，柴胡汤不中与也，食谷者哕。

本条论述使用小柴胡汤的脉证和时机。

得病六七日乃正气来复的周期之始，阳气初生，故脉迟弱主阳气始生之象，脉浮主阳气升发。阳气初生，弱而未壮，故恶风寒。"四肢禀气于脾"（《素问·太阴阳明论》），脾阳左升故手足温。此时忌用汗吐下之法，以免损伤稚阳，但医以二三下之，下后损伤中气则不能食、呕逆；肝脾不升则胁下满痛；肺胃不降则水道不通，水气不能下输膀胱则小便难；气机郁滞而不通流，阳气与水湿蕴结则面目及身黄；表阳不舒则颈项强。可用小柴胡汤降阳明、升太阴，使上下气机通畅。柴胡汤有通降阳明胃肠的功效，服后会出现下利后重欲解大便的现象。但出现渴饮水而呕，甚则出现食谷者哕，此为水逆之证，治宜五苓散降水逆止消渴。

《伤寒论》第99条：伤寒四五日，身热恶风，颈项强，胁下满，手足温而渴者，小柴胡汤主之。

本条再次论述使用小柴胡汤的脉证和时机。

伤寒四五日，若阳气依时运行无碍，应当是少阳之气生发的时候。但症见身热、恶风、颈项强乃表郁未解之象；胁下满乃少阳、厥阴郁结不舒之象。《素问·太阴阳明论》载："四肢皆禀气于胃，而不得至经，必因于脾，乃得禀也。"本条"手足温而渴者"与脾胃有关，脾为胃行其津液，脾主四肢，四肢秉气于胃，阳明胃气不降，胃阳旺盛，则手足温而渴。治宜小柴胡汤，降阳明、升太阴，间接促进少阳之气依时运行，消除伤寒四五日所出现的症状。

《伤寒论》第100条：伤寒，阳脉涩，阴脉弦，法当腹中急痛，先与小建中汤，不差者，小柴胡汤主之。

小建中汤方：

桂枝三两（去皮）、甘草二两（炙）、大枣十二枚（擘）、芍药六两、生姜三两（切）、胶饴一升。

上六味，以水七升，煮取三升，去滓；内饴，更上微火消解，温服一升，日三服。呕家不可用建中汤，以甜故也。

本条论述阳脉涩、阴脉弦、腹中急痛的证治。

阳脉涩，即寸脉涩，主外在阳气生发不足；阴脉弦，即尺脉弦，主内在营阴不足、寒凝气滞、阳气不舒。营血亏虚，寒凝气滞，故见腹痛。治宜小建中汤。

小建中汤即是桂枝汤倍芍药加饴糖组成。桂枝汤能温振阳气、调和营卫，倍芍药加强补营通络止痛，散腹中阴结，助阳降无碍，则脾阳得蓄，加饴糖取其补虚缓急止痛之效。全方补虚助阳，使脾阳得蓄，故名小建中汤。《素问·藏气法时论》载："脾欲缓，急食甘以缓之。"此乃扶土载木之意，以顺肝木条达之性。同时，也可用小柴胡汤促进少阳之气生发，两方有异曲同工之效。

《伤寒论》第101条：伤寒中风，有柴胡证，但见一症便是，不必悉具。凡柴胡汤病证而下之，若柴胡证不罢者，复与柴胡汤，必蒸蒸而振，却复发热汗出而解。

本条论述使用小柴胡汤的方法。

伤寒、中风两类病因影响阳气运行，"有柴胡证，但见一症便是，不必悉具"，说明只要出现能反映小柴胡汤证病机的症状，此便是小柴胡汤证。服柴胡汤和胃降浊仍不解者，可复与小柴胡汤。本条也说明使用小柴胡汤的广泛性和安全性。

《伤寒论》第102条：伤寒二三日，心中悸而烦者，小建中汤主之。

本条论述心脾怯弱不安、中焦亏虚的证治。

阳气依时运行，一日太阳、二日阳明、三日太阴。本条伤寒二三日，此时阳气的运行与阳明胃、太阴脾密切相关。其症见"心中悸而烦"，心中悸即心脾怯弱不安之意；阳神不能依时右降归藏则烦。治宜桂枝汤温振阳气、调和营卫，倍芍药加饴糖以补虚缓急，全方蓄脾阳而建中气。

《伤寒论》第103条：太阳病，过经十余日，反二三下之，后四五日，柴胡证仍在者，先与小柴胡。呕不止，心下急，郁郁微烦者，为未解也，与大柴胡汤，下之则愈。

柴胡半斤、黄芩三两、芍药三两、半夏半升（洗）、生姜五两（切）、枳实四枚（炙）、大枣十二枚（擘）。

上七味，以水一斗二升，煮取六升，去滓，再煎（取三升），温服一升，日三服。一方，加大黄二两。若不加，恐不为大柴胡汤。

本条论述太阳病日久不愈，虽经误下，但柴胡证仍在者，先予小柴胡汤，若胃肠里实明显者，治宜大柴胡汤。

午时阳气，来源于太阴、少阴，阴升为阳。升阳之方如桂枝汤、小青龙汤、四逆汤、苓桂术甘汤、小建中汤等。然而人体之气，一气周流，犹如日月循环，周而复始，故午时阳气不能停留于上，必须回归本位，阳降归阴。降阳之方如麻杏石甘汤、栀子豉汤及本条的大柴胡汤，也有下面条文的柴胡加芒硝汤、调胃承气汤、桃核承气汤、柴胡加龙骨牡蛎汤、抵当汤等。

本条太阳病十余日不解，医者反复以下法治疗，损伤正气，出现邪结胁下的柴胡证，治宜小柴胡汤升脾降胃；若出现呕吐不止、心下急、郁郁微烦之症，乃胃肠腑实阻滞引起胃气不降之象，治宜大柴胡汤。该方由小柴胡汤去人参、炙甘草，加白芍、枳实、大黄组成，能加强通腑消滞的作用，使阳气依时下降收藏。

《伤寒论》第104条：伤寒，十三日不解，胸胁满而呕，日晡所发潮热，已而微利。此本柴胡证，下之以不得利，今反利者，知医以丸药下之，此非其治也。潮热者，实也。先宜服小柴胡汤以解外，后以柴胡加芒硝汤主之。

柴胡二两十六铢、黄芩一两、人参一两、甘草一两（炙）、生姜一两（切）、半夏二十铢（本云五枚，洗）、大枣四枚（擘）、芒硝二两。

上八味，以水四升，煮取二升，去滓，内芒硝，更煮微沸，分温再服。不解，更作。

本条论述小柴胡汤证兼阳明潮热的证治。

太阳病十三日不解，此时为第三个疾病周期的开始，阳气始生之时，此时与少阳生长之气相应，稚阳初长。症见胸胁满而呕。胸胁满是少阳之气向上盛满于胸胁部，肝木生长之气受郁之象；呕乃阳明胃气不降。治宜小柴胡汤降阳明胃气以导引午时阳气下行，升少阳肝气以补充午时阳气的来源。日晡所发潮热乃阳明肠道不通所致，兼之病程十三日不解，燥结已成。治宜柴胡加芒硝汤，加用芒硝散结通便，帮助阳气下降收藏。由此可见，胃气不降宜用小柴胡汤，兼见肠燥结阻宜用柴胡加芒硝汤，二者稍有不同。

若阳明不降，阳气失藏，脾气亏虚，见微利的脾气下陷之症，仍属柴胡汤证，其治如上。小柴胡汤有畅通胃肠而下利大便的作用，今服药未见下利，反而没有服药有下利之症，故可推知医以丸药下之，此非其治也。治疗宜汤剂不宜丸剂，汤者荡也，荡涤胃肠，其力大而速；丸者缓也，其力弱而缓。

小柴胡汤应用时机一般是在疾病周期结束的前后，如伤寒五六日（第96条）、得病六七日（第98条）、伤寒四五日（第99条），以及本条伤寒十三日不解（第二个周期结束前后），此时正是少阳之气生长的前后时机，这个时机使用小柴胡汤对于推动正气的运行具有积极意义，并且成为"少阳病篇"中唯一的方剂。由此可知，外在症状虽然纷繁复杂、杂乱无序，但其背后存在严格的有序性（规律性），犹如潮水的涨落，蕴含着七天周期的规律性。治疗上一定要把握阳气生发运行的时机，遵守自然规律，"与时偕行"（《周易·损卦》）。

《伤寒论》第105条：伤寒十三日，过经谵语者，以有热也，当以汤下之。若小便利者，大便当硬，而反下利，脉调和者，知医以丸药下之，非其治也。若自下利者，脉当微厥，今反和者，此为实也，调胃承气汤主之。

本条论述伤寒十三日，午时阳气仍然被阳明阻碍不降的证治，以及下利之症的虚实鉴别。

伤寒十三日，乃经两个疾病周期未解，此时为第三个疾病周期的开始，阳气始生之时，与少阳生长之气相应。此时本应稚阳初长、少阳之气向上盛满于胸胁部，但本条并没有出现胸胁满之症，只是出现心神不能右降归藏而受扰的热盛谵语之症，治当以汤药下之。若出现脾气下陷之下利症，且小便利，脉象平和，则知有腑实阻滞，大便当硬结，内实之证宜汤不宜丸，今医以丸药下之，乃非其治。若单纯脾阳不振的下利症，而没有腑实阻滞，脉象应该是微厥，今反见脉象平和，故知此症是实证，治宜调胃承气汤。本条虽处于阳气新周期的开始阶段，但未见少阳之气的生发，故不用小柴胡汤。

《伤寒论》第106条：太阳病不解，热结膀胱，其人如狂，血自下，下者愈。其外不解者，尚未可攻，当先解其外；外已解，但少腹急结者，乃可攻之，宜桃核承气汤。

桃仁五十个（去皮尖）、大黄四两、桂枝二两（去皮）、甘草二两（炙）、芒硝二两。

上五味，以水七升，煮取二升半，去滓，内芒硝，更上火微沸，下火，先食温服五合，日三服，当微利。

本条论述热结膀胱、其人如狂的证治。

心主神明，肾主藏精，精左升为神，神右降为精。热结膀胱，阳热不能右降入阴，心神不能右降归藏，心神受扰，故其人如狂。心主血脉，心火炽盛，迫血下行，热随血泄，血结得通，阳神得藏，故下者愈。若外证未解，宜先解表，后攻里。若外证已解，热结膀胱，少腹急结，气血阻塞不通，治宜攻下，宜桃核承气汤。

桃核承气汤由桂枝、桃仁、大黄、芒硝、甘草组成。方中桂枝温阳通络。桃仁，《本经》载："味苦，平，主瘀血，血闭癥瘕，邪气，杀小虫。"方中取其活血散结的作用。大黄、芒硝通便散结，甘草和中益气。全方温助阳气，活血通腑，解除气血结塞，使阳气归藏三阴，心神得藏。

值得指出的是，午时阳气运行的方向是向下归藏，功能是温暖脏腑经络。在下行过程中，障碍的部位不同，其方证亦异。上条热结肠燥，气分热盛，方用调胃承气汤；本条热结膀胱，血分热盛，方用桃核承气汤。另外，承气汤虽是治疗阳明病的主方，但并不是单纯地用于诊断为阳明病，而是用于太阳病不解基础上兼有阳明病的复杂情况。

《伤寒论》第 107 条：伤寒八九日，下之，胸满烦惊，小便不利，谵语，一身尽重，不可转侧者，柴胡加龙骨牡蛎汤主之。

柴胡四两、龙骨一两、黄芩一两、生姜一两（切）、铅丹一两、人参一两、桂枝一两（去皮）、茯苓一两、半夏二合半（洗）、大黄二两、牡蛎一两半（熬）、大枣六枚（擘）。

上十二味，以水八升，煮取四升，内大黄切如棋子，更煮一两沸，去滓，温服一升。本云：柴胡汤，今加龙骨等。

本条论述下后致气机升降失调的证治。

六七日是阳气周而复始的运行周期。本条伤寒八九日，乃阳气处在生长阶段，此时反而用攻下之法治疗，过度攻下则会影响阳气的运行紊乱而升降失调。阳气上升失调则心神失养而胸满烦惊；阳气下降失调则不能通降水道，心神也不能下降归藏，而症见谵语、小便不利、一身尽重。本条病机属升降失调，治宜柴胡加龙骨牡蛎汤。

柴胡加龙骨牡蛎汤由小柴胡汤加桂枝、大黄、龙骨、牡蛎、铅丹组成。以小柴胡汤升脾降胃，加桂枝生发阳气，大黄通腑降浊，龙骨、牡蛎、铅丹镇惊安神。全方升降并用，以下降收藏为主。

本方与小柴胡汤的区别：小柴胡汤是基础方，两方均以柴胡为君药，属下法，导引阳气下行；柴胡加龙骨牡蛎汤加强了降气潜阳的作用。在病位上，阳气运行受阻于胃、心下，则用小柴胡汤；阳气运行受阻于少腹部，接近入阴的区域，犹如日落西山之时，此时则用柴胡加龙骨牡蛎汤。

《伤寒论》第 108 条：伤寒，腹满谵语，寸口脉浮而紧，此肝乘脾也，名曰纵，刺期门。

本条论述肝旺乘脾的证治。

腹满、谵语乃阳明胃气不能右降之症。胃气不降则腹满，心神不能向下归藏则谵语。阳明胃土与厥阴肝木互为表里，肝木左升胃土右降相互为用。阳明不降，阳气郁满于上，则致厥阴、少阳肝木升发受阻。肝木郁滞不舒而肝气壅盛，木郁化火，心火炽盛，故见寸口脉浮而紧，此属肝乘脾。肝在上，脾在下，上克下曰"纵"，治宜刺期门以泻肝气。期门，肝之募穴，位于膈膜（胸腹交界处），阴阳出入门户处。十二经脉起于手太阴肺经的云门，终于足厥阴肝经的期门，故有周期之意。

《伤寒论》第 109 条：伤寒发热，啬啬恶寒，大渴欲饮水，其腹必满，自汗出，小便利，其病欲解。此肝乘肺也，名曰横，刺期门。

本条论述肝旺侮肺的证治。

伤寒发热、腹满乃阳明不降的表现。阳明与厥阴相互为用，阳明不降，必致厥阴、少阳肝木不舒，肝木壅盛。啬啬恶寒乃肺卫不舒，卫阳受遏之症；大渴欲饮水乃津液受损，上焦津液不能敷布之象。若自汗出乃阳气敷布，肺气宣降，阴阳自和之象。肺气得宣，上焦如雾，津液得布，则小便利。因此，自汗出、小便利为病欲解之象。上述病症属肝木壅盛、横侮肺金。肝气行于左，肺气行于右，肝木横侮肺金，曰"横"，治宜刺期门以泻肝气。

《伤寒论》第 110 条：太阳病二日，反躁，反熨其背而大汗出，大热入胃，胃中水竭，躁烦，必发谵语；十余日，振栗，自下利者，此为欲解也。故其汗从腰以下不得汗，欲小便不得，反呕，欲失溲，足下恶风，大便硬，小便当数，而反不数及不多。大便已，头卓然而痛，其人足心必热，谷气下流故也。

本条论述太阳病以"火熨"发汗促进阳气运行引发的变证。

太阳病二日，午时阳气运行到心胃肠之处，症见烦躁，治宜和降之法。但此时用火熨其背的方法治疗，增加阳气而汗出伤津，阳热炽盛壅塞不通而伤津扰心，则症见胃中水竭、躁烦、谵语。因阳气郁滞于上，不能向下流通，则腰以下阳气亏虚，阳气不得向下敷布，则见腰以下不得汗、小便不多、欲失溲、足下恶风之症。肺胃有通调水道及通降肠中糟粕功能。大肠传导失司则大便硬结，但若肺胃宣降水道正常，则小便当数，而今小便不数且不多，乃肺胃失降的表现。病程经过十余日，阳气右降未解，太阴脾阳日渐亏虚，太阴脾阳不升，故见振栗恶寒、下利等症。下利后，肠道积滞消除，胃肠痞塞得通，阳气右降恢复，此为欲解之候。大便得解后，阳气向下归藏，头部阳气骤减而头卓然而痛，阳气下流，则其人足心必热。

值得注意的是，从本条开始将有一系列与"火"有关的证治。午时阳气有序下行，至上面运用承气汤来导引阳气下行分析，承气汤与阳明之气（黄昏前后）相应，此时对应的天象犹如日落西山、回光返照时刻，此"火"乃远离生发之气的无根之火，即将收藏入里。同时，强调午时阳气正旺，治疗上宜收藏忌火攻。

《伤寒论》第111条：太阳病中风，以火劫发汗，邪风被火热，血气流溢，失其常度。两阳相熏灼，其身发黄，阳盛则欲衄，阴虚小便难，阴阳俱虚竭，身体则枯燥，但头汗出，剂颈而还，腹满微喘，口干咽烂，或不大便。久则谵语，甚者至哕，手足躁扰，捻衣摸床；小便利者，其人可治。

本条论述太阳中风以"火劫"发汗促进阳气运行引起的变症。

太阳中风，风性疏泄，医以火劫发汗，风热愈炽，血气妄行，失其常度。午时阳气即将入里，此时进入阳明之地，故曰"两阳相熏灼"。气血壅盛于外而不能入里，则症见身黄；血热妄行则欲衄血；热盛伤津则阴虚、小便难；日久阴阳两伤，则身体枯燥；胃肠燥结，阻碍阳气右降，阳气郁滞于上，则见头汗出、口干咽烂、腹满微喘，或不大便之症；处于表阳即将归藏为阴，物极则变的时刻，故见谵语、手足躁扰、捻衣摸床之症。若症见小便通利，则说明肺胃右降，通调水道之职正常，阳气可右降归藏，阴阳会通，阳气周流无碍，则其人可治。

《伤寒论》第112条：伤寒脉浮，医以火迫劫之，亡阳必惊狂，卧起不安者，桂枝去芍药加蜀漆牡蛎龙骨救逆汤主之。

桂枝三两（去皮）、甘草二两（炙）、生姜三两（切）、大枣十二枚（擘）、牡蛎五两（熬）、蜀漆三两（洗去腥）、龙骨四两。

上七味，以水一斗二升，先煮蜀漆减二升，内诸药，煮取三升，去滓，温服一升。本云：桂枝汤，今去芍药，加蜀漆、牡蛎、龙骨。

本条论述太阳伤寒，以"火迫"发汗促进阳气运行的证治。

太阳伤寒，治宜火迫发汗之法加快促进阳气入里归藏。此时为表阳即将归藏为阴，物极则变的时刻，故见亡阳（此处"亡阳"是指表阳亡失，入里为阴）必惊狂、卧起不安之症。此时阳气炽盛而无根，急需镇逆收藏，治宜桂枝去芍药加蜀漆牡蛎龙骨救逆汤温阳救逆。

桂枝去芍药加蜀漆牡蛎龙骨救逆汤由桂枝、炙甘草、大枣、蜀漆、龙骨、牡蛎组成。方中以桂枝、炙甘草、大枣温振心阳；蜀漆祛邪除热；龙骨、牡蛎使阳神归藏，安神定惊。蜀漆，《本经》载："味辛，平，主疟及欬逆寒热，腹中癥坚，痞结积聚，邪气蛊毒，鬼疰。"方中取其祛邪除热之效。龙骨、牡蛎，《本经》记载其均有定惊安神之效。此时阳气即将入藏，与腑气无关，无须芍药通腑，故去之。

《伤寒论》第 113 条：形作伤寒，其脉不弦紧而弱，弱者必渴。被火必谵语。弱者，发热脉浮，解之当汗出愈。

本条论述"被火"谵语与形作伤寒的鉴别和治法。

病者的情形与伤寒相似，有发热、口渴、脉浮之症，但其脉浮弱而伤寒之脉浮弦紧。脉浮弱是指阳气已入里收藏，表阳已虚之意，此时外弱内强，必渴而饮水，以滋阳气生长之需；若脉弦紧则属伤寒，表示寒凝阻碍表阳入里之意。"被火"者，乃无根的阳气浮露于外，阳神失藏必心神不宁，故必见谵语之症。若出现发热、脉浮弱，表示在表的阳气已收藏入里，故脉浮弱，仍有发热之症表示仍有阳气在表，治宜汗法以促进阳气运行。

《伤寒论》第 114 条：太阳病，以火熏之，不得汗，其人必躁，到经不解，必清血，名为火邪。

本条论述太阳病以"火熏"治疗的变证。

太阳病，病位在下在里，此时以火熏法发汗治疗乃误治。火熏后炽盛的阳气郁滞于下，阳气归藏受阻则其人必心神烦躁。若已过自愈的疾病周期而不能缓解，则炽盛的阳气必定会导致血络灼伤之便血症，此情况称为"火邪"。清，同圊，厕也。清血，即大便下血。

《伤寒论》第 115 条：脉浮热甚，而反灸之，此为实，实以虚治，因火而动，必咽燥、吐血。

本条论述误用"灸法"治疗热实之症的变证。

午时阳气旺宜针不宜灸，子时（少阴病）阳虚宜灸不宜针。本条病者脉浮热盛，阳气壅盛于上。实热之症，误以为虚而治以火灸之法，则阳气壅盛更甚，迫血妄行，灼伤咽喉，则症见咽燥、吐血。

《伤寒论》第 116 条：微数之脉，慎不可灸，因火为邪，则为烦逆。追虚逐实，血散脉中，火气虽微，内攻有力，焦骨伤筋，血难复也。脉浮，宜以汗解，用火灸之，邪无从出，因火而盛，病从腰以下必重而痹，名火逆也。欲自解者，必当先烦，烦乃有汗而解，何以知之？脉浮，故知汗出解。

本条论述阳热郁滞于上宜用汗法，慎不可灸及火攻之害。

数脉乃阳热壅盛之象，此种情况不能用灸法，否则以火补火，火性炎上，变证为烦逆。若把实证误以为虚而用火攻，血热壅盛，则会耗损阴血及灼伤筋骨。治应用汗法，把郁滞失藏的阳气敷布宣降，若用火攻之法，则郁滞于外的阳热更甚，火性炎上而不能右降，则腰以下阳气虚衰而不能温养，故腰以下必重而痹，这种情况称为"火逆"。若病人出现烦及汗出，为欲愈之象，"烦"为阳气变动收藏的过程，"汗出"为阳气宣降运行之象。从脉浮可判定阳气郁滞于上而用汗法。

《伤寒论》第 117 条：烧针令其汗，针处被寒，核起而赤者，必发奔豚。气从少腹上冲心者，灸核上各一状，与桂枝加桂汤，更加桂二两也。

桂枝五两（去皮）、芍药三两、生姜三两（切）、甘草二两（炙）、大枣十二枚（擘）。

上五味，以水七升，煮取三升，去滓，温服一升。本云：桂枝汤，今加桂满五两。所以加桂者，以能泄奔豚气也。

本条论述"烧针"发汗，引发奔豚的证治。

《难经·五十九难》载："肾之积，名曰奔豚，发于少腹，上至于心，若豚状。"豚，称小猪，猪为水畜。烧针发汗，汗出心阳受损，加之针处受寒，下为寒盛，上为阳虚，气从少腹如豚状上冲于心。治疗以艾炷灸针孔处温散寒邪，再服桂枝加桂汤。本方加重桂枝用量，以温心阳、镇逆气。桂枝，有温阳作用，又有降逆气作用。阴阳之理，阳气升则阴气降，阳气衰则阴气逆，阳进则阴退，阳退则阴进。

《伤寒论》第 118 条：火逆。下之，因烧针烦躁者，桂枝甘草龙骨牡蛎汤主之。

桂枝一两（去皮）、甘草（炙）二两、牡蛎（熬）二两、龙骨二两。

上四味，以水五升，煮取二升半，去滓，温服八合，日三服。

本条论述"烧针"烦躁的证治。

因烧针烦躁者，"下之"，即用降逆的治法。方用桂枝甘草龙骨牡蛎汤。以桂枝、甘草温振心阳；龙骨、牡蛎使阳神归藏，安神定惊。

从第 110 条起至本条，出现了一系列有关"火"的症状、治疗、方药，有着其内在的时空意义。纵观上下条文，其前是承气汤证（时空上代表黄昏），其后是抵当汤证（时空上进一步依时下行），其中本处与（火）有关的一系列条文所代表的是黄昏至夜晚的时间段，犹如日落西山前的回光返照的天象，阳气即将收藏入里。桂枝甘草龙骨牡蛎汤主治火逆证、桂枝去芍药加蜀漆牡蛎龙骨救逆汤主治火迫亡阳证，正是为此而设。

《伤寒论》第 119 条：太阳伤寒者，加温针必惊也。

本条论述太阳伤寒，以温针治疗的变证。

太阳之气受寒邪影响，寒性收引凝固，致使阳气右降运行受阻，阳气必定郁滞于上。若再以温针治疗，在外的阳气更盛，心神受扰，故太阳伤寒者，加温针必心惊。

《伤寒论》第 120 条：太阳病，当恶寒发热，今自汗出，反不恶寒发热。关上脉细数者，以医吐之过也。一二日吐之者，腹中饥，口不能食；三四日吐之者，不喜糜粥，饮食冷食，朝食暮吐，以医吐之所致也。此为小逆。

本条论述太阳病不同的阶段误用吐法，损伤脾胃轻重不同的情况。

太阳病阳气右降障碍，阳气在外则发热，阳气失藏则恶寒，故太阳病当恶寒发热。但由于机体的自我调节能力，自汗出而阳气得到宣泄下降，故反不恶寒发热，此为欲愈之象，若静以待时，可不药而愈。若出现关上脉细数之症，此时阳气阻碍于上，病位不在胃中，涌吐乃误治之法。在《伤寒论》中，阳气运行的周期以六天或七天计算。一二日吐之，一二日之时在外的阳气较盛，涌吐后，在外之阳气乘虚入里，客热入胃，胃热壅盛症见腹中饥、口不欲食；三四日吐之，三四日之时，阳气已得收藏，故三四日吐之，客热入胃，但胃热不甚，症见不喜糜粥、欲食冷食、朝食暮吐。这种误用吐法引起脾胃轻微受损的现象称为"小逆"。

周流的阳气，以脾胃中土为轴，生发于太阴，终于阳明，有序生发收藏。清静无扰，通流无碍，则六日、七日为一周，周而复始。周流期间，阳气运行的不同阶段其强弱也不同。一二日是阳气始生阶段，阳气较弱，此时误治则更易受伤，变证更重，则为"大逆"；四五日阳气已成长至较强阶段，虽误治，但变证较轻，称为"小逆"。

《伤寒论》第 121 条：太阳病吐之，但太阳病当恶寒，今反不恶寒，不欲近衣，此为吐之内烦也。

本条论述太阳病用吐法治疗的反应。

太阳病阳气不能收藏入里，在里的阳气不足，故太阳病当恶寒。但今用涌吐法治疗太阳病，涌吐后，胃气痞塞得舒，阳气乘虚入里，在里之阳气得充，故症见不恶寒、不欲近衣。此为吐后阳气入里的反应，由于入里的阳气较盛，故有"内烦"的反应。

《伤寒论》第 122 条：病人脉数，数为热，当消谷引食，而反吐者，此以发汗，令阳气微，膈气虚，脉乃数也。数为客热，不能消谷，以胃中虚冷，故吐也。

本条论述胃中虚冷和胃中客热的鉴别，治疗上不宜用汗法。

病者若脉数而有力，乃胃中阳气旺盛之象，应当胃纳正常。但今病人脉数，症见不能消谷、呕吐之症，此乃误用汗法，损伤阳气，阳气衰微，胃膈阳气亏虚所致。脉数乃客热乘虚入胃，入胃的郁热犹如过门之客，并非胃气本身的阳气。客热壅塞于胃膈，故出现呕吐、不能消谷之症。因为病人的本质仍是脾胃阳虚，故出现呕吐之症。因此，本病为真寒假热之证。此病本质是胃膈虚冷，但由于误治而外热乘虚入胃，客热入胃，郁热痞塞胃膈，故见脉数、呕吐、不能消谷之症。

《伤寒论》第 123 条：太阳病，过经十余日，心下温温欲吐，而胸中痛，大便反溏，腹微满，郁郁微烦。先此时自极吐下者，与调胃承气汤。若不尔者，不可与。但欲吐，胸中痛，微溏者，此非柴胡证，以呕故知极吐下也。

本条论述大吐大下后损伤脾胃的证治。

太阳病，过经十余日，有入里之趋势而误用极吐下之法治疗，损伤脾胃。极吐损伤胃气，胃气失降则症见心下温温欲吐、胸中痛、郁郁微烦；极下损伤脾阳，脾失升清则症见大便溏、腹微满。在误用大吐大下之前，可与调胃承气汤和胃通便降气，但若误治后则不可予调胃承气汤。本证须与柴胡证之呕吐鉴别，呕吐伴胸中痛、便微溏，此非柴胡证，乃大吐大下误治所致。

"太阳病中篇"对应的是午时阳气运行障碍的病与方药，午时阳气的收藏动力，来源于胃气的和降。以上四条条文均有胃失和降而呕吐的情况，强调了脾胃升降功能对阳气运行的重要性。人体的阳气，来源于胃的受纳、肝脾的运化与升清；同时，阳气运行的动力，也来源于脾胃升降。

《伤寒论》第 124 条：太阳病六七日，表证仍在，脉微而沉，反不结胸，其人发狂者，以热在下焦，少腹硬满，小便自利者，下血乃愈。所以然者，以太阳随经，瘀热在里故也，抵当汤主之。

水蛭三十个（熬）、虻虫三十个（去翅足，熬）、桃仁二十个（去皮尖）、大黄三两（酒洗）。

上四味，以水五升，煮取三升，去滓，温服一升。不下，更服。

本条论述太阳病、瘀热结于下焦的证治。

太阳病六七日，疾病自愈周期期满之时，此时乃阴尽阳生之期，但太阳表证仍在，乃太阳离火右降受阻所致。太阳病本脉浮，今脉微而沉，说明病位虽在下、在里，但太阳之气仍不能归藏于太阴、少阴。阳气阻滞于下焦，而没有阻滞胸膈部形成结胸。阳气郁滞于下焦，形成结气，瘀热互结，故见少腹硬满。心神右降收藏受阻，故心神不宁，其人如狂。中上二焦通调水道之职正常，水液下输通畅，气化为水形成溲溺，故虽下焦瘀热互结，但小便自利。治当攻下瘀血，使在下焦的瘀血消散，阳降热除，太阳离火跟随阳明经气右降收藏而愈。治宜抵当汤。方中以水蛭、虻虫破血逐瘀，桃仁活血消瘀，大黄活血通腑。

阴阳升降运行包含气、血、津液的有序升降流动。从小便通利的角度来看，本条津液运行正常，但表阳仍然不能下降收藏，结合"少腹硬满"的有形之物来考虑，应当是瘀血结阻、瘀热互结抵当阳气归藏，引发"其人发狂"之症。由于膀胱的瘀血抵当阳气归藏，阳神受阻而惊慌失措，症见"其人发狂"，以抵当汤去除瘀血障碍，则神通而心安。

《伤寒论》第 125 条：太阳病，身黄，脉沉结，少腹硬。小便不利者，为无血也；小便自利，其人如狂者，血证谛也，抵当汤主之。

本条论述太阳病，湿热蕴结于下焦与瘀热互结于下焦的区别。

阴阳升降运行包含气、血、津液的有序升降流动，可从小便通利与否的角度来判断津液运行是否正常。出现"太阳病，身黄，脉沉结，少腹硬"之症，若伴小便不利，可考虑为湿热互结下焦引起，此种类型无血瘀阻滞。若小便通利，兼见"其人如狂"之症，可确定此种类型有血瘀郁结于下焦。瘀热互结于下焦者，治宜抵当汤攻下瘀血。

《伤寒论》第 126 条：伤寒有热，少腹满，应小便不利，今反利者，为有血也，当下之，不可余药，宜抵当丸。

水蛭二十个（熬）、虻虫二十个（去翅足，熬）、桃仁二十五个（去皮尖）、大黄三两。

本条论述抵当丸的证治。

"伤寒有热，少腹满"为阳气阻碍于下焦之象。若是水热互结于少腹，则小便不利；今小便自利，则无水热互结，乃瘀热互结于少腹，治当攻下瘀血。今少腹满而未硬，其人未发狂，下不必急，变汤为丸，缓攻下之，宜抵当丸，不可用其他汤药。

《伤寒论》第 127 条：太阳病，小便利者，以饮水多，必心下悸；小便少者，必苦里急也。

本条论述以小便利或不利判定膀胱的阳气是否归藏。

《素问·经脉别论》载："饮入于胃，上输于脾。"脾为胃行其津液，上输于肺，阴升为阳，水精四布，若雾露之溉；肺胃右降，通调水道而为溲溺。本条太阳病，饮水多后，肺胃通调水道，膀胱气化功能正常，故小便通利。在小便通利的过程中，使留滞在阳明胃中的阳气顺利收藏于太阴脾、少阴肾中。阳明胃中阳气已泄，故必见心下（胃）悸动怯弱之症。膀胱与肾相表里，若膀胱气化不利，在小便少的过程中必然导致阳气不能收藏于太阴、少阴。障碍于膀胱的阳气欲入里而不能，故必见里急之症。

本条作为"太阳病中篇"的结束条文，有特殊意义：午时阳气，起于颈项，终于膀胱，入里而归藏子时少阴肾藏。全篇条文之间存在严密的时空逻辑关系，表面上看似杂乱无章，内在则蕴含着阴升为阳、阳降为阴、阴阳依时有序运行会通的自然规律。

三、辨太阳病脉证并治（下）

在十二地支中，未时对应下午 1 时至 3 时。未时位于午、申时之间，是阳气由升转降的极点和转折点，对阳气的运行有承前启后的作用。此时正午刚过，阳气开始下降，向下到达胸部及心胃之处。其病主要表现为阳气在人体胸部、心胃之处的运行障碍，阳气结于胸部则出现结胸证、阳气痞塞于胃（心下）则出现痞证。《周易·否》载："则是天地不交，而万物不通也。"

《伤寒病》"太阳病下篇"专为未时阳气的病脉证并治而设。依据阳气在未时受阻的位置及程度的不同出现结胸、心下痞满，而相应设立大陷胸丸、大陷胸汤、小陷胸汤、泻心汤、柴胡汤、旋覆代赭石汤等，以导引阳气向下运动。另外，阳气不降并发水停、瘀血及虚实变化而灵活使用五苓散、十枣汤、桂枝附子汤、甘草附子汤、麻杏石甘汤、抵当汤、人参白虎汤等方。最后以白虎汤和炙甘草汤作结：白虎汤证昭示未时阳气具有收降肃杀之性；炙甘草汤证的"脉结代，心动悸"揭示了阳气从太阳状态进入阳明状态后，未时对应的心中阳气空虚、阳气运行转折不利的病理状态。

本篇无方剂的条文主要讨论结胸证、痞证、脏结的形成，以及与未时相关的热入血室、协热利的证治。结胸、痞证均因阳气下降受阻，若完全受阻则为死证。本篇始于"结胸证"，终于"心动悸，脉结代"而进入"阳明病篇"。阳气从在胸中的结实状态发展到心中的空虚状态，体现了阳气依时有序运行会通的时空医学思想。由于脾（对应丑时）胃（对应未时）是三阴三阳有序升降运行的原动力，也是阴阳二气升降运行的转折点和极点，物极则化，死证所在之时，故本篇具有特殊的时空意义。

《伤寒论》第 128 条：问曰：病有结胸，有脏结，其状如何？答曰：按之痛，寸脉浮，关脉沉，名曰结胸也。

本条论述结胸的脉证特点。

"太阳病下篇"专为未时病脉证并治而设。未时对应胃土，其上是胸，其下是腹。阳气依时有序运行，若未时对应的胃土失降，则阳气自然郁结于胸部，此为结胸证形成的原理。

胸为阳，脏为阴；寸脉主表，关脉主里。结胸乃阳气痞塞郁结于胸阳之处。胸阳痞塞不通，不通则痛，故按之痛。阳气郁结于胸阳，故寸脉浮。阳气痞塞于胸部，不能下降入里收藏，则里阳亏虚，故关脉沉。

结胸证与脏结的区别：胸为阳，脏为阴；太阳在胸以上，太阴在腹以下。病发于阳，气结于胸部则为结胸；病发于阴，气结于腹部则为脏结，脏结是痞证的进一步发展，痞是无形之气滞，脏结是有形之结块。

《伤寒论》第 129 条：何谓脏结？答曰：如结胸状，饮食如故，时时下利，寸脉浮，关脉小细沉紧，名曰脏结。舌上白胎滑者，难治。

本条论述脏结的脉证。

在十二地支中，未时胃土是阳气下降的原动力，丑时脾土是阳气上升的原动力。脏结与结胸相对，若未时对应的胃土失降，则阳气自然郁结于胸部，此为结胸证形成的原理；若丑时对应的脾土不升，则阴气自然郁结于内脏，此为脏结证形成的原理；若阳降为阴，阴升为阳，阴阳有序运行会通，则为无病之人。

脏为阴，脏结乃阴寒痼疾结塞于太阴、少阴、厥阴之处。脏结的原理如结胸，均为阳气郁结不通。结胸病位浅，按之硬痛之症；但脏结病位较深，按之不痛。由于痼疾凝结于三阴，太阴脾气下陷，不能藏蓄小肠受盛之水谷精微，则症见时时下利。脏结病位不在阳明胃，所以饮食如故。由于阴寒痼疾结于肝脾肾之阴，阳气郁滞于外，故见寸脉浮、关脉小细沉紧。舌上胎白滑乃脾阳亏虚，阴寒内盛之象。脏结之症，乃阴寒郁结于里的痼疾，为难治之症。

值得指出的是，"太阳病下篇"的大陷胸、小陷胸之方针对于结胸证的轻重程度而设；第 148 条的"阳微结"属结胸证，"纯阴结"属脏结证。

《伤寒论》第 130 条：脏结无阳证，不往来寒热，其人反静，舌上胎滑者，不可攻也。

本条论述脏结的症状。

阴寒痼疾凝结于三阴，结而不行。阴寒内盛，阳气不能生发，在外之阳气亦微弱，内外均为阳气虚衰之象，故见脏结无阳证，无发热，其人沉静无生气、舌苔白滑等一派阴寒内盛之症。若治以攻法，则更损阳气，故不可用攻法。

《伤寒论》第131条：病发于阳，而反下之，热入因作结胸；病发于阴，而反下之，因作痞也。所以成结胸者，以下之太早故也。结胸者，项亦强，如柔痉状，下之则和，宜大陷胸丸。

大黄半斤、葶苈子半升（熬）、芒硝半升、杏仁半升（去皮尖，熬）。

上四味，捣筛二味；内杏仁、芒硝合研如脂，和散，取如弹丸一枚；别捣甘遂末一钱匕，白蜜二合，水二升，煮取一升，温，顿服之。一宿乃下。如不下，更服，取下为效。禁如药法。

本条论述结胸证、痞证的成因及结胸证的治疗。

第7条指出"病有发热恶寒者，发于阳也。无热恶寒者，发于阴也"，病发于阳则源于阳明胃土不降，病发于阴则源于太阴脾土不升，脾升胃降同为中轴，乃三阴三阳病发病的源头所在。病发于阳（与未时对应的胃土运行障碍），阳气本应依时下降，若下之太早，阳气（包括津液）郁结于胸部，因作结胸。病发于阴（与丑时对应的脾土运行障碍），阴气本应依时上升为阳，若反用下法，阳气不能左升而成痞证。胸膈痞塞致阳气、津液郁结于上，故见项亦强，如柔痉状。治宜大陷胸丸。

大陷胸丸由大黄、芒硝、杏仁、葶苈子、甘遂组成。方中以大黄、芒硝通便破结，为未时胃土下降开通道路；杏仁、葶苈子宣肺降气，引导胸中阳气下行；甘遂逐水破结，引导胸中津液下行。全方意在开通胸部、胃、肠之气，引导胸部的阳气、津液下行，解除结胸之证。

结胸证与痞证的成因：人体之阳气，升降周流无碍则无病，气滞则病。在三阴三阳中，太阴脾属中土，土生万物，为万物生发之始；阳明胃亦属中土，为万物所归，万物生于土复又归于土。太阴脾与阳明胃升降相互为用，同为中轴，是三阴三阳之气生发收藏的始点和终点，始于太阴，终于阳明，是三阴三阳病的源头所在。病发于阳则源于阳明胃土不降，病发于阴则源于太阴脾土不升。若病发于阳明胃土，不该用下法而误用之，损伤阳明右降之性，则阳明之气不能依时右降，阳气郁结于胸部而成结胸之证。若病发于太阴脾土，不该用下法而误用之，损伤太阴左升之性，则太阴之气不能依时左升，阳气郁滞于腹部而成痞满之证。

《伤寒论》第132条：结胸证，其脉浮大者，不可下，下之则死。

本条论述结胸证、脉浮大的治疗禁忌。

结胸证，脉浮大，说明病位在上。阳气郁结于上，不可用攻下之法，攻下法适用于阳明腑实证。若误用攻下，则有上盛下虚，阳气浮越，阴阳离决的死证。

《伤寒论》第133条：结胸证悉具，烦躁者亦死。

本条论述严重的结胸证烦躁的预后。

胸为心之府，结胸之证，阳气结于胸中，气血津液凝结不行，心神右降受阻，若见心神烦躁不安者，重则会发生阳气隔绝不降的死证。

值得指出的是，在《伤寒论》中，死证一般出现在未时（胃土）、丑时（脾土）的两个时序中。未时阳气隔绝不降，丑时阳气隔绝不升，均会出现死证，其中以出现在阴气旺盛的丑时为主。

《伤寒论》第134条：太阳病，脉浮而动数，浮则为风，数则为热，动则为痛，数则为虚。头痛发热，微盗汗出，而反恶寒者，表未解也。医反下之，动数变迟，膈内拒痛，胃中空虚，客气动膈，短气躁烦，心中懊憹，阳气内陷，心下因硬，则为结胸，大陷胸汤主之。若不结胸，但头汗出，余处无汗，剂项而还，小便不利，身必发黄。

大陷胸汤：大黄六两（去皮）、芒硝一升、甘遂一钱匕。

上三味，以水六升，先煮大黄取二升，去滓，内芒硝，煮一两沸；内甘遂末，温服一升。得快利，止后服。

本条论述太阳病误下、结胸证的形成及证治。

太阳病，脉浮而动数，此脉象包含多重内涵：其一，浮脉是阳气外浮在表，阳浮而阴弱发为中风（其形成"风"的原理与第12条相同），故曰"浮则为风"；若出现寸脉浮关脉沉，则为结胸的脉象（见第128条条文）。其二，数脉是浮阳郁热炽盛之象，故曰"数则为热"。其三，动脉是阳气欲宣泄为风，但结胸而气行郁结不畅（此时尚未结胸），不通则痛，故曰"动则为痛"。其四，数脉也代表实热郁表，但此实则彼虚，阳气郁表失藏，其里阳必虚，故曰"数则为虚"。其证见头痛发热、微盗汗出、恶寒，属表邪未解。医不解表，而反下之，动数之脉，变为迟脉，乃误下后，损伤中气脾胃，中气升降动力不足，阳气与津液郁结于胸部，则症见膈中拒痛；胃气失降，阳气与津液结滞于胸膈，则症见胃中阳气空虚；客气（郁结的阳气）扰动胸膈，症见短气躁烦、心中懊憹、心下壅塞硬结，此属结胸证。其病机是未时胃土失降、水热互结，治宜大陷胸汤。若不成结胸证，肺胃受阻，阳热郁蒸，则头汗出，肺胃不能通调水道，则小便不利，热郁湿阻，湿热郁蒸则身黄。

大陷胸汤由大黄、芒硝、甘遂组成。方中以大黄、芒硝通便破结，为未时胃土的下降开通道路；甘遂逐水散结，开通水道，使郁结于心下的水气下降。甘遂，《本经》载："味苦，性寒，主大腹疝瘕，腹满，面目浮肿，留饮宿食，破癥坚积聚，利水谷道。"

大陷胸丸、大陷胸汤两方均治结胸证，但两方在剂型、药物组成、发病位置均有不同。大陷胸丸主治阳气郁结于胸部，因内有横膈阻隔，不宜急下，故宜用丸剂缓下，由于病位较高，治宜宣降肺气和攻下阳明燥结相结合；大陷胸汤主治阳气郁结心下，阳气已越过胸部到达心下，用药方面去杏仁、葶苈子，直接攻下胃肠燥结，变丸为汤。

《伤寒论》第135条：伤寒六七日，结胸热实，脉沉而紧，心下痛，按之石硬者，大陷胸汤主之。

本条论述结胸证的证治。

伤寒六七日，已到第一个疾病自愈周期结束之时，此时阳气仍失藏。脏气寒凝，故脉沉紧，兼症见心下痛、按之石硬，此属结胸热实证。治宜大陷胸汤通便散结、降气利水。

《伤寒论》第136条：伤寒十余日，热结在里，复往来寒热者，与大柴胡汤；但结胸，无大热者，此水结在胸胁也，但头微汗出者，大陷胸汤主之。

本条论述大柴胡汤与大陷胸汤的证治。

伤寒十余日，为正虚邪恋之时。虽热结在里，但症见往来寒热，表明阳气虽受阻，但没有在胸部结而不行，阳气仍可往来徘徊而外见往来寒热。治宜和解，兼通阳明里实，方用大柴胡汤；若阳气郁阻，水气互结于胸胁，治宜大陷胸汤。

《伤寒论》第137条：太阳病，重发汗而复下之，不大便五六日，舌上燥而渴，日晡所小有潮热，从心下至少腹，硬满而痛不可近者，大陷胸汤主之。

本条论述太阳病汗下后结胸兼阳明病的证治。

太阳病，虽用发汗和攻下之法，但出现"不大便五六日，舌上燥而渴，日晡所小有潮热"，乃阳明胃肠阻碍阳气下降、津液失布的表现。"从心下至少腹，硬满而痛不可近者"，证属结胸与阳明腑燥结并见。治宜大陷胸汤。

《伤寒论》第 138 条：小结胸病，正在心下，按之则痛，脉浮滑者，小陷胸汤主之。

黄连一两、半夏半升（洗）、栝楼实大者一枚。

上三味，以水六升，先煮栝楼，取三升，去滓，内诸药，煮取二升，去滓，分温三服。

本条论述小陷胸汤的证治。

"小结胸病，正在心下，按之则痛"，但没有大陷胸汤的心下硬结之症，故小结胸证与前述的大陷胸汤证相比，其阳气郁结的程度较轻。脉浮主病位在上，脉滑主邪实，治宜小陷胸汤。方中以黄连清降湿热，半夏下气开结，瓜蒌（栝楼）开胸散结、清热涤痰。

值得指出的是，大陷胸丸、大陷胸汤、小陷胸汤均是按未时阳气运行的位置高下、轻重而设，体现了内在时空的有序性。

《伤寒论》第 139 条：太阳病，二三日，不能卧，但欲起，心下必结。脉微弱者，此本有寒分也。反下之，若利止，必作结胸；未止者，四日复下之，此作协热利也。

本条论述素体有寒，误下致结胸或协热利的证治。

太阳病二三日，此时阳气应运行在阳明、太阴之处，但症见"不能卧，但欲起"，此为结胸之象，说明阳气不能依时运行，故见"心下必结"的结胸特征症状。结胸证应见脉浮，但今脉微弱，此为"本有寒分也"，即病人本来就是里阳衰微的体质，故脉象与结胸证不符。治宜宽胸散结，以小陷胸汤导引阳气右降归藏。若用下法误治，病人素体阳虚，下后更损阳气，利止后，结胸之病机未除，故仍有结胸证。四日为阳气归藏太阴之时，若继续下利，则为脾阳亏虚所致，此情况称为"协热利"。"协热利"为向下运行的阳气受阻于胸胁部，太阴脾阳失藏、上热下虚的下利证。

《伤寒论》第 140 条：太阳病，下之，其脉促，不结胸者，此为欲解也。脉浮者，必结胸。脉紧者，必咽痛。脉弦者，必两胁拘急。脉细数者，头痛未止。脉沉紧者，必欲呕。脉沉滑者，协热利。脉浮滑者，必下血。

本条论述太阳病误下后通过脉象的变化判断其各种变证。

太阳病误下，若现脉促，乃误下后阳气急迫下降之象，不结胸者，乃胸部气血无郁结，阳降无碍，此为欲愈的表现。若现脉浮，则阳气不降，郁滞于上，为胸阳郁结塞塞的表现，为结胸证。若现脉紧，紧乃气机紧迫不舒之象，阳气郁滞于咽部，咽部乃未时胃土的门户，未时阳气运行受阻，故咽痛。若现脉弦，弦为少阳脉，其原因是太阳病下之，阳气郁滞于胸胁（对应未时），而两胁为少阳之府，故见两胁拘急。若现脉细数，阳气未能归藏，太阴蓄阳不足，阳气郁滞于上，故脉细主阴精不足，脉数主虚火上炎，热迫于上，故头痛。若现脉沉紧，沉主里，紧主气机紧迫不舒，沉紧主里气紧迫不舒，阳气入里收藏受阻而紧迫，同时阳明随之右降障碍，故见胃气上逆而呕吐。若现脉沉滑，为协热利，其原因是阳气郁滞于胸胁，胸胁热盛故脉滑；此阳气不能下降归藏于太阴而脾虚下利，故脉沉。若脉浮滑，浮滑主阳气壅盛于上，热壅迫血妄行，故下血。

《伤寒论》第 141 条：病在阳，应以汗解之，反以冷水潠之，若灌之，其热被劫不得去，弥更益烦，肉上粟起，意欲饮水，反不渴者，服文蛤散；若不差者，与五苓散。寒实结胸，无热证者，与三物小陷胸汤，白散亦可服。

文蛤散方：文蛤五两。上一味，为散。以沸汤和一寸方匕服，汤用五合。

白散方：桔梗三分、巴豆一分（去皮心，熬黑，研如脂）、贝母三分。上三味，为散；内巴豆更于臼中杵之，以白饮和服。强人半钱匕，羸者减之。病在膈上必吐，在膈下必利。不利，进热粥一杯；利过不止，进冷粥一杯。身热皮粟不解，欲引衣自覆者，若以水潠之洗之，益令热劫不得出，当汗而不汗则烦，假令汗出已，腹中痛，与芍药三两如上法。

本条论述太阳病本当以汗解之，误用冷水治疗的变证。

未时阳气运行障碍的太阳病，本来其旺盛的阳气郁而化火，当以发汗宣泄的方法治疗，但却以冷水外敷或饮服冷水的方法降温，由于冷水的寒凝作用，阳气运行障碍加重致水遏热郁之证，出现"弥更益烦，肉上粟起，意欲饮水，反不渴者"的外寒内热心烦症状。治宜文蛤散。若不愈，宜五苓散促进气津升降；若出现阳气受寒凝结的结胸证，治宜小陷胸汤宽胸散结降火，或服白散治疗。

《伤寒论》第 142 条：太阳与少阳并病，头项强痛，或眩冒，时如结胸，心下痞硬者，当刺大椎第一间、肺俞、肝俞，慎不可发汗。发汗则谵语，脉弦，五日谵语不止，当刺期门。

本条论述太阳与少阳并病的证治。

太阳与少阳并病，少阳、太阳之气运行受阻。若阳气郁结于上，则见头项强痛、眩冒不适；若阳气郁结于胸，则为结胸，症见心下痞硬。治宜刺大椎、肺俞、肝俞，以泻太阳、少阳之气。不宜用汗法，若使用汗法治疗，结胸蹇塞未解，不能散胸中之郁结，阳气仍不能右降，则阳郁更盛，心神受扰则谵语，少阳肝气不舒则脉弦。五日乃阳气归藏少阴之时，若心神仍不能右降归藏，则谵语不止，当刺期门以泻肝气，开通阳气运行的门户。

《伤寒论》第 143 条：妇人中风，发热恶寒，经水适来，得之七八日，热除而脉迟、身凉，胸胁下满，如结胸状，谵语者，此为热入血室也。当刺期门，随其实而取之。

本条论述妇人中风、经水适来、热入血室的证治。

《素问·上古天真论》载："二七而天癸至，任脉通，太冲脉盛，月事以时下。"生理上妇人经水来源于冲脉，与肝藏血密切相关。妇人经水适来之时，乃妇人冲脉盛极而开始下泄之时。

本条妇人中风，乃阳气宣泄流动形成。此时阳气在表运行受阻，故症见恶寒发热，并伴有经水适来的特殊情况，得之七八日，症见热除、脉迟、身凉、胸胁下满、如结胸状、谵语。其中"胸胁下满、如结胸状、谵语"乃下行的阳气在胸胁部受阻之证，此证本应有阳气失藏的外热表现，但反出现"热除、脉迟、身凉"的矛盾症状，这些矛盾症状的出现与妇人经水适来的特殊情况有关。因为妇人经水适来之时，乃妇人冲脉开始下泄之时，此时阳气正好郁于胸胁部不降，郁热乘虚向冲脉流动，郁热得解而症见热除身凉，这种特殊情况称为"热入血室"。治宜刺期门以泻肝经郁热、疏通阳气运行。"热入血室"并不是热入胞宫（子宫），而是与太阳病（未时之病）及冲脉、肝经密切相关。未时阳气下行障碍，与之对应的阳气郁于胸胁部，由于妇人经水适来的特殊生理情况（诱因），阳气乘虚进入胸胁部的肝经期门、冲脉（血室）。

《伤寒论》第 144 条：妇人中风七八日，续得寒热发作有时。经水适断者，此为热入血室，其血必结，故使如疟状，发作有时，小柴胡汤主之。

本条论述妇人中风、热入血室的证治。

妇人中风，阳气宣泄流动，七八日已超过正常的生理周期，此时仍继续寒热往来，乃阳气运行不畅而郁滞于外所致。生理上妇人经水适断之时，是妇人气血亏虚的最弱状态，郁滞于胸胁的阳气乘虚而入血室（冲脉、肝经），阳气郁滞于血室必然导致冲脉、肝经气滞血瘀，故其血必结。血结阻碍阳气下降，阳气右降受阻则发热，故见续得寒热，发作有时。此属热入血室，热与血结。治宜小柴胡汤，升脾降胃，疏通肝气，解除血室之气血瘀滞，使阳藏阴升，阳气依时下行。

《伤寒论》第 145 条：妇人伤寒，发热，经水适来，昼日明了，暮则谵语如见鬼状者，此为热入血室。无犯胃气及上二焦，必自愈。

本条论述热入血室的证治。

妇人伤寒，寒性收引，在表的阳气运行受阻则发热。生理上妇人经水适来之时乃阳气最盛、盛满而溢的状态。昼日阳气在表，加之此时阳气未衰，故昼日明了。暮则阳气归根收藏之时，此时经水适来，阳气运行阻碍于血室，血室之郁热不能入里归藏于太阴，故症见暮则谵语，如见鬼状。此时正气未虚，只要保持内心清净，不要干扰上二焦肺胃之气的宣降之性，以待郁热慢慢归藏于太阴，不药而自愈。

《伤寒论》第 146 条：伤寒六七日，发热，微恶寒，支节烦疼，微呕，心下支结，外证未去者，柴胡桂枝汤主之。

桂枝一两半（去皮）、黄芩一两半、人参一两半、甘草一两（炙）、半夏二合半（洗）、芍药一两半、大枣六枚（擘）、生姜一两半（切）、柴胡四两。

上九味，以水七升，煮取三升，去滓，温服一升。本云：人参汤，作如桂枝法，加半夏、柴胡、黄芩；复如柴胡法，今用人参，作半剂。

本条论述表证未解，胃气失降的证治。

"心下支结"的位置相应于未时胃土（胃对应心下），蕴含着阳气运行受阻的部位。伤寒六七日，寒凝胃土而致"心下支结"；中土受阻则呕吐；阳气不降则发热；寒凝气机则支节烦疼。治宜柴胡桂枝汤。

本方由桂枝汤与小柴胡汤各半组成。桂枝汤生发阳气去除寒凝肢疼，小柴胡汤升降脾胃，开通"心下支结"。

《伤寒论》第 147 条：伤寒五六日，已发汗而复下之，胸胁满微结，小便不利，渴而不呕，但头汗出，往来寒热，心烦者，此为未解也，柴胡桂枝干姜汤主之。

柴胡半斤、桂枝三两（去皮）、干姜二两、栝楼根四两、黄芩三两、牡蛎二两（熬）、甘草二两（炙）。

上七味，以水一斗二升，煮取六升，去滓，再煎取三升，温服一升，日三服。初服微烦，复服，汗出便愈。

本条论述阳气不足、邪阻胸胁的证治。

"伤寒五六日，已发汗而复下之"，伤寒阻碍阳气运行五六日（疾病周期一二日阳气较旺，五六日阳气较弱），已用汗下的治法更损阳气，此时仍表证未解，出现"胸胁满微结，小便不利，渴而不呕，但头汗出，往来寒热，心烦"等症，表示阳气在胸胁部位受阻，并有津液运行障碍。因此，本条的病机是阳气不足、邪阻胸胁。治宜柴胡桂枝干姜汤。

柴胡桂枝干姜汤由柴胡、黄芩、桂枝、干姜、瓜蒌（栝楼）、牡蛎、甘草组成。方中柴胡、黄芩推陈致新，桂枝、干姜温升补充阳气，瓜蒌（栝楼）宽胸理气，牡蛎安神潜阳，甘草和中益气。全方温升阳气，宽胸降气，引导阳气依时向下运行则热退神安而小便通利。

《伤寒论》第 148 条：伤寒五六日，头汗出，微恶寒，手足冷，心下满，口不欲食，大便硬，脉细者，此为阳微结，必有表，复有里也。脉沉，亦在里也。汗出为阳微，假令纯阴结，不得复有外证，悉入在里，此为半在里半在外也，脉虽沉紧，不得为少阴病。所以然者，阴不得有汗，今头汗出，故知非少阴也，可与小柴胡汤。设不了了者，得屎而解。

本条论述阳微结（轻微的结胸证）与纯阴结（脏结证，属少阴病）的鉴别及阳微结的治疗。

阳微结即是轻微的结胸证，有一部分的阳气结阻于胸胁、心下。本条"伤寒五六"属疾病周期的后期，其后是新周期少阳之气的生发时期。但由于"阳微结"，并没有出现少阳的生气，反出现"头汗出，微恶寒，手足冷，心下满，口不欲食，大便硬，脉细"等症，其中部分阳气受阻于心下不降则头汗出、心下满、口不欲食，部分阳气失藏则微恶寒、手足冷、脉细。

纯阴结即是脏结证。阳气依时运行，一气周流，内外表里互为不可分割一整体。本条病因是阳微结，有因必有果，结胸与脏结是一对因果关系，故曰"必有表，复有里也"。本条指出，假如单纯的脏结证（单纯的少阴病），不会有头汗出等表证。今症见脉沉（属里证），又见头汗出（属表证），故知非单纯的少阴病（脏结），此为半在里半在外，故曰："假令纯阴结，不得复有外证，悉入在里，此为半在里半在外也，脉虽沉紧，不得为少阴病。所以然者，阴不得有汗，今头汗出，故知非少阴也。"

半在里半在外之证（阳微结之证），治宜小柴胡汤，降胃升脾，降阳明胃气，生发少阳。若服小柴胡汤不解，则治宜通便降气之法。

《伤寒论》第 149 条：伤寒五六日，呕而发热者，柴胡汤证具，而以他药下之，柴胡汤证仍在者，复与柴胡汤。此虽已下之，不为逆，必蒸蒸而振，却发热汗出而解。若心下满而硬痛者，此为结胸也，大陷胸汤主之。但满而不痛者，此为痞，柴胡不中与之，宜半夏泻心汤。

半夏半斤（洗）、黄芩三两、干姜三两、人参三两、甘草三两（炙）、黄连一两，大枣十二枚（擘）。

上七味，以水一斗，煮取六升，去滓，再煎取三升，温服一升，日三服。

本条论述柴胡汤、大陷胸汤、半夏泻心汤的证治区别。

伤寒五六日，疾病周期将尽之时，此时乃少阳之气即将生发之时，也是应用柴胡汤的时机。此时出现呕而发热的柴胡汤证，则应使用柴胡汤，即使误用下法，下后仍有呕而发热的症状，仍要使用柴胡汤，因为此时是少阳之气生发之时。若出现心下满而硬痛的症状，说明阳气郁结于心下（胃土），属有形结块闭塞不通，用大陷胸汤。若出现但满不痛的症状，无硬结疼痛，只是心下满，属痞证者；痞证蕴含"否卦"之义，阳气不降，阴阳不能交泰，属无形气滞闭塞不通，用半夏泻心汤。

半夏泻心汤由半夏、干姜、黄芩、黄连、人参、炙甘草、大枣组成。方中以半夏下气开结；干姜辛温发散开痞；黄芩、黄连味苦入心，性寒降火；人参、炙甘草、大枣甘以补之，益气和中。全方取辛开苦降，有补虚升清、降逆除痞之效。

半夏泻心汤在《辅行诀》中称大勾陈汤。勾陈、腾蛇均为古神名，属土，居中。"泻心"即"泻土""泻胃"之义，胃气得降，阳气得藏，脾阳得补，脾气得升，故泻胃即是助脾，此为泻心汤之真义。

值得指出的是，五行和五脏的配合，是中医学上的基本问题。在古代有两种不同的说法：一种是《今文尚书》，这一配合是肝木、心火、脾土、肺金、肾水；另一种是《古文尚书》，这一配合是脾木、肺火、心土、肝金、肾水。前者是根据气机运行的理想位置相配，后者是根据人体的五脏实际位置相配。汉朝以后，均采用《今文尚书》的理论，但本条"泻心汤"和"大勾陈汤"（土）对应，与《古文尚书》相合。心、胃居中属土，故"泻心"有"泻土""泻胃"之义。

《伤寒论》第 150 条：太阳少阳并病，而反下之，成结胸，心下硬，下利不止，水浆不下，其人心烦。

本条论述太阳、少阳并病，下之过早而成结胸的变证。

太阳少阳并病，其治法有两种：其一阳气生发不足者用补法，如桂枝汤、四逆汤等；其二阳气郁滞者用宣泄发汗法，如麻黄汤等，一般不用下法，下之为逆。病发于阳，未成阳明病，下之过早而成结胸。阳气郁结于胸，右降障碍，症见心下硬、水浆不下、心烦等。太阴脾阳失藏，脾气下陷，而症见下利不止。

《伤寒论》第 151 条：脉浮而紧，而复下之，紧反入里，则作痞。按之自濡，但气痞耳。

本条论述痞证的脉象。

脉浮主阳气失降，脉紧主阳气运行不畅。此时使用下法，阳气入里，按之心下濡软，属心下气滞痞满的痞证。若属结胸证，则按之有心下硬结块。

《伤寒论》第152条：太阳中风，下利，呕逆，表解者，乃可攻之。其人漐漐汗出，发作有时，头痛，心下痞硬满，引胁下痛，干呕短气，汗出不恶寒者，此表解里未和也，十枣汤主之。

芫花（熬）、甘遂、大戟。

上三味，等分，各别捣为散；以水一升半，先煮大枣肥者十枚，取八合去滓，内药末。强人服一钱匕，羸人服半钱。温服之，平旦服。若下少，病不除者，明日更服加半钱，得快下利后，糜粥自养。

本条论述表解里未和、心下痞结停水的证治。

太阳中风，伴下利、呃逆，乃脾胃升降失调之象，太阳脾阳不振则下利，阳明胃气上逆则呃逆。若表邪已解，乃可攻之。若出现"其人漐漐汗出、发作有时"之症，说明表阳宣泄而欲解。但仍出现"头痛，心下痞硬满，引胁下痛，干呕短气，汗出不恶寒"之症，说明阳气痞结于心下胃土则心下痞硬满，不通则头痛，不降则吐。汗出不恶寒乃表气已解之象，但里气未和，可攻之，宜十枣汤。十枣汤乃逐水之方，阳气运行受阻（痞结），必然包括津液的运行受阻（气中蕴含津液），逐水通降津液的治法也是通降阳气之法。

十枣汤以芫花、甘遂、大戟泻下逐水，以大枣养脾胃。甘遂，主大腹疝痕、腹满、面目浮肿、留饮宿食，能破癥坚积聚，利水谷道。芫花，《本经》载："味辛，温，主欬逆上气，喉鸣喘，咽肿短气，蛊毒，鬼疟，疝痕，痈肿，杀虫鱼。"大戟，《本经》载："味苦，寒，主蛊毒，十二水腹满急痛，积聚，中风，皮肤疼痛，吐逆。"

《伤寒论》第153条：太阳病，医发汗，遂发热恶寒，因复下之，心下痞，表里俱虚。阴阳气并竭，无阳则阴独。复加烧针，因胸烦，面色青黄，肤瞤者，难治。今色微黄，手足温者，易愈。

本条论述先汗后下致痞的变证。

太阳病，阳气受阻于心下（未时胃土），正确的治法是运用疏通的方法，但误治以汗法，故生发热恶寒的变证。复治以下法，损伤阳气，心下阳气痞塞不通而成痞证。此时病者处于表里俱虚、阴阳水火格拒不交的危险状态。若治以烧针以温阳，则有可能出现两种情况：其一是胸中郁火更旺，出现胸烦、面色青黄、肤瞤的气血郁滞不畅、阳气不降变证，为难治；其二是出现面色微黄，手足温暖，则预后良好。此为烧针后阳气归藏入里，太阴脾阳左升生发，温暖手足，阴阳之气顺接会通，生机再发之象。

《伤寒论》第 154 条：心下痞，按之濡，其脉关上浮者，大黄黄连泻心汤主之。

大黄二两、黄连一两。

上二味，以麻沸汤二升渍之须臾，绞去滓，分温再服。（臣亿等看详大黄黄连泻心汤，诸本皆二味。又后附子泻心汤，用大黄、黄连、附子，恐是前方中亦有黄芩，后但加附子也。故后云附子泻心汤，本云加附子也。）

本条论述大黄黄连泻心汤的证治。

阳气受阻于心下（对应未时胃土），按之心下濡软无硬块，属气滞痞满不降；关脉主脾胃，浮主病位在上，属胃失和降。阳气不降，闭塞不通，阴阳天地水火不交而为痞（否卦）。治宜大黄黄连泻心汤，以大黄、黄连清除胃肠积滞，导引阳气下行而除痞，使阴阳天地水火相交（泰卦）。林亿注，关于方中当有黄芩之说可从。

《伤寒论》第 155 条：心下痞，而复恶寒汗出者，附子泻心汤主之。

大黄二两、黄连一两、黄芩一两、附子一枚（炮，去皮，破，别煮取汁）。

上四味，切三味，以麻沸汤二升渍之，须臾，绞去滓，内附子汁，分温再服。

本条论述阳气不足的心下痞治疗。

阳气受阻于心下（对应未时胃土），胃失和降，中气郁滞而成心下痞；兼见恶寒乃阳气不足之象，兼见汗出乃卫阳不固之象。治宜附子泻心汤。方中以附子补充阳气，以大黄、黄连、黄芩清除胃肠积滞而除痞（方义与上条大黄黄连泻心汤之意相同）。

《伤寒论》第 156 条：本以下之，故心下痞。与泻心汤，痞不解。其人渴而口燥烦，小便不利者，五苓散主之。一方云，忍之一日乃愈。

本条论述心下痞致小便不利的证治。

心下痞乃中气不通而上下闭塞之象，治以泻心汤而不愈。上下闭塞，脾胃升降失调，上不能输布津液则口干、烦渴，下不能通利水道则小便不利，治宜五苓散温阳化气，利水通便。

《伤寒论》第 157 条：伤寒，汗出解之后，胃中不和，心下痞硬，干噫食臭者，胁下有水气，腹中雷鸣下利者，生姜泻心汤主之。

生姜四两（切）、甘草三两（炙）、人参三两、干姜一两、黄芩三两、半夏半升（洗）、黄连一两、大枣十二枚（擘）。

上八味，以水一斗，煮取六升，去滓，再煎取三升，温服一升，日三服。附子泻心汤，本云：加附子。半夏泻心汤、甘草泻心汤，同体别名耳。生姜泻心汤，本云：理中人参黄芩汤，去桂枝、白术，加黄连，并泻肝法。

本条论述胁下有水气型的心下痞证治。

伤寒，予以宣泄阳气的方法治疗后，阳气运行受阻于心下，出现"胃中不和，心下痞硬"之症。上下闭塞，脾失升清运化，故见胁下有水气、腹中雷鸣下利；胃失和降则干噫食臭。治宜生姜泻心汤。该方由半夏泻心汤加生姜而成。生姜味辛，兼具木、土之性。全方以辛开苦降、补虚降逆为主，加用生姜辛散水气、温脾和中。

《伤寒论》第 158 条：伤寒中风，医反下之，其人下利，日数十行，谷不化，腹中雷鸣，心下痞硬而满，干呕心烦不得安，医见心下痞，谓病不尽，复下之，其痞益甚，此非结热，但以胃中虚，客气上逆，故使硬也。甘草泻心汤主之。

甘草四两（炙）、黄芩三两、干姜三两、半夏半升（洗）、大枣十二枚（擘）、黄连一两。

上六味，以水一斗，煮取六升，去滓，再煎取三升，温服一升，日三服。（臣亿等谨按，上生姜泻心汤法，本云理中人参黄芩汤，今详泻心以疗痞。痞气因发阴而生，是半夏、生姜、甘草泻心三方，皆本于理中也。其方必有人参，今甘草泻心中无者，脱落之也。又按《千金》并《外台秘要》，治伤寒䘌食，用此方皆有人参，知脱落无疑。）

本条论述脾胃虚弱型的心下痞证治。

伤寒中风，误下后出现"其人下利，日数十行，谷不化，腹中雷鸣"损伤中气之症。受损的阳气运行到达胃土（对应未时）之处形成痞证，故见"心下痞硬而满，干呕心烦不得安"。此时继续用下法损伤阳气，阳气虚弱而无力下行，故"其痞益甚"。此证非实热痞结，乃胃中阳气虚弱，阴气上逆形成的心下痞硬而满。治宜甘草泻心汤。该方由半夏泻心汤加重甘草用量而成。甘草味甘，《辅行诀》载"味甘皆属土，甘草为木"，意在加强补脾和胃之效。本方原无人参，但结合半夏泻心汤、生姜泻心汤对照，本方应有人参，林亿按语可从。

《伤寒论》第 159 条：伤寒服汤药，下利不止，心下痞硬，服泻心汤已。复以他药下之，利不止，医以理中与之，利益甚。理中者，理中焦，此利在下焦，赤石脂禹余粮汤主之。复不止者，当利其小便。

赤石脂禹余粮汤：赤石脂一斤（碎）、太一禹余粮一斤（碎）。

上二味，以水六升，煮取二升，去滓，分温三服。

本条论述对伤寒误治，第一次误下致邪陷中焦心胃，再次误下邪陷下焦致下利不止的治疗。

伤寒服汤药，其寒邪在表，此应用温寒解表之汤药。但误用攻下药，损伤脾阳，脾阳不升，脾气下陷而症见下利不止。误用攻下，阳气运行于胸部、心胃之处（对应未时）发生障碍，胸阳下行归藏受阻而成痞证。宜服泻心汤类，以导引未时阳气依时有序归藏而愈。

若此时机不用泻心汤类治疗，而复以其他方药攻下，继续误治，则下利不止更加严重。治以理中汤温中散寒而利不止。究其原因，其邪已不在中焦心胃之处，随其误下，原先塞塞于中焦的邪气进一步下陷至下焦。邪陷下焦，滑脱泻痢不止，治宜赤石脂禹余粮汤。

赤石脂禹余粮汤由赤石脂、太一余粮组成。赤石脂，《本经》载："味甘，平，主黄疸，泄痢肠澼脓血。"太一余粮，《本经》载："味甘，平，主欬逆上气，癥瘕，血闭，漏下，除邪气。"方中取其味甘，属土，与中土同类相应，增强中土脾胃升降运转之力，并取其止泄痢肠澼、除邪气之效。若仍下利不止，治宜利小便而实大便之法。

《伤寒论》第160条：伤寒吐下后，发汗，虚烦，脉甚微，八九日心下痞硬，胁下痛，气上冲咽喉，眩冒，经脉动惕者，久而成痿。

本条论述伤寒吐、下、汗后，形成痞证，久而成痿的变证。

伤寒吐下汗后损伤脾胃，正气亏虚，太阴脾阳藏蓄不足则虚烦、脉甚微；症见"八九日心下痞硬，胁下痛"，八九日已过了一个疾病周期，阳气仍痞结于心下胁部，阳气日久不藏必然导致阴精不足，故说"久而成痿"。由于痞证闭塞不通，故见"气上冲咽喉，眩冒，经脉动惕"之症。《内经》有"治痿独取阳明"之说，阳明收降正常，太阴脾阳才能藏蓄正常，则四肢阳气得升而痿愈。

《伤寒论》第161条：伤寒发汗，若吐，若下，解后，心下痞硬，噫气不除者，旋覆代赭汤主之。

旋覆花三两、人参二两、生姜五两、代赭一两、甘草三两（炙）、半夏半升（洗）、大枣十二枚（擘）。

上七味，以水一斗，煮取六升，去滓，再煎取三升，温服一升，日三服。

本条论述旋覆代赭汤的证治。

伤寒汗吐下后，虽然在一定程度上解除了阳气运行障碍，但出现"心下痞硬"之症，说明阳气痞塞于心下（胃土），胃气不降，故症见"噫气不除"。治宜旋覆代赭汤。

旋覆代赭汤由旋覆花、代赭石、半夏、人参、生姜、炙甘草、大枣组成。旋覆花，《本经》载："味咸，温，主结气胁下满，惊悸，除水，去五脏间寒热，补中，下气。"方中取其下气除结之效。代赭石，《本经》载："味苦，寒，主鬼疰，贼风，蛊毒，杀精物恶鬼，腹中毒邪气，女子赤沃漏下。"方中取其去腹中邪浊之气的作用。半夏，主伤寒寒热心下坚，下气。人参、生姜、炙甘草、大枣益气补虚和胃。全方有降胃气、升脾气、补虚降逆之效。

《伤寒论》第162条：下后，不可更行桂枝汤，若汗出而喘，无大热者，可予麻黄杏子甘草石膏汤。

本条论述麻黄杏子甘草石膏汤的证治。

阳气在未时运行障碍，治以下法后阳气仍不降，此时仍肺胃热盛，故不可再用桂枝汤。此时出现发热、汗出、气喘之症，其病机是：未时胃土不降，在上的阳气不降则发热，热盛则自然宣泄汗出；气喘乃肺气上逆之象。治宜麻黄杏仁甘草石膏汤，以宣气机、降肺胃、降热平喘。

值得指出的是，第63条的"汗后，不可更行桂枝汤，若汗出而喘，无大热者，可予麻黄杏子甘草石膏汤"，是阳气在午时运行障碍；本条是阳气在未时运行障碍。两条均是汗、下后肺、胃失降；治疗上均以麻黄宣通肺与皮毛之气，犹如疏通天地之气，再以石膏收降胃气，以杏仁宣降肺气、甘草和中，从而使午、未时对应于肺胃的阳气向下收藏。本条与第63条的"无大热"并不是指温度的高低而言，而是指阳气在午、未的位置属表，易于与外界相通，易于宣泄，这种发热危害性不大，故属于"无大热"类型。但随着阳气的进一步入里，到达阳明位置，此位置阳气不易透达，郁热伤害性更大，属于热势更大、危害更重的类型。

《伤寒论》第163条：太阳病，外证未除，而数下之，遂协热而利，利下不止，心下痞硬，表里不解者，桂枝人参汤主之。

桂枝四两（别切）、甘草四两（炙）、白术三两、人参三两、干姜三两。

上五味，以水九升，先煮四味，取五升；内桂，更煮取三升，去滓，温服一升，日再、夜一服。

本条论述太阳病协热利的证治。

太阳病表证不解，当治以宣降之法，但屡用攻下误治，影响阳气的有序运行，症见"心下痞硬"，乃阳气结于心下胃土（此处对应未时），此处仍属太阳病范畴，阳气在心下结而发热（称为"协热"）。由于阳气结于心下，不能归藏于太阴，太阴脾气升清失常，故症见"利下不止"。引起下利的原因是热结于心下，故说"遂协热而利"。"协热"属太阳表证，"下利"属里证，故说"表里不解"。治宜桂枝人参汤。

桂枝人参汤由理中汤（人参、干姜、白术、甘草）加桂枝组成。方中以理中汤补气温补脾阳，桂枝温升阳气，全方补脾升脾而止利。

协热利是表里不解之症，但本方只治疗里证下利，没有治疗表证协热，原因是出现下利不止的危急状态，故以桂枝人参汤补脾升脾而止利，乃是救急之用。

《伤寒论》第164条：伤寒大下后，复发汗，心下痞，恶寒者，表未解也。不可攻痞，当先解表，表解乃可攻痞。解表宜桂枝汤，攻痞宜用大黄黄连泻心汤。

本条论述外有表证的心下痞的证治。

伤寒，寒性收引凝结，治宜温通，但采用下法、汗法的错误方法，损伤阳气，阳气痞结于心下，故症见"心下痞"。此时仍有"恶寒"的表证。治疗上宜先解表，后攻下痞结。治宜桂枝汤温阳解表，大黄黄连泻心汤攻下痞结。

《伤寒论》第165条：伤寒发热，汗出不解，心中痞硬，呕吐而下利者，大柴胡汤主之。

本条论述心下痞硬、呕吐下利的证治。

伤寒，寒性收引凝滞，阻碍阳气运行，郁而发热。宣泄发汗的方法促进阳气运行，但汗出不解，症见"心中痞硬（对应未时胃土）"，此症反映了阳气运行障碍的位置。呕吐乃胃气塞塞不降之象，胃气不降，阳气不能归藏，脾阳不升则下利。治宜大柴胡汤降气除痞，则阳藏而止吐利。

《伤寒论》第166条：病如桂枝证，头不痛，项不强，寸脉微浮，胸中痞硬，气上冲喉咽不得息者，此为胸中有寒也，当吐之，宜瓜蒂散。

瓜蒂一分（熬黄）、赤小豆一分。

上二味，各别捣筛，为散已，合治之，取一钱匕；以香豉一合，用热汤七合，煮作稀糜，去滓；取汁合散，温，顿服之。不吐者，少少加；得快吐，乃止。诸亡血虚家，不可与瓜蒂散。

本条论述胸中有寒的证治。

寸脉微浮主病位在上。胸中有寒，寒性凝滞不通，故见胸中痞硬，阳气下降受阻，阴气上逆，故症见"气上冲喉咽不得息"。治宜因势利导，用涌吐法。方用瓜蒂散。

《伤寒论》第167条：病胁下素有痞，连在脐傍，痛引少腹，入阴筋者，此名藏结，死。

本条论述病人素有痞证，日久变为脏结的症状及预后。

痞证的成因是太阴脾阳左升受阻，郁而成痞塞之症。痞证为气聚而成，尚未成有形之结块。若日久不愈，阴寒更盛，凝聚而成结块，而致脏气结塞不通，则为脏结。太阴、少阴之气结塞不通，则痛引少腹，入阴筋。阳胜则生，阴胜则死，脏结乃阴寒结塞的难治之症，预后不良。

《伤寒论》第168条：伤寒，若吐若下后，七八日不解，热结在里，表里俱热，时时恶风，大渴，舌上干燥而烦，欲饮水数升者，白虎加人参汤主之。

本条论述伤寒吐、下后，热结于里的证治。

伤寒吐下后，七八日不解，热结于里（心下），阳气在未时对应的胃土郁而不能下降归藏于太阴，上有浮阳不降，中（里）有热结郁滞，故属表里俱热。郁热伤津，故症见大渴，舌上干燥而烦，欲饮水数升；郁结的表热有欲宣泄之性，阳泄则风生，故时时恶风。治宜白虎加人参汤。方中以白虎汤降火润燥，引导阳气向下归藏；人参补脾升清，生发津液。

值得指出的是，第26条的"服桂枝汤，大汗出后，大烦渴不解，脉洪大者，白虎加人参汤主之"，两者虽使用同一方，但意义不同。前者属权法，后者属实法。前者使用此方是抑制已时阳气的生发太过，属权宜之法；后者使用此方是强制未时阳气向下归藏，属如实之法。

另外，在《伤寒论》中，"表里"是一个相对概念，如午时属表，未时属里；午、未时属表，申酉戌属里；三阳属表，三阴属里。

《伤寒论》第169条：伤寒，无大热，口燥渴，心烦，背微恶寒者，白虎加人参汤主之。

本条论述"无大热"、郁热伤津的证治。

伤寒，寒性收引，阻碍阳气向下归藏。阳气在午、未时对应的位置运行障碍，此时阳气郁而发热，但此位置较为表浅，热气易于透发，相当于位置较深的里热而言，这种发热危害性不大，故称"无大热"。热盛伤津故口燥渴；阳神归藏障碍故心烦；阳气不能右归藏于太阴，肝脾左升生阳不足，故见背微恶寒。治宜白虎加人参汤。方中以白虎汤降火润燥，引导阳气向下归藏；人参补脾升清，生发津液。

《伤寒论》第 170 条：伤寒脉浮，发热无汗，其表不解，不可与白虎汤。渴欲饮水，无表证者，白虎加人参汤主之。

本条论述伤寒表证不可用白虎汤及白虎加人参汤的适应证。

伤寒，寒性收引阻碍阳气运行，症见脉浮、发热、无汗属表证，治当宣泄发汗以解郁表之阳气。若表证已解，胃热炽盛伤津，症见渴欲饮水，治宜白虎加人参汤以降火润燥生津。

《伤寒论》第 171 条：太阳少阳并病，心下硬，颈项强而眩者，当刺大椎、肺俞、肝俞。慎勿下之。

本条论述太阳、少阳并病的针刺治疗。

太阳病阳气郁滞于午时对应的部位则症见头颈强痛，阳气郁滞于未时对应的部位则症见心下硬；少阳病阳气生发障碍则目眩。宜刺大椎、肺俞，以疏达太阳、少阳之气，勿以攻下为治。

《伤寒论》第 172 条：太阳与少阳合病，自下利者，与黄芩汤；若呕者，黄芩加半夏生姜汤主之。

黄芩汤方：黄芩三两、芍药二两、甘草二两（炙）、大枣十二枚（擘）。上四味，以水一斗，煮取三升，去滓，温服一升，日再、夜一服。

黄芩加半夏生姜汤方：黄芩三两、芍药二两、甘草二两（炙）、大枣十二枚（擘）、半夏半升（洗）、生姜一两半［一方三两（切）］。上六味，以水一斗，煮取三升，去滓，温服一升，日再、夜一服。

本条论述太阳与少阳合病、自下利与呕吐的证治。

"太阳病下篇"论述的是阳气在未时（对应胃土）运行障碍的病脉证并治。太阳与少阳合病，即是既有未时（对应胃土）的太阳之气向下运行的障碍，也有阳气向上运动的少阳之气的运行障碍。太阳胃土之气郁结不降，则太阴脾阳失藏；同时，少阳之气生发障碍，也会阻碍太阴脾气的升清。在脾阳不足、脾失升清的影响下，则症见"自下利"。治宜黄芩汤。

黄芩汤由黄芩、芍药、炙甘草、大枣组成。方中以黄芩消肠澼去积滞，芍药和营血而消腹中坚积，甘草、大枣补气和中。全方使浊气除，坚积消，使阳气右降无碍，脾阳藏而利止。若呕者，乃胃气上逆之象，治宜黄芩加半夏生姜汤，加用半夏、生姜和胃降逆。

值得指出的是，第 32 条的"太阳与阳明合病者，必自下利，葛根汤主之"，葛根汤证的病位在项背、巅顶，时空属巳、午时的交接之时，运用温升阳气的方法治疗"自下利"，以顺应阳气向上的运动方向。黄芩汤证的病位在胃，时空属未时，运用清降的方法治疗"自下利"，以顺应阳气向下的运动方向。

《伤寒论》第 173 条：伤寒，胸中有热，胃中有邪气，腹中痛，欲呕吐者，黄连汤主之。

黄连三两、甘草三两（炙）、干姜三两、桂枝三两（去皮）、人参二两、半夏半升（洗）、大枣十二枚（擘）。

上七味，以水一斗，煮取六升，去滓，温服，昼三、夜二。

本条论述阳气失降、太阴虚寒的证治。

伤寒，寒性收引凝滞，阻碍未时向下运动，未时对应胃、胸、心下等处。阳气在此处运行障碍，则见"胸中有热，胃中有邪气，腹中痛，欲呕吐"等症。阳气不归藏于里，则太阴虚寒。治宜黄连汤。

黄连汤由黄连、半夏、干姜、桂枝、人参、炙甘草、大枣组成。方中以黄连、半夏、干姜辛开苦降，开辟阳气下降的道路；桂枝、人参、炙甘草、大枣升脾补脾和中。

《伤寒论》第 174 条：伤寒八九日，风湿相搏，身体疼烦，不能自转侧，不呕，不渴，脉浮虚而涩者，桂枝附子汤主之，若其人大便硬，小便自利，去桂加白术汤主之。

桂枝附子汤方：桂枝四两（去皮）、附子三枚（炮，去皮，破）、生姜三两（切）、大枣十二枚（擘）、甘草二两（炙）。上五味，以水六升，煮取二升，去滓，分温三服。

去桂加白术汤方：附子三枚（炮，去皮，破）、白术四两、生姜三两（切）、甘草二两（炙）、大枣十二枚（擘）。上五味，以水六升，煮取两升，去滓，分温三服。初一服，其人身如痹，半日许复服之，三服都尽，其人如冒状，勿怪。此以附子、白术并走皮内，逐水气未得除，故使之耳，法当加桂枝四两。此本一方二法：以大便硬、小便自利，去桂枝也；以大便不硬、小便不利，当加桂枝。附子三枚，恐多也，虚弱家及产妇，宜减服之。

本条论述风湿相搏的证治。

阳气于未时对应的胃、心下的部位运行障碍，时间上是八九日，阳气已过自然的周期仍不能收藏，其阳气必虚，故见脉虚；阳气（包括津液）下降受阻，水湿必定内蕴，同时阳气不降必脉浮，浮则为风（其原理见第 134 条），故形成风湿相搏的状态，营卫郁滞故身痛不能转侧；脉涩主阳气运行不利。治宜桂枝附子汤。

桂枝附子汤由桂枝、附子、生姜、大枣、炙甘草组成。方中以桂枝温运生发阳气、通利关节，附子温补阳气，生姜、大枣、炙甘草补脾和中。若其人大便硬、小便自利，大便硬则阳气归藏受阻，脾肾失藏则小便自利，治宜去桂加白术汤。加用白术健脾而"为胃行其津液"。

《伤寒论》第 175 条：风湿相搏，骨节疼烦，掣痛不得屈伸，近之则痛剧，汗出短气，小便不利，恶风不欲去衣，或身微肿者，甘草附子汤主之。

甘草二两（炙）、附子二枚（炮，去皮，破）、白术二两、桂枝四两（去皮）。

上四味，以水六升，煮取三升，去滓，温服一升，日三服。初取得微汗则解。能食汗止复烦者，将服五合，恐一升多者，宜服六七合为始。

本条继续论述风湿相搏的证治。

阳气郁滞不降形成风湿相搏。风湿相搏，营卫郁滞则骨节烦痛，不得屈伸；郁滞的阳气宣泄运行则汗出恶风；阳气（包括津液）不降，水道不利，则小便不利、身微肿；阳气郁滞不畅则短气。治宜甘草附子汤。

甘草附子汤由附子、桂枝、白术、炙甘草组成。方中附子、桂枝温散寒湿，升阳而通痹，白术、炙甘草健脾运化水湿、补虚和中。

《伤寒论》第 176 条：伤寒，脉浮滑，此以表有热，里有寒，白虎汤主之。

知母六两、石膏一斤（碎）、甘草二两（炙）、粳米六合。

上四味，以水一斗，煮米熟汤成，去滓，温服一升，日三服。

本条论述白虎汤证的病机及治疗。

三阳为表，三阴为里，太阳离火郁滞于胃土（对应未时）不降，故表有热；阳热不能右降而归藏于三阴，三阴的阳气失藏，三阴的阳气不足，故里有寒。因此，表有热、里有寒是白虎汤证的基本病机，胃土失降，表热郁滞，阳气失藏于三阴，三阴寒于里。脉浮主病位在上、在外，脉滑主热盛之象。治宜白虎汤清降胃热、润胃燥，使阳降为阴，阳气归根，归藏于太阴。

白虎汤在《辅行诀》中称小白虎汤，主治胃土不降，太阳、阳明热盛证。生理上，阳明顺接于太阳，太阳离火右降而生阳明胃土，胃土降而生太阴肺金，阳降为阴，阴阳会通。在十二地支中，未时位于午（太阳）、申（阳明）时之间，是阳气由升转降的极点和转折点，对阳气的运行有承前启后的作用。因此，未时（对应胃土）具有特殊的时空意义，既通前（太阳）又通后（阳明），既属太阳，又与阳明密切相关，"胃家实"成为阳明病的提纲证。

白虎汤由石膏、知母、炙甘草、粳米组成。以石膏为君药，知母为臣药，佐以炙甘草、粳米。石膏，性寒清热，有降心下逆气的作用。知母，

《本经》载："味苦，寒，主消渴热中，除邪气，肢体浮肿，下水，补不足，益气。"方中取其除消渴热中，即除热生津之效，助石膏清热润燥。粳米、炙甘草益气和中。全方有清降阳热、润燥生津之效。

《辅行诀》载："白虎者，收重之方，以石膏为主。"白虎，西方之神，主阳气的收、降、敛，以行秋金清降之令，有阳降阴生之象。

《伤寒论》第 177 条：伤寒，脉结代，心动悸，炙甘草汤主之。

甘草四两（炙）、生姜三两（切）、人参二两、生地黄一斤、桂枝三两（去皮）、阿胶二两、麦门冬半升（去心）、麻仁半升、大枣三十枚（擘）。

上九味，以清酒七升，水八升，先煮八味，取三升，去滓；内胶烊消尽，温服一升，日三服。一名复脉汤。

本条论述炙甘草汤的证治。

阳气在未时对应心、胃等脏腑，未时属太阳而下通阳明，阳气依时由心向阳明下降，彼（阳明）实则此（太阳）虚之时。心中阳气空虚则相应出现心中怯弱不安而见心动悸；心主血脉，心脉阳气空虚，阳气运行转折不利而症见脉结代。治宜补充阳气、滋养心神。治宜炙甘草汤。方中重用炙甘草益气补虚；桂枝温升阳气，补充阳气来源；生地黄、麦门冬、阿胶、麻仁滋养精血益心阴；人参补五脏，安精神，定魂魄。全方气阴双补，通阳复脉。

《伤寒论》第 178 条：脉按之来缓，时一止复来者，名曰结。又脉来动而中止，更来小数，中有还者反动，名曰结，阴也。脉来动而中止，不能自还，因而复动者，名曰代，阴也。得此脉者，必难治。

本条论述结脉、代脉的特点及预后。

未时属太阳而下通阳明，阳气依时由心向阳明下降，心中阳气空虚则相应出现心中怯弱不安而见心动悸；心主血脉，心脉阳气空虚而症见脉结代。结脉止而复来，脉象虽有停顿，但来势并不中断。代脉动而中止，不能自还，来势中断后复动。结脉与代脉均是阴血凝滞瘀阻、气机运行障碍的表现，是正气运行阻滞中的严重情形，故得此脉者必难治。

"太阳病下篇"论述阳气在未时运行障碍的病脉证并治，始于阳气在胸、心下、胃运行障碍的结胸与痞证，终于本条的脉结代之证，此时阳气从太阳状态进入阳明状态，是彼实则此虚的转折点。若阳气运行无碍则为无病之人，若阳气转折运行不够连贯则出现气机不利的脉结代。

第二章 辨阳明病脉证并治

在十二地支中，阳明申酉戌，顺接太阳巳午未。申时为下午 3 时至 5 时，此时太阳虽开始西下，但阳气仍然炽盛；酉时相应傍晚 5 时至 7 时，太阳正式日落西山，阳气比申时衰减；戌时相应傍晚 7 时至晚上 9 时，阳气渐退，阴气始盛。

《伤寒论》第 179 条指出："病有太阳阳明，正阳阳明，少阳阳明。"这里分别用太阳、正阳、少阳来表达阳明病阳气的多少及盛衰，太阳阳明为阳气最多的阶段、正阳阳明为阳气盛衰程度中等的阶段、少阳阳明为阳气最少的阶段。这三个阶段，分别对应于申、酉、戌三个时辰。

阳气依时运行，阳气从未时对应的胃土部位转属阳明，进入与之对应的以胃为主导的胃肠部位。阳气运行到阳明阶段，由盛而衰，到达了一个循环的终点。在这个终点，阳气沉寂归藏，酝酿着下一个循环周期的开始。故第 184 条指出"阳明居中土，万物所归，无所复传"。阳气沉寂于阳明胃土，并不意味着阳气的灭亡，而是阳气的进一步轮回嬗变，孕育着新生的开始。阳明胃土主降，太阴脾土主升，同为中轴。万物生于土，复又归于土，太阴、阳明乃三阴三阳之气运行的生发点和终点。

《伤寒论》"阳明病篇"有方剂的条文主要论述承气汤的辨证使用，太阳阳明阶段阳气炽盛，治宜小承气汤降气除满为主；正阳阳明阶段阳气进一步收敛，燥结已成，治宜大承气汤降气散结；少阳阳明阶段以燥结为主，治宜调胃承气汤攻下燥结。另外，阳明病本身也有轻重寒热虚实的不同，阳明不降必定导致气、血、津液的运行障碍，故灵活使用栀子豉汤、小柴胡汤、五苓散、猪苓汤、麻子仁丸、人参白虎汤、白虎汤、抵当汤、吴茱萸汤、茵陈蒿汤、栀子柏皮汤等方，以导引阳气右降归藏。三阴三阳是一个有机整体，阳明病的同时也可兼见太阳、少阴合病，故使用麻黄汤、桂枝汤、四逆汤等方也可治疗阳明病，这是权宜治法，但最根本的还是用下法解决阳明病的障碍。最后，以麻黄连轺赤小豆汤作结，方中三味主药颜色分别为黄、赤、黑色，代表着阳气（龙）的尽头，接于太阴土（野）（《周易·坤》载："龙战于野，其血玄黄。"），与坤卦最后一爻的爻辞相合，象征天地相接之义。

本篇无方剂的条文主要论述阳明病的病位、脉症特点，从太阳病转属成为阳明病的原因，阳明中风、阳明中寒的鉴别，阳明病的预后转归，以及治疗宜忌，等等。

《伤寒论》第 179 条：问曰：病有太阳阳明，有正阳阳明，有少阳阳明，何谓也？答曰：太阳阳明者，脾约是也；正阳阳明者，胃家实是也；少阳阳明者，发汗、利小便已，胃中燥、烦、实，大便难是也。

本条论述阳明病的三种类型。

阳明申酉戌，申时对应下午 3 时至 5 时，此时太阳虽开始西下，但阳气仍然炽盛在外，阳气在申时的运行阶段称为太阳阳明。太阳阳明的阳气处于炽盛在外为主，下降收藏到达太阴脾的阳气较少，太阴脾藏蓄阳气的能力受到约束，故称为脾约；酉时对应傍晚 5 时至 7 时，太阳正式日落西山，阳气在酉时的运行阶段称为正阳阳明。阳气在正阳阳明的阶段处于阳明胃气收降的旺盛状态，胃家实为其特征；戌时对应傍晚 7 时至晚上 9 时，阳气渐退，阴气始盛，阳气在戌时的运行阶段称为少阳阳明。少阳阳明的阶段已经历了阳明蒸腾汗出、肺胃的宣降和通调水道而利小便的过程，津液已损，故出现胃中躁烦实、大便难之症。

《伤寒论》第 180 条：阳明之为病，胃家实是也。

本条是阳明病的提纲证。

《灵枢·本输》载："大肠、小肠皆属于胃。"水谷入胃，经小肠、大肠次第而下，分清秘浊，因此，胃、大肠、小肠均属同一系统而成一家，并且此家由胃统领。"胃家实"是指由胃统领的胃肠系统出现结实不通，阳气下行受阻。胃家实与结胸、痞证的意义相同，只是阻塞部位不同而已。在时空上，胃家实是阳气受阻于申酉戌对应的胃肠系统。

《素问·灵兰秘典论》载："脾胃者，仓廪之官；大肠者，传导之官；小肠者，受盛之官。"胃主受纳水谷，大肠主传导排泄糟粕，二者作用紧密相连，胃与大肠是一家。脾主藏蓄水谷之精气，小肠主受盛水谷之精微，二者作用紧密相连，脾与小肠是一家。故《伤寒论》有胃家实之证与脾家实之证。胃家实以肠燥便结为主证，脾家实以下利腐秽为主证。

由上可知，在这个主运化的中土大家庭中，脾胃合为一大家，再分脾家、胃家两个小家，各司其职。

《伤寒论》第 181 条：问曰：何缘得阳明病？答曰：太阳病，若发汗，若下，若利小便，此亡津液，胃中干燥，因转属阳明，不更衣，内实，大便难者，此名阳明也。

本条论述太阳病转属成为阳明病的原因。

《素问·至真要大论》指出："帝曰：阳明何为也？岐伯曰：两阳合明也。"少阳寅卯辰，太阳巳午未，阳明申酉戌，时序上阳明顺接少阳、太阳，这是从生理特点上指出阳明的形成。相对而言，少阳、太阳在表，阳明在里，并且是里热炽盛。

何缘得阳明病？本条从病因、病位、临床特点三方面概括。病因方面："太阳病，若发汗，若下，若利小便，此亡津液"强调津液不足是形成阳明病的重要原因。病位方面"胃中干燥，因转属阳明。"胃中干燥包含胃肠干燥。临床特点方面："不更衣，内实，大便难者，此名阳明也"说明大便过时不解而硬结、大便困难则为阳明病。总的来说，阳明病是由于太阳病阶段津液丢失，引起阳明胃肠干燥，表现为大便过时不解而硬结、大便困难的里实证，具有里热炽盛、胃肠干燥、大便困难等特点。

何为转属阳明？阳气依时运行，阳气从"太阳病下篇"未时对应的胃土部位转属阳明，进入与之对应的以胃为主导的胃肠部位。因此，"转属"表明病位从胃转移到肠，虽然病位以肠道运行障碍为表现，但主导地位仍在胃，肠附属于胃。

《伤寒论》第 182 条：问曰：阳明病外证云何？答曰：身热，汗自出，不恶寒，反恶热也。

本条论述阳明病的外证。

生理上两阳合明则为阳明，阳明申酉戌乃里阳炽盛之时，除了上述的里热炽盛、胃肠干燥的内证外，还有阳气蒸腾于上而出现身热、汗自出、不恶寒、反恶热的外证。

值得指出的是，太阳病、阳明病均有汗自出。太阳在表，阳气宣泄而汗出；阳明在里，阳气蒸腾而汗出。

《伤寒论》第 183 条：问曰：病有得之一日，不发热而恶寒者，何也？答曰：虽得之一日，恶寒将自罢，即自汗出而恶热也。

本条论述太阳病转属阳明病的症状表现。

伤寒一日，太阳受之，二日阳明受之，此为病程发展的正常周期。病得之一日，乃为太阳受邪，阳气运行在表，此阳气不能入里（阳明）故见恶寒之症。一日过后，此阳气进入阳明，出现里热炽盛的状态，故恶寒将自罢，继而出现恶热身汗之症。时序上阳明顺接太阳，阳明乃阳气极盛转衰之时，阳明胃土虽主降，但此时胃火炽热，阳明胃火蒸腾于上，故见恶热而自汗也。

《伤寒论》第 184 条：何故自罢？答曰：阳明居中，主土也，万物所归，无所复传，始虽恶寒，二日自止，此为阳明病也。

本条论述阳明病恶寒自罢的病机及阳明中土的生理作用。

太阳已午未，阳明申酉戌，时序上阳明顺接太阳。恶寒乃太阳病之症，伤寒一日太阳受之，二日阳明受之，此言解有定日的正常疾病周期，故恶寒之症，二日自止。若是解无定日的病理性周期，则恶寒之症，解无定日。

太阴脾主升，阳明胃主降，升降相互为用，合而为一，同属中土。万物生于土，复又归于土。《周易·说卦传》载："万物之所成终，而所成始也，故曰成言乎艮。"阳明居中土，万物归降于阳明胃土，故曰"万物之所成终"；万物生于太阴脾土，故曰"万物之所成始"。

《伤寒论》第 185 条：得病时，发其汗，汗先出不彻，因转属阳明也。伤寒发热，无汗，呕不能食，而反汗出濈濈然者，是转属阳明也。

本条论述太阳病汗出不彻或无汗均可转属阳明病。

阳气从"太阳病下篇"未时对应的胃土部位转属阳明进入与之对应的以胃为主导的胃肠部位，称为"转属阳明"。

太阳病，初得病时，阳气郁滞在表，旺盛的阳气有宣泄之性，阳气宣通汗出而运行，若宣通不彻底，阳气受阻于胃气的不降，则转属阳明，这种情况是对于太阳中风而言。另一种情况是伤寒，寒性收引而阻碍阳气下降，寒性收引则无汗，阳气不降则发热、呕不能食，里热蒸腾则汗出濈濈然，此为转属阳明。

《伤寒论》第 186 条：伤寒三日，阳明脉大。

本条论述阳明病的脉象。

脉象的大小乃脏腑气机盛衰的外在反映。少阳、太阳、阳明的阳气依次由弱到强、由小到大。阳明脉大，体现了阳气盛极之象。

《伤寒论》第 187 条：伤寒脉浮而缓，手足自温者，是为系在太阴。太阴者，身当发黄；若小便自利者，不能发黄；至七八日，大便硬者，为阳明病也。

本条论述太阴、阳明的相互病理影响。

太阴属中土，土生万物，万物生发之始；阳明亦属中土，万物所归，无所复传，故万物生于土复又归于土。太阴、阳明左升右降相互为用，合而为一，同为中轴，为三阴三阳之气生发与收藏的原始点，为三阴三阳病的源头所在。

脾胃之气和则脉和缓，脉浮则为阳气外达之势，手足之气禀自脾胃，太阴脾主升清，生机再发，则手足自温。若太阴脾土为湿土，阳气郁而不发，湿热互结而身当发黄。若太阴之水气左升于上，肺气宣发，若雾露之溉，右降膀胱，滋润胃肠，则小便自利，大便正常。若水气左升右降，通流运转无滞，则不能发黄。至七八日，超过阳气运转收藏的正常周期，阳气（包括水气）下降受阻，胃肠失于滋润，出现大便变硬，则发展为阳明病。

《伤寒论》第 188 条：伤寒转系阳明者，其人濈然微汗出也。

本条论述濈然微汗出是阳明病的症状之一。

阳明之气是人体阳气极盛的状态，阳明之气失降，胃火炽盛而炎上，水液随炽盛之火蒸腾于上，涌泄于外，而见濈然微汗之症。

《伤寒论》第 189 条：阳明中风，口苦咽干，腹满微喘，发热恶寒，脉浮而紧。若下之，则腹满小便难也。

本条论述阳明中风的症候及误治。

何为阳明中风？其乃阳明胃火炽盛郁滞不降，阳气不降则下寒，上（胃）热下（腹）寒的阴阳不平衡状态，形成阳气疏泄流动的现象。胃火炽盛，形成疏泄之风向上运动，则口苦咽干；胃气向下运动受阻则腹满；肺气下降受胃土气滞阻碍则气喘；阳气郁滞于中，则上热下寒而见发热恶寒；脉浮紧乃胃中阳气郁滞不舒之象。治疗上宜用泻心汤类或柴胡汤类引导胃中阳气下行，若用攻下肠燥之法治疗，则仍胃火不降、水道不利而腹满小便难。

值得指出的是，阳明中风与太阳中风的原理相同，均由阴阳寒热强弱不和谐产生。如太阳中风是由于阳浮阴弱、营弱卫强的不平衡而产生阳气的流动，出现发热、汗出、恶风等；阳明中风则出现口苦咽干、腹满微喘、发热恶寒、脉浮而紧等症。

《伤寒论》第 190 条：阳明病，若能食，名中风，不能食，名中寒。

本条论述从能食与否来鉴别阳明中风与中寒。

阳明中风，其性阳动，利于胃中水谷运化与通行；阳明中寒，其性阴凝，不利于胃中水谷运化与通行。故阳明中风能食，阳明中寒不能食。

《伤寒论》第 191 条：阳明病，若中寒者，不能食，小便不利，手足濈然汗出，此欲作固瘕，必大便初硬后溏。所以然者，以胃中冷，水谷不别故也。

本条论述阳明中寒的症状。

阳明中寒，其性阴凝，不利于胃中水谷运化与通行，故见不能食、小便不利之症。脾胃主四肢手足，脾胃寒凝阴盛，卫阳不固，故手足濈然汗出。《素问·至真要大论》载："诸病收引，皆属于寒。"寒性收引凝结，故欲作固瘕（瘕：水聚）和大便硬结之症。脾胃阴寒，胃肠中的水谷不能升清运化，不经运化的水谷形成便溏（水泄），故症见必大便初硬后溏。

《伤寒论》第 192 条：阳明病，初欲食，小便反不利，大便自调，其人骨节疼，翕翕如有热状，奄然发狂，濈然汗出而解者，此水不胜谷气，与汗共并，脉紧则愈。

本条论述阳明之气右降障碍及阳明病自愈之理。

阳明之气右降障碍则为阳明病。大、小二便通利是阳明右降无碍的外在表现之一。今大便自调，胃纳尚可乃阳明胃肠排泄糟粕功能正常之象，但病人仅小便不利，乃阳明肺胃通调水液不利之象，部分阳明之气不能通过水液右降而归藏。膀胱为洲都之官，乃阳气入里的重要通道之一，此道不通，热结膀胱，则表现为奄然发狂。《素问·痿论》载："阳明者，五脏六腑之海也，主润宗筋，宗筋主束骨而利机关也。"今有水湿内阻而宗筋不利，故其人骨节疼。部分阳气失藏则翕翕如有热状。若正气旺盛，停滞水湿会随阳气的敷布，汗出而解，则诸症自愈，此乃胃肠运化水谷精微的正气，强于水湿之阴气的缘故。若水湿内盛，水气胜于阳气，则仍会有或小便不利，或骨节疼，或烦狂之症。脉紧而有力主胃气未损之象，故病愈。

《伤寒论》第 193 条：阳明病欲解时，从申至戌上。

本条论述阳明病欲解时对应的时辰。

在十二地支中，阳明之气对应的时辰是申酉戌时，天阳于申酉戌时为两阳（少阳、太阳）合明之时。天人一体，人亦应之，故人体阳明病于申酉戌时，得天阳正气相助而愈。

《伤寒论》第 194 条：阳明病，不能食，攻其热必哕。所以然者，胃中虚冷故也。以其人本虚，攻其热必哕。

本条论述阳明中寒的误治。

阳明病，不能食，此为阳明中寒。寒主收引，寒邪收引凝滞于阳明，阳气右降归藏受阻，致阳气郁滞于阳明而成里寒外热的病理状态。治宜辛开苦降之法。若治以苦寒降火或攻下之法，则苦寒伤胃，胃气上逆则哕。

《伤寒论》第 195 条：阳明病，脉迟，食难用饱，饱则微烦头眩，必小便难，此欲作谷疸。虽下之，腹满如故，所以然者，脉迟故也。

本条论述阳明病欲作谷疸之症。

脉迟为寒，故本条属阳明中寒之证。阳明中寒则不能食，并且不能饱食，若饱食则加重阳明胃腑气机壅滞不通，头、目等部位的阳气不能右降归藏，则症见饱则微烦、头眩。寒凝阳明，气机不降，水道不通，故见小便不利。此时水气与水谷化生的阳气混于一体，湿热互结而成黄疸之症。若因苦寒攻下治疗，则更损胃中阳气，仍然症见腹满如故。

本条可与192条相鉴别。192条为阳明中风之证，亦症见小便不利，但该证胃气未虚，水不胜谷气，则诸症随阳气宣发，汗出而解。

《伤寒论》第196条：阳明病，法多汗，反无汗，其身如虫行皮中状者，此以久虚故也。

本条论述阳明病多汗与无汗之别。

阳明申酉戌，阳气极盛之时。阳明虽主降，但土性厚滞，阳气右降的同时也郁蒸于上，津液蒸腾于上，故法当多汗。但今症见反无汗，乃阳明之气虚衰无力蒸腾汗出，其气行于皮中，欲汗而不能汗，故症见其身如虫行皮中状。

《伤寒论》第197条：阳明病，反无汗而小便利，二三日呕而咳，手足厥者，必苦头痛。若不咳不呕，手足不厥者，头不痛。

本条论述阳明病体虚并肺胃不降之症。

阳明之气右降障碍则为阳明病。阳明病乃阳气极盛之时，法当多汗，今见反无汗，乃阳明之气虚衰，向上向外蒸腾乏力则无汗。小便利乃水道右降无碍之象，说明部分阳明之气仍能右降通流。阳明病右降障碍缘于肺胃不降，今症见二三日呕而咳，乃肺胃不降之象。阳明右降障碍，太阴失藏，脾藏亏虚，太阴脾气左升乏力，而脾主四肢，故见手足厥冷。阳气右降受阻，郁滞于头颈之上，头颈部阳气流通不畅，不通则痛，故症见必苦头痛。若不咳不呕，手足不厥者，则说明阳明右降通流无碍，头部阳气随之通流无碍，故头不痛。

《伤寒论》第198条：阳明病，但头眩，不恶寒，故能食而咳，其人咽必痛。若不咳者，咽不痛。

本条论述阳明中风之症。

阳明中风其性阳盛疏泄，症见不恶寒、能食。阳明乃阳气盛极之时，阳明右降障碍，阳气郁蒸于上，故头眩。若咳者，乃肺气不降之象，咽喉乃肺胃之门户，阳明燥热之气上炎，其人必咽痛。若其人肺气肃降正常，则不咳，不咽痛。

《伤寒论》第199条：阳明病，无汗，小便不利，心中懊憹者，身必发黄。

本条论述阳明病湿热发黄的成因。

阳明之气失降，阳明热盛，热壅心胸，心神失藏，故心中懊憹。阳气不得出汗宣发，兼水道通降不利，水湿内停则小便不利。阳明热盛之气与水湿蕴结熏蒸，身必发黄。

《伤寒论》第 200 条：阳明病，被火，额上微汗出，而小便不利者，必发黄。

本条论述阳明病湿热发黄的成因。

阳明病误用火攻，阳气炽盛上炎，蒸腾于上则额上微汗。阳明不降，水道不通，则小便不利。水湿内停，湿热熏蒸，身必发黄。

《伤寒论》第 201 条：阳明病，脉浮而紧者，必潮热发作有时。但浮者，必盗汗出。

本条从脉象论述阳明病病机。

阳明时序申酉戌，乃阳气极盛之时。阳明虽主降，但土性厚滞，阳气右降之时也郁蒸于上，故阳明病症见脉浮，脉浮乃阳气升腾之象。上浮之阳气蒸腾津液，故症见必自汗出。若脉浮紧，紧乃气机紧迫不舒之象，说明阳气上浮的同时，也有腑实的形成，腑实阻碍阳气向下向内归藏。阳明属土，乃阳气运行的尽头处，阳气运行至阳明，犹如不断依时到岸的潮水，故见必潮热发作有时。若脉但浮者，浮则为风，风性疏泄，故必盗汗出。

《伤寒论》第 202 条：阳明病，口燥，但欲漱水不欲咽者，此必衄。

本条论述阳明病血热妄行之症。

阳明病缘于肺胃不降，阳不降则火热上盛，阳不藏则阴不生，阴不生则燥。故热盛阴亏则口燥，但欲漱水以滋润。阳明胃气壅塞不降，则欲饮水不欲咽，水不欲咽则燥热更盛。阳明郁滞不降，气血壅塞于上，炽热之阳气迫使壅塞之气血妄行，故必见口、鼻衄血。

《伤寒论》第 203 条：阳明病，本自汗出，医更重发汗，病已差，尚微烦不了了者，此必大便硬故也。以亡津液，胃中干燥，故令大便硬。当问其小便日几行，若本小便日三四行，今日再行，故知大便不久出，今为小便数少，以津液当还入胃中，故知不久必大便也。

本条论述阳明病津液与二便的关系。

阳明乃阳气盛极之时，阳气熏蒸，多汗乃自然之现象。若误以发汗治疗，则津液更易受损，胃肠津亏、大便干硬秘结，即使阳明病虽已基本痊愈，因便硬结阻碍阳气归藏，仍会有微烦未愈之症。当问病者小便次数，若本小便每日三四次，今变为每日二次，则知津液返还胃肠中，便硬缓解，大便不久将排出而愈。二便乃水谷下行之物，小便乃津液之余，其渣为大便。津液敷布濡润四肢百骸，若胃津亏虚、大便硬结，则需津液濡润而通便，部分津液返还胃肠之中，则小便减少。

《伤寒论》第 204 条：伤寒呕多，虽有阳明证，不可攻之。

本条论述阳明伤寒、呕多不可攻之证。

阳明胃肠感受寒邪，寒性凝滞，胃肠之气寒凝不通，胃气上逆，频见呕吐，虽有胃气不降的阳明证，不可用攻下法。治宜温胃散寒或辛开苦降为主，阳明腑实证乃可用攻下之法。

《伤寒论》第 205 条：阳明病，心下硬满者，不可攻之。攻之，利遂不止者死，利止者愈。

本条论述阳明病心下硬满误攻致变。

阳明病源于胃气不降，胃气塞塞不通则致心下硬满的痞证，痞证病位在胃，腑实之证未成，未可用攻下法。若误用攻下之法，体虚寒凝胃肠者则更损脾胃，致太阴脾气下陷而利遂不止，甚则有太阴脾气左升为阳的道路完全中断而为死证。体质强健者，虽为误下所伤，尚有脾胃之气渐复之望，利止而愈。

本条与前一条病位均在胃，病位在上，腑实燥结之证未成，不宜用攻法。

《伤寒论》第 206 条：阳明病，面合色赤，不可攻之。必发热，色黄者，小便不利也。

本条论述阳明病郁热于上不可用攻下法。

阳气右降障碍则为阳明病，阳气郁滞于上，故面合赤色。此时病因虽为阳明不降，但郁热于面，病位在上，阳明腑实之症未成，不可用承气汤之类攻下法。若误用攻下之法，损伤胃气，阳明收降失职，水热郁滞而不运行，故见发热、肤色黄、小便不利等症。

《伤寒论》第 207 条：阳明病，不吐，不下，心烦者，可予调胃承气汤。

本条论述阳明病调胃承气汤的证治。

阳明病病位属于申酉戌对应的胃肠系统。不吐，病位已不属于与未时对应的胃中（病位在胃必吐）；不下，即大便不能依时而下，邪阻于肠；心烦，阳气（心神）不能右降归根之象。治宜调胃承气汤和胃降气通便，神通无碍。

调胃承气汤由大黄、芒硝、炙甘草组成。方中大黄、芒硝攻下大肠燥结，炙甘草和中。承气汤分为大承气汤、小承气汤、调胃承气汤。调胃承气汤专注于攻下阳明燥结，其为收降性最强、金性最纯之方，与戌时对应（阳明申酉戌中，戌时收降性最强）。在五行上，未时、戌时均对应土，未时对应的胃土，乃阳气收敛下降之始，戌时对应的大肠之土，乃阳气最终进入太阴之所。在胃肠（阳明）系统中，胃属统领地位，调胃承气汤中"调胃"二字，并非指狭义的胃，而指胃肠；"承气"二字，有承前启后之意，上承阳气下降之势，启动阳气进入太阴之功。

调胃承气汤在《伤寒论》中应用广泛，在"太阳病上篇""太阳病中篇""太阳病下篇""少阴病篇"均有使用该方。

《伤寒论》第208条：阳明病，脉迟，虽汗出不恶寒者，其身必重，短气，腹满而喘，有潮热者，此外欲解，可攻里也。手足濈然汗出者，此大便已硬也，大承气汤主之。若汗多，微发热恶寒者，外未解也，其热不潮，未可与承气汤。若腹大满不通者，可与小承气汤，微和胃气，勿令至大泄下。

大承气汤方：大黄四两（酒洗）、厚朴半斤（炙，去皮）、枳实五枚（炙）、芒硝三合。上四味，以水一斗，先煮二物，取五升，去滓；内大黄，更煮取二升，去滓。内芒硝，更上微火一两沸，分温再服。得下，余勿服。

小承气汤方：大黄四两、厚朴二两（炙，去皮）、枳实三枚（大者，炙）。上三味，以水四升，煮取一升二合，去滓，分温二服。初服汤当更衣，不尔者尽饮之，若更衣者勿服之。

本条论述承气汤类方的应用指征。

阳明病，脉迟、身重、气短乃湿困气滞之象；虽汗出，不恶寒乃阳气已入里之象；腹满而喘乃肺胃郁滞不降之象；潮热、大便硬、手足汗出乃阳明腑实之象。四肢秉气于胃，胃气郁滞则手足汗出。至此，热郁腑实之证已成，治用大承气汤荡涤胃肠，推陈致新。若汗虽出，伴恶寒发热，表证未解，未见潮热，尚非可下之时，未可与承气汤。若症见腹大满不通，表明腑实已成，虽未至大便硬，可予小承气汤，微和胃气，通腑消滞，通其大满而止，勿令大泄下。

阳明主降，阳明右降障碍则为阳明病，燥屎结滞肠道，腑气不通则为阳明腑实证。阳热阻滞于肺胃，则为栀子豉汤、白虎汤证；阳热与痰饮结于胸则为大陷胸汤证；燥屎结滞于肠道，阳气受阻不能归藏，则为承气汤证。

大承气汤由大黄、芒硝、厚朴、枳实组成。方中以大黄为君药，芒硝为臣药，佐以厚朴、枳实。大黄，《本经》载："味苦，寒，主下瘀血，血闭，寒热，破癥瘕，积聚，留饮宿食，荡涤肠胃，推陈致新。"方中取其荡涤肠胃，推陈致新之效。芒硝，方中取其散结、逐六腑积聚之效。枳实，《本经》载："味苦，寒，主大风在皮肤中如麻豆苦痒，除寒热结。"方中取其清除肠道热结之效。厚朴，《本经》载：味苦，温，主中风，伤寒头痛，寒热，惊悸，气血痹死肌，去浊。方中取其疏通气血痹阻之效。诸药合用，共奏荡涤胃肠燥结、行气消滞、推陈致新之效。

根据《辅行诀》药物性味的五行属性，大黄、芒硝、厚朴均味咸，属火，枳实味酸，属金。本证病机是阳热郁滞于肠道，受燥屎阻隔，右降受阻，不能归藏。燥屎阻力大于阳气右降之势，药用大黄、芒硝、厚朴味咸，属火，且有下行散结通便之性，协助阳气攻下燥屎，荡涤胃肠，推陈致新，助阳气右降归藏。枳实味酸，属金，助肺气收降，清除肠道热结。全方能荡涤肠胃、推陈致新，助阳气归藏于太阴，阴阳会通，去除阳明腑实之证。

三个承气汤均能荡涤胃肠、推陈致新，主治阳明腑实证。大承气汤与小承气汤相比，其大黄用量均为四两。大承气汤重用枳实、厚朴，加用芒硝，大黄后下，其药效峻猛，故为攻下；小承气汤枳实、厚朴量轻，且无芒硝，三味同煎，药效较缓和，故为缓下。调胃承气汤则由大黄、芒硝、炙甘草组成，大黄、芒硝同用，散结通便力强，炙甘草和胃气，无厚朴、枳实则行气除满之力弱。

《伤寒论》第 209 条：阳明病，潮热，大便微硬者，可与大承气汤，不硬者，不可与之，若不大便六七日，恐有燥屎，欲知之法，少与小承气汤，汤入腹中，转失气者，此有燥屎也，乃可攻之。若不转失气者，此但初头硬，后必溏，不可攻之，攻之必胀满不能食也，欲饮水者，与水则哕。其后发热者，必大便复硬而少也，以小承气汤和之，不转矢气者，慎不可攻也。

本条论述阳明中寒的鉴别方法，以及大承气汤与小承气汤的区别应用。

阳明病，潮热、大便硬，可用大承气汤攻下；若大便不硬，但有潮热，则不可予大承气汤，可用小承气汤泻其壅滞。若转矢气，说明燥屎已成，此时可予大承气汤攻下。若热退又复发，虽六七日不大便，但尚属初头硬、后必溏的阶段，此属阳明中寒，出现胃中冷，水谷不别的现象（详见第 191 条），寒凝气滞则不转矢气，故说"若不转矢气者，此但初头硬，后必溏，不可攻之，攻之必胀满不能食也，欲饮水者，与水则哕"。这表明，阳明中寒，不可攻下，阳明燥屎形成，乃可攻下。可先用小承气汤试探性治疗，排除阳明中寒，才可用大承气汤攻下阳明燥屎。

大承气汤是由小承气汤加芒硝而成。芒硝，咸能软坚，能逐六腑积聚及结固留癖。因此，在芒硝的帮助下，大承气汤能攻下阳明燥结。由于芒硝其性寒凉，忌用于阳明中寒之证，否则犯寒者寒之之戒，故先用小承气汤试探性治疗，排除阳明中寒。

《伤寒论》第 210 条：夫实则谵语，虚则郑声。郑声者，重语也。直视、谵语、喘满者死，下利者亦死。

本条论述阳明病郑声、谵语之症及预后。

郑声、谵语均属病态语言，均为疾病危重阶段时神志不清、语言错乱之症。郑声为语音低微、语言重复，多为精气亏虚、心神失养之虚证。谵语之声高亢、妄言乱语，多因邪热亢盛、扰乱心神所致。《内经》载："邪气盛则实，精气夺则虚。"在《伤寒论》中，阳气阻碍于少腹等处，常见谵语，如热结膀胱、热入血室、阳明腑实证等。若热盛津伤，津液枯竭，五脏六腑之精不能上注于目，则症见直视热谵语。阳明右降障碍，肺胃不降，气满于上，故见胸满气逆上喘，重则右降之气完全中断而变为死证。同时，若阳气不能右降归藏于太阴，太阴脾气下陷，则症见下利，重者太阴脾气左升中断，阴阳会通完全中断，亦为死证。

《伤寒论》第 211 条：发汗多，若重发汗者，亡其阳；谵语，脉短者死，脉自和者不死。

本条以脉象判别谵语的预后。

汗为心之液，若发汗太过，损伤心阳，心神右降归藏受阻，故见谵语。脉短者，乃正气虚衰之象，重则为死证。若脉象恢复平和者生。

《伤寒论》第 212 条：伤寒，若吐，若下后不解，不大便五六日，上至十余日，日晡所发潮热，不恶寒，独语如见鬼状。若剧者，发则不识人，循衣摸床，惕而不安，微喘直视，脉弦者生，涩者死。微者，但发热谵语者，大承气汤主之。若一服利，则止后服。

本条论述肠腑阻滞、阳明不降、心神失藏、热极阴竭的证治。

《灵枢·本神》载："随神往来者谓之魂，并精出入者谓入魄。"阳气左升，方升之时，先生其魂，藏之于肝，全升之时，魂变而为神，神发于心；阳气右降，方降之时，先生其魄，藏之于肺，全降之时，魄变为精，藏之于肾。阴升为阳，阳降为阴，阴阳会通，阴阳互含，则精旺而神清。今症见不大便五六日，上至十余日，日晡所潮热，乃肠腑阻滞，阳明失降之象。阳明失降，心神失藏，阳神不能入里藏为阴精，则症见独语如见鬼状，若剧者，发不识人，循衣摸床，惕而不安，微喘直视，轻则发热谵语。脉弦则木气犹存，肝气尚能化生阳神，故生；脉涩则营阴已枯，故死。治宜大承气汤通腑降热，使阳热入里，心神归藏而精盈神安。

《伤寒论》第213条：阳明病，其人多汗，以津液外出，胃中燥，大便必硬，硬则谵语，小承气汤主之。若一服，谵语止者，更莫复服。

本条论述阳明病汗多伤津、大便硬的证治。

阳明病，汗多伤津，致胃肠燥结，大便因硬。腑气不通，阳神不能归藏，故见谵语。治宜小承气汤通便降热。

《伤寒论》第214条：阳明病，谵语，发潮热，脉滑而疾者，小承气汤主之。因与承气汤一升，腹中转气者，更服一升，若不转气者，勿更与之。明日又不大便，脉反微涩者，里虚也，为难治，不可更与承气汤。

本条论述阳明病谵语、潮热、脉滑而疾的证治。

谵语、潮热乃阳明腑实不降之象；脉滑主邪实，脉疾主热盛之象。治宜小承气汤通腑降热。服后若腹中转气，说明腹中有气滞之象，可以再服小承气汤，若不转气，说明腑实证未成，不可再服小承气汤。服小承气汤后，大便虽通，但次日又不大便，脉象由滑疾变为微涩，则为阴津衰竭之象，为难治，不可再服小承气汤。

《伤寒论》第215条：阳明病，谵语，有潮热，反不能食者，胃中必有燥屎五六枚也；若能食者，但硬耳。宜大承气汤。

本条论述阳明病燥屎内结与大便硬的证治。

阳明病，症见潮热、谵语，乃属阳明中风。阳明中风乃胃中阳气旺盛，阳性疏泄，故能食，但今症见反不能食，其原因是燥屎阻滞于肠腑，胃气不降则不能食。若肠腑燥屎阻塞不严重，仅便硬，则能食，治宜大承气汤攻下燥屎，通便降热。

《灵枢·本输》载："小肠、大肠皆属于胃。"故胃之范畴包含大肠、小肠，这里"胃中必有燥屎五六枚"是指大肠中必有燥屎五六枚。

《伤寒论》第216条：阳明病，下血、谵语者，此为热入血室。但头汗出者，刺期门，随其实而泻之，濈然汗出则愈。

本条论述阳明病热入血室的证论。

热入血室前文已有论述。阳明病，由于"胃家实"，阳气下降受阻，适逢妇人经水适来，冲脉空虚，阳气乘虚郁于胸胁的期门。由于热入血室，阳气不能下降归藏，故谵语。治疗上刺期门穴，刺肝经之实以清热，刺后濈然汗出，说明阳气得泄，经络疏通，故病则愈。

《伤寒论》第217条：汗出谵语者，以有燥屎在胃中，此为风也。须下者，过经乃可下之。下之若早，语言必乱，以表虚里实故也。下之愈，宜大承气汤。

本条论述阳明病，表邪未解，不能下之过早的证治。

阳明肠腑燥屎阻滞，胃中阳气郁而热盛，此属阳明中风。阳明中风，其性疏泄则汗出，心神失藏故谵语，治当下之。但兼见表证未解时，不可早下，须经过一个疾病周期后乃可下。表证未解，下之过早则阳气陷里，则成表阳虚，里气实，心神受扰，则语言必乱。故表解后乃可攻下，攻下宜大承气汤。

"以有燥屎在胃中"指燥屎在肠中。

《伤寒论》第218条：伤寒四五日，脉沉而喘满，沉为在里。而反发其汗，津液越出，大便为难，表虚里实，久则谵语。

本条论述阳明病误汗致表虚里实证。

伤寒四五日，且脉沉，按三阴三阳之气的正常变化周期，病邪已不在太阳表证。脉沉而喘满，当知病位在里，阳明胃气阻滞，不能通流右降，浊气上逆，故见气喘、腹满之症。由于病位在下在里，治宜通降之法，而反发其汗，津液外越而内成燥屎便难之症，阳气外泄而成表虚之症。此时病机为表虚里实，燥屎阻碍阳气有序升降，心神不能右降归藏于太阴，久则心神受扰而谵语。

《伤寒论》第219条：三阳合病，腹满身重，难以转侧，口不仁，面垢，谵语，遗尿。发汗则谵语，下之则额上生汗，手足厥冷。若自汗出者，白虎汤主之。

本条论述三阳合病的证治。

《素问·至真要大论》载："阳明何谓也？二阳合明也。"阳明由少阳、太阳发展而来。少阳、太阳、阳明之阳气由弱到强，强极而衰，阳极生阴，由升到降。生理上，阳明主右降，少阳主左升，中为太阳离火。病理上，阳明失降，也影响到少阳、太阳的郁滞，故三阳合病。

三阳合病病机是阳明肺胃失降，上有表阳郁滞，中有胃气不通，下有肠腑燥结。上有表阳郁滞，则症见口不仁、面垢；中有胃气不通，则症见腹满身重、难以转侧；下有肠腑燥结，则症见神明失常的谵语、遗尿。故治疗上不可单用发汗，也不可单用攻下。若单用宣泄阳气的发汗方法治疗，气、津外泄而里实不通，心神下降障碍则谵语益甚（原理同上条）；若单用攻下肠腑燥结之法，由于中气不通，表阳仍不能下降收藏则上（太阳）热下（太阴）虚，故见"下之则额上生汗（太阳热盛），手足厥冷（太阴脾主四肢）"。若症见自汗出，乃表阳旺盛，阳气郁而自我宣泄，故自汗出，治宜白虎汤。

白虎汤由石膏、知母、甘草、粳米组成。其作用是清降阳明胃热、润燥生津，促进阳气右降归藏，三阳郁滞得解而症除。

《伤寒论》第220条：二阳并病，太阳证罢，但发潮热，手足漐漐汗出，大便难而谵语者，下之则愈，宜大承气汤。

本条论述太阳、阳明并病，太阳证罢，里热腑实的证治。

二阳并病，太阳证既罢，表证已解，但有阳明腑实证。肠腑积滞不通，则阳气不能归藏，故见潮热、大便难、谵语。胃气秉气于四肢，胃热炽盛而向四肢宣泄，则手足漐漐汗出。治宜大承气汤荡涤胃肠、通腑降热。

《伤寒论》第221条：阳明病，脉浮而紧，咽燥口苦，腹满而喘，发热汗出，不恶寒反恶热，身重。若发汗则躁，心愦愦反谵语。若加温针，心怵惕，烦躁不得眠。若下之，则胃中空虚，客气动膈，心中懊憹，舌上胎者，栀子豉汤主之。

本条论述阳明病肺胃不降、心火热盛的证治。

阳明病，肺胃不降，症见腹满而喘；阳明阻于下则阳气浮于上，症见脉浮而紧、咽燥口苦、发热汗出、不恶寒反恶热。治宜宣降肺胃而解郁热。病因不在太阳故不宜用汗法，病因在阳明宜通降，若用汗法宣泄阳气，阳气（心神）下降受阻于阳明，则会出现烦躁、谵语；若治以温针，则心火更盛，症见怵惕、烦躁不得眠；阳明肠燥便结未成，不宜攻下，若用下法，损伤胃气，热陷胸膈，症见心中懊憹。治宜栀子豉汤。

栀子豉汤本是治疗阳气在午时热扰胸膈的主方，本条病因是阳明阻于下，阳气不降而扰于上，在阳明燥结未成的情况下，也可以用栀子豉汤。

《伤寒论》第222条：若渴欲饮水，口干舌燥者，白虎加人参汤主之。

本条论述阳明病燥热伤津的证治。

阳明病，胃失和降，热盛伤津，故见渴欲饮水、口干舌燥。治宜白虎加人参汤。本方由白虎汤加人参而成，方中以白虎汤降胃火、润胃燥，以人参健脾生津。

《伤寒论》第223条：若脉浮，发热，渴欲饮水，小便不利者，猪苓汤主之。

猪苓（去皮）一两、茯苓一两、泽泻一两、阿胶一两、滑石一两（碎）。

上五味，以水四升，先煮四味取二升，去滓，内阿胶烊消，温服七合，日三服。

本条论述阳明津伤、水道不利的证治。

阳明之气失降，阳气上浮，症见脉浮、发热；阳气不能归藏而郁热于外，热盛伤津，故渴欲饮水；阳明肺金乃是水之上源，若雾露之溉，阳明肺金肃降而生少阴肾水。阳明肺胃之气不能依时下降，不能通调水道，水气下输膀胱受阻，故小便不利。治宜猪苓汤利水道、养阴津。

猪苓汤由猪苓、茯苓、泽泻、滑石、阿胶组成。方中以猪苓、泽泻、滑石通调水道，茯苓降逆肺胃之气，阿胶润肺燥而滋肾精。全方滋养阳明燥金，导引阳明肺金肃降而生肾水，通调水道而利小便。

《伤寒论》第 224 条：阳明病，汗出多而渴者，不可与猪苓汤。以汗多胃中燥，猪苓汤复利其小便故也。

本条论述猪苓汤的禁忌证。

阳明肺胃之气郁滞不降而形成阳明病，胃土干燥，阳气炽盛蒸腾于上，症见汗多而渴，若无小便不利者，不宜用猪苓汤，以免利水伤阴。

《伤寒论》第 225 条：脉浮而迟，表热里寒，下利清谷者，四逆汤主之。

本条论述"脉浮而迟、表热里寒、下利清谷"的证治。

脉浮主表，阳气不能右降归藏，郁滞于上故表热；脉迟主里寒，阳气不能右降归藏于太阴，故里寒。下利清谷是脾阳不振、脾气下陷之象。治宜四逆汤温振三阴、温脾止利。

本条之表热里寒是由阳明胃肠不通引起。治疗上没有采用通阳明降表热之法，而是采用温里寒止下利之法，其原因是权衡寒热轻重，本条属阳明病中寒证，以里寒、脉迟、下利清谷为主，故治宜四逆汤。

《伤寒论》第 226 条：若胃中虚冷，不能食者，饮水则哕。

本条论述阳明病中寒、胃中虚冷之症。

阳明病缘于肺胃不降，肺胃不降多因阳明腑实证，亦可见于胃中虚冷之症。胃中虚冷，运化无力，胃气右降障碍而成阳明中寒的虚寒证，由于阳气虚弱，其症见不能食、饮水则哕。《灵枢·口问》载："谷入于胃，胃气上注于肺。今有故寒气与新谷气俱还入于胃，新故相乱，真邪相攻，气并相逆，复出于胃，故为哕。"

《伤寒论》第 227 条：脉浮发热，口干鼻燥，能食者则衄。

本条论述阳明中风、风热血衄之证。

阳明病阳气下降受阻而上浮，故症见脉浮发热；热灼津液则口干鼻燥；能食者则为阳明中风，风性疏泄善行，风火相煽，血热妄行，故见血衄于外。

《伤寒论》第 228 条：阳明病，下之，其外有热，手足温，不结胸，心中懊憹，饥不能食，但头汗出者，栀子豉汤主之。

本条论述阳明病热扰胸膈、寒热互结的证治。

第 190 条指出"阳明病，若能食，名中风，不能食，名中寒"，本条之症则见"饥不能食"。其中，"饥"有欲食之意，属阳气旺盛的阳明中风状态；"不能食"属阳明中寒，故"饥不能食"是指胃中寒热错杂的状态。另外，阳明病，攻下后，胃中空虚，阳气随之下行，热陷胸膈，今不成结胸，只觉心中懊憹。阳气郁滞于上，症见头汗出、外有热；四肢禀气于胃，胃中有热故手足温。治宜栀子豉汤宣降肺胃郁热。

《伤寒论》第 229 条：阳明病，发潮热，大便溏，小便自可，胸胁满不去者，与小柴胡汤。

本条论述阳明病阳气郁滞胸胁的证治。

阳明病胃气失降，腑气阻滞则发潮热；阳明病，阳热失藏，则脾阳不振，故见大便溏。阳气郁滞胸胁，故胸胁满不去。治宜小柴胡汤。本方又名阴旦汤，以降阳明胃气，升太阴脾气。胃气降则潮热藏而除胸胁苦满，脾气升则便溏止。

《伤寒论》第 230 条：阳明病，胁下硬满，不大便而呕，舌上白苔者，可予小柴胡汤，上焦得通，津液得下，胃气因和，身濈然汗出而解。

本条再论阳明病阳气阻滞胸胁的证治。

阳明病阳气郁结于胁下则胁下硬满；阳明胃肠气滞不降，则症见不大便而呕；阳明胃气不降，阳热不能归藏于太阴脾土，脾失运化则见舌上白苔。治宜小柴胡汤降胃气。胃气属中土，有沟通上下的作用，阳明胃气下降则阳气自然收藏，从而带动上焦的阳气也自然向下收藏，故曰"上焦得通"；上焦的阳气（包括津液）若雾露之溉向下滋润，故曰"津液得下，胃气因和"；上焦如雾，阳气宣通运行，故身濈然汗出而解。

《伤寒论》第 231 条：阳明中风，脉弦浮大而短气，腹都满，胁下及心痛，久按之气不通，鼻干，不得汗，嗜卧，一身及目悉黄，小便难，有潮热，时时哕，耳前后肿，刺之小差。外不解，病过十日，脉续浮者，与小柴胡汤。

本条论述阳明中风，湿热郁蒸、脾阳不升、胃气不降的证治。

阳明中风，其性疏泄。其脉弦主少阳生机不畅，脉浮大主阳气在表而不能依时归藏；阳明胃土不降，湿热郁蒸，症见腹都满、心痛、身目黄、有潮热、时时哕、耳前后肿；阳明肺金宣降失调，津液失布，症见小便难、鼻干、不得汗；阳明失降则太阴脾阳失藏，脾阳不升，症见短气、嗜卧。治宜小柴胡汤降肺胃、升脾益气。

《伤寒论》第 232 条：脉但浮，无余证者，与麻黄汤；若不尿，腹满加哕者，不治。

本条论述阳明病脉浮而无其他症状的治疗。

脉浮是指浮阳不降，其原因是阳明在下阻塞不通，若无其他症状，可予麻黄汤解表宣降阳气。若出现不尿、腹满加哕之症，乃阳明肺胃不降，水道不利，胃气将竭的危候。

《伤寒论》第 233 条：阳明病，自汗出，若发汗，小便自利者，此为津液内竭，虽硬不可攻之，当须自欲大便，宜蜜煎导而通之，若土瓜根及大猪胆汁，皆可为导。

蜜煎方：食蜜七合。上一味。于铜器内，微火煎，当须凝如饴状，搅之勿令焦著。欲可丸，并手捻作挺，令头锐，大如指，长二寸许，当热时急作，冷则硬。以内谷道中，以手急抱，欲大便时乃去之。

土瓜根方（附方佚）。

猪胆汁方（附方）：大猪胆一枚，泻汁，和少许法醋，以灌谷道内。如一食顷，当大便出宿食恶物，甚效。

本条论述阳明病大便硬、津液内竭，可治以润滑塞肛导便法。

第 181 条指出阳明病的成因是"太阳病，若发汗，若下，若利小便，此亡津液"，强调了津液不足是形成阳明病的重要原因。本条出现"自汗出，若发汗，小便自利者，此为津液内竭"之症，从而形成阳明病。同时指出，治疗大便硬、津液内竭的阳明病不一定要用攻下之法，也可治以润滑塞肛导便法。方如蜜煎导方、土瓜根方或大猪胆汁方，皆可为导。

《伤寒论》第 234 条：阳明病，脉迟，汗出多，微恶寒者，表未解也，可发汗，宜桂枝汤。

本条论述阳明病合并表阳不足的证治。

阳明不降则为阳明病，阳明不降，则太阴脾阳失藏，营阴不固，故症见脉迟、汗出多、微恶寒。此时既有阳明病，也有表阳生发不足的情况。治宜桂枝汤生发阳气，补充表阳不足。

值得指出的是，桂枝汤又称阳旦汤，其生发阳气之义与阳明病的主方承气汤的攻下作用相反，也可出现在"阳明病篇"中，可见《伤寒论》辨证论治的灵活性。桂枝汤以桂枝、芍药为主药，其中桂枝生发阳气，芍药收降阳气，二药相反相成，本质上也是升降并用之方。

《伤寒论》第 235 条：阳明病，脉浮，无汗而喘者，发汗则愈，宜麻黄汤。

本条论述阳明病兼表寒的证治。

脉浮、无汗而喘者，此为太阳伤寒的表现，此时既有阳明病，也有表寒之症。若阳明胃肠阻塞不严重的情况下，可先解表。治宜麻黄汤宣发解表、宣肺降气。

值得指出的是，三阴三阳是一有机整体，任何一方面都不可单独存在，因此，在诊断阳明病的时候，还要考虑各方的相关性因素。同时，阳明病本身也有轻重寒热虚实的不同，不能简单地认为能使用承气汤治疗的就是阳明病。上面使用麻黄汤、桂枝汤、四逆汤属权宜之法，故要有不二法门的境界，才能突破各种矛盾的困扰。

《伤寒论》第 236 条：阳明病，发热汗出者，此为热越，不能发黄也。但头汗出，身无汗，剂颈而还，小便不利，渴饮水浆者，此为瘀热在里，身必发黄，茵陈蒿汤主之。

茵陈蒿六两、栀子十四枚（擘）、大黄二两（去皮）。

上三味，以水一斗二升，先煮茵陈减六升，内二味，煮取三升，去滓，分三服。小便当利，尿如皂荚汁状，色正赤，一宿腹减，黄从小便去也。

本条论述阳明病湿热夹瘀、郁而发黄的证治。

阳明病阳气不能入里收藏，阳气郁滞于外而热盛，郁热有宣泄之性，阳气宣泄故汗出，因此，出现发热、汗出的现象，称为"热越"（热随汗越），郁蒸在里的湿热被解除，故不能发为黄疸。若出现"但头汗出，身无汗，剂颈而还，小便不利，渴饮水浆"的症状，此乃阳气（包含气、血、水液）郁滞于外而不得发越，必定导致湿热内阻、气滞血瘀，湿热夹瘀郁蒸，身必发黄疸。治宜茵陈蒿汤。

茵陈蒿汤由茵陈、栀子、大黄组成。茵陈，《本经》载："味苦，平，主风湿、寒热邪气，热结黄疸，久服轻身益气，耐老。"此药因旧苗而春生故名茵陈，有发陈之意（《内经》："春三月，此为发陈。"），也有发越阳气之意，发越阳气则热越汗出而有除黄疸之效。栀子，主治五内邪气、胃中热气；大黄，荡涤肠胃、推陈致新。全方有清热通便、发陈退黄之效。

《伤寒论》第 237 条：阳明证，其人喜忘者，必有蓄血。所以然者，本有久瘀血，故令喜忘。屎虽硬，大便反易，其色必黑者，宜抵当汤下之。

本条论述蓄血证的证治。

阳明病蓄血（瘀血）于下，抵当阳神下蛰之路，精气失藏，心神失养，是以喜忘。瘀血蓄积于少腹，不在大肠，大便虽硬，腑气尚通，故大便反易。大便色黑乃瘀血外泄之象。治宜抵当汤，清除瘀血的抵当。

《伤寒论》第238条：阳明病，下之，心中懊憹而烦；胃中有燥屎者，可攻；腹微满，初头硬，后必溏，不可攻之。若有燥屎者，宜大承气汤。

本条再次论述燥屎阻滞是应用大承气汤的指征。

阳明病阳热郁滞于肺胃，未受邪实阻滞，症见心中懊憹而烦，治当以栀子豉汤宣肺降胃。若胃肠有燥屎阻滞，才可用攻下。若腹微满，大便初头硬，后必溏，此属阳明中寒证（详见第191条），不可用大承气汤攻下（方中芒硝性寒，用芒硝治疗阳明中寒，则违反了寒者热之的治疗原则）。可用小承气汤和胃气。若肠中燥屎结塞已成，可攻下，宜大承气汤。

《伤寒论》第239条：病人不大便五六日，绕脐痛、烦躁发作有时者，此有燥屎，故使不大便也。

本条论述如何判定阳明病燥屎内结的形成。

病人不大便五六日，说明阳明病已成。绕脐痛表示病位在腹；烦躁表示心神失藏。此两症发作有时表示固定不移的结阻已成（气滞则为游走不定的腹痛、发无定时），因此判定阳明燥结于里。

《伤寒论》第240条：病人烦热，汗出则解。又如疟状，日晡所发热，属阳明也。脉实者，宜下之；脉浮虚者，宜发汗，下之与大承气汤，发汗宜桂枝汤。

本条论述从脉症区别太阳病、阳明病的证治。

太阳病、阳明病均有烦热，汗出之症，但阳明病属日晡所发热，即其发热在黄昏时段应时而发。若脉实，乃气机壅塞不通之象，则病已入里，宜下之，予大承气汤；若脉浮虚者，脉浮主表，脉虚主卫阳不足（脉虚与阳明腑实证的脉实相对而言）。宜桂枝汤发汗助阳、调和营卫。

《伤寒论》第241条：大下后，六七日不大便，烦不解，腹满痛者，此有燥屎也。所以然者，本有宿食故也，宜大承气汤。

本条论述阳明燥屎内结伴宿食在里的证治。

判定是否有燥屎形成，其原理与第239条相同，但本条有"腹满"现象，故考虑有宿食仍在。本条大下后，肠中积滞虽去，但胃中宿食仍在，经过六七日不大便，六七日乃新的疾病周期的开始，阳明病再次形成，燥热腑实，阳神不能归藏，故见心烦、腹满痛。治宜大承气汤通腑降热，则腹满得除，心神得藏。

《伤寒论》第242条：病人小便不利，大便乍难乍易，时有微热，喘冒不能卧者，有燥屎也，宜大承气汤。

本条继续论述阳明病燥屎内结的证治。

阳明病胃失和降、阳气（包含水气）下行障碍，故见小便不利；大便乍难乍易，表明肠道有结阻现象；肠道结阻导致阳气失藏，阳气而上浮故发热；燥屎内阻，肺胃之气右降受阻，浊气上逆，故见喘冒不能卧，时有微热；肠道结阻，肺胃之气下降受阻，故症见喘冒不能卧。综合以上四症，可以判定肠中有燥屎存在，治宜大承气汤。

《伤寒论》第243条：食谷欲呕，属阳明也，吴茱萸汤主之，得汤反剧者，属上焦。

吴茱萸一升（洗）、人参三两、生姜六两（切）、大枣十二枚（擘）。

上四味，以水七升，煮取二升，去滓，温服七合，日三服。

本条论述阳明病胃气不降、脾气失运的证治。

阳明病食谷欲呕者，此属阳明中寒（其原理详见第190条），寒凝阳明胃肠，腑气不通，故食谷欲呕。治宜吴茱萸汤。若服后病情加重，则病在上焦，非在中下焦之胃肠。

吴茱萸汤由吴茱萸、人参、生姜、大枣组成。吴茱萸，《本经》载："味辛，温，主温中，下气，止痛，欬逆寒热，除湿，血痹，逐风邪，开腠理。"此药既能温中降逆下气，也能温升肝木。人参补脾益气。生姜、大枣和中。全方有降逆和胃、生发肝脾的作用。由于此方既能降阳明胃气，也能升厥阴肝木，故也成为治疗厥阴病的方剂之一。

《伤寒论》第244条：太阳病，寸缓、关浮、尺弱，其人发热汗出，复恶寒，不呕，但心下痞者，此以医下之也，如其不下者，病人不恶寒而渴者，此转属阳明也；小便数者，大便必硬，不更衣十日，无所苦也。渴欲饮水，少少与之，但以法救之。渴者，宜五苓散。

本条论述太阳病转属阳明的证治。

诊脉寸关尺的部位，分别对应肺胃肾，上焦寸脉缓主肺气和平，中焦关脉浮主胃气不降，下焦尺脉弱主肾不藏精。本条太阳病，出现寸缓、关浮、尺弱的脉象，其病机属中焦胃气不降。由于胃气不降，上焦郁热宣泄，故症见发热汗出。下后伤正，损伤脾胃升降，而症见心下痞。如不用下法，汗出伤津，则转属阳明病。阳明病胃肠运行不畅，若进一步出现小便数的症状及津亏必致大便硬的阳明燥结之症，此时可饮水自救。口渴乃津液失布之象，治宜五苓散升降运行水液。

《伤寒论》第245条：脉阳微，而汗出少者，为自和也；汗出多者，为太过。阳脉实，因发其汗，出多者，亦为太过。太过者，为阳绝于里，亡津液，大便因硬也。

本条论述汗出伤津是致大便硬的原因。

本条将脉阳微与脉阳实相对，脉阳微即脉浮微，脉阳实即脉浮实。脉浮微为表阳不足之象，若汗出较少，为阴阳自和之象。若脉浮实，乃表阳郁滞之象，治宜汗法，发汗太过，汗多津伤，因而导致大便干硬。同时，汗为心之液，津液为阳气所化生，故汗出太过，也会损伤阳气，而致里阳之亏虚。

《伤寒论》第246条：脉浮而芤，浮为阳，芤为阴，浮芤相搏，胃气生热，其阳则绝。

本条论述阳明病脉象浮芤为胃燥津伤之象。

阳明乃阳气盛极而衰之时，其脉浮大为其常脉，今见脉浮芤，芤脉有中空不实之象，乃阴津亏损之意，浮芤相搏是指胃火上炎则脉浮，胃火炽盛灼津则脉芤。津液乃阳气所化生，阴津灼损，则阳气也随之消亡。

《伤寒论》第247条：趺阳脉浮而涩，浮则胃气强，涩则小便数，浮涩相搏，大便则硬，其脾为约，麻子仁丸主之。

麻子仁二升、芍药半斤、枳实半斤（炙）、大黄一斤（去皮）、厚朴一尺（炙，去皮）、杏仁一升（去皮尖，熬，别作脂）。

上六味，蜜和丸，如梧桐子大，饮服十丸，日三服，渐加，以知为度。

本条论述阳明胃气失降、胃阴亏虚、脾气受约的证治。

趺阳脉是指足背动脉，属足阳明胃经，以候脾胃之气。趺阳脉浮则胃气强，胃气燥盛，壅塞不降则为胃气强；趺阳脉涩则胃中阴津不足，其原因是小便过多而伤津，故涩则小便数。胃气燥盛不降，小便过多伤津则大便硬。《素问·经脉别论》载："饮入于胃，上输于脾。"《素问·太阴阳明论》载："脾不能为胃行其津液。"今胃降受阻，在外的阳气不能依时收藏到太阴，同时胃燥津亏，则脾气收藏运化受约束，故其脾为约，治宜麻子仁丸。

麻子仁丸由小承气汤加麻子仁、杏仁、芍药组成。方中以小承气汤通便导滞，加麻子仁、杏仁、芍药润肠降气消滞。全方使胃土得降，阳明燥土（金）得润，则阳气得降，太阴脾土、少阴肾水得藏。内含土生金、金生水的五行相生之意，水生则津液运行，暗合治疗"脾不能为胃行其津液"的脾约证。

《伤寒论》第248条：太阳病三日，发汗不解，蒸蒸发热者，属胃也，调胃承气汤主之。

本条论述太阳病三日、发汗不解、蒸蒸发热的证治。

太阳病三日，用发汗解表、宣发敷布阳气之法治疗，病仍不解，证明病不在表，已入里。仍见蒸蒸发热，胃热炽盛向上蒸发之象，乃阳明胃气不降所致。治宜调胃承气汤，以通便降胃气而热除。

《伤寒论》第249条：伤寒吐后，腹胀满者，与调胃承气汤。

本条论述伤寒吐后腹胀满的证治。

伤寒吐后，病仍不解，证明病不在胃中（若在胃中，吐后得舒而病除）。出现腹胀满，乃胃肠气滞不降所致，治宜调胃承气汤，以通便降胃气。这里的"调胃"二字，非指狭义的胃，而是指由胃主导的胃肠系统。

在三个承气汤中，调胃承气汤是大承气汤的基础，主要功用是散结通便；加上厚朴、枳实降气以辅而成大承气汤。大、小承气汤则有老少、升降之别，小主生，大主降，物壮则老。大、小柴胡汤，大、小青龙汤同义。

《伤寒论》第250条：太阳病，若吐，若下，若发汗后，微烦，小便数，大便因硬者，与小承气汤和之愈。

本条论述太阳病汗、吐、下后津伤肠燥的证治。

太阳病使用汗、吐、下三法未愈，病情进一步深入，出现微烦、小便数之症，乃阳气失藏、津液亏虚之象，必有大便硬结的倾向，虽前面使用下法未愈，仍可继续使用下法。治宜小承气汤通便和胃。

《伤寒论》第251条：得病二三日，脉弱，无太阳柴胡证，烦躁，心下硬，至四五日，虽能食，以小承气汤，少少与，微和之，令小安，至六日，与承气汤一升。若不大便六七日，小便少者，虽不受食，但初头硬，后必溏，未定成硬，攻之必溏；须小便利，屎定硬，乃可攻之，宜大承气汤。

本条论述大、小承气汤的应用。

燥屎结滞用大承气汤，燥屎形成前，腑气积滞者用小承气汤。得病二三日，脉弱则腑气未实，无太阳、柴胡证，症见烦躁、心下硬，乃胃气失降，阳明初成之证。至四五日病情进一步发展，虽犹能食，这是阳明中风的状态，可予小承气汤，少少与之，令胃气和降，阳降为阴，阳神得藏，则烦躁稍安。至六日，邪实之时，予小承气汤一升。若不大便六七日，病期已尽，计期可下，但有脾阳失藏，不能运化水湿，出现小便少、不能食、大便初头硬、后必溏的阳明中寒之证，若以大承气汤攻之，必成溏泄（芒硝性寒，不宜阳明中寒），须待脾气运化水湿正常，小便利后，肠燥腑实，燥屎已成，乃可攻下，宜大承气汤。

《伤寒论》第252条：伤寒六七日，目中不了了，睛不和，无表里证，大便难，身微热者，此为实也，急下之，宜大承气汤。

本条论述燥屎阻遏、阳不能降、精不能藏、精不上承的证治。

人身之气，精升则生神，神降则藏为精。伤寒六七日，乃是自愈之期，但病情加重，大便难，目中不了了，睛不和，乃燥屎阻遏，阳神不能下降藏为精，精不上承于目之象。此为阳明燥盛、阴精欲竭之象，治当急下之。治宜大承气汤通腑降热，则阳神得藏，阴精得生，精上承于目而愈。

《伤寒论》第 253 条：阳明病，发热汗多者，急下之，宜大承气汤。

本条论述阳明病发热汗多的证治。

阳明病，胃家实已成。阳气不能下降收藏则发热，热盛宣泄则汗出伤津。上有热盛精亏，下有胃肠燥盛，治当急下存阴，以大承气汤通腑泄热。

《伤寒论》第 254 条：发汗不解，腹满痛者，急下之，宜大承气汤。

本条论述阳明腑实、腹满痛的证治。

病邪在表宜发汗，发汗不解，故知非表证。腹满痛者，为阳明腑实之症。治当急下通腑止痛，宜大承气汤。

《伤寒论》第 255 条：腹满不减，减不足言，当下之，宜大承气汤。

本条论述阳明病腹满持续存在的证治。

腹满不减，减不足言，乃阳明腑实持续存在之意。治当攻下，宜大承气汤。

《伤寒论》第 256 条：阳明少阳合病，必下利，其脉不负者，为顺也，负者，失也，互相克贼，名为负也。脉滑而数者，有宿食也，当下之，宜大承气汤。

本条论述阳明少阳合病的证治。

少阳主左升，其脉弦；阳明主右降，其脉实。今阳明少阳合病，少阳木气受郁，阳明胃土塞塞。少阳木气受郁，阳气不升则下利；阳明胃土失降则腑实。今脉滑而数，为腑实之脉，为阳明胜少阳，故其脉不负，为顺证。若见少阳之脉弦，则为负，木克土，土败之象。今宿食停积，阳明腑实为主，治宜大承气汤，通腑降热消宿食。

《伤寒论》第 257 条：病人无表里证，发热七八日，虽脉浮数者，可下之。假令已下，脉数不解，合热则消谷喜饥。至六七日不大便，有瘀血，宜抵当汤。

本条论述发热、无表里证、瘀血结阻的证治。

病人无表证之恶寒，亦无里证之腹满，发热七八日不解，必有邪实阻碍右降之阳热，虽脉见浮数，亦可下之。浮数之脉虽主表证，而外无表证之症状，故不作表脉论。假令已下，而脉数不解，表里合热，消谷善饥，至六七日不大便，此非胃热，必有瘀血，因下之脉数不解，故知病不在胃肠，而在下焦血络。瘀热结于下焦，阳气不得归藏，郁而发热，脉浮数，治宜抵当汤，攻下瘀血。

《伤寒论》第258条：若脉数不解，而下不止，必协热便脓血也。

本条论述阳明病热灼肠络、下利脓血之症。

上条阳明病脉浮数，乃表热不降的表现，本条脉浮消失，但见脉数，说明上浮的阳气已入里。入里的阳气郁滞于胁部、胃肠，热郁化腐成脓，热灼肠络，故见下利腐秽脓血之症（本条协热便脓血与太阳病下篇协热利的原理相同）。

《伤寒论》第259条：伤寒发汗已，身目为黄，所以然者，以寒湿在里不解故也。以为不可下也，于寒湿中求之。

本条论述寒湿发黄的证治。

寒邪凝滞于胃肠，造成阳气右降受阻而成阳明中寒之证，寒凝湿阻，寒湿在里，阳气受困而不能通流归藏，郁蒸而身目发黄。此时受困之阳气不在表，故不宜以汗出宣发阳气。也没有形成阳明燥结，故也不宜攻下燥结，否则更伤阳气。治宜温化寒湿，解除受困之阳气，使阳明胃气得降，太阴脾阳得藏，脾升胃降，阳气（包括水气）通流无碍而除黄疸。

《伤寒论》第260条：伤寒七八日，身黄如橘子色，小便不利，腹微满者，茵陈蒿汤主之。

本条论述阳明病湿热郁蒸发黄的证治。

阳明病伤寒七八日，阳明胃土失降，阳气不能归藏而郁滞于阳明胃肠，则见腹满；阳气不降，随阳气运行的水道也相应下行不利，水湿内停故小便不利；郁热与水湿郁蒸则身黄如橘子色。治宜茵陈蒿汤以发越郁热、降气通便、利湿退黄。

《伤寒论》第261条：伤寒，身黄发热，栀子柏皮汤主之。

肥栀子十五个（擘）、甘草一两（炙）、黄柏二两。

上三味，以水四升，煮取一升半，去滓，分温再服。

本条论述热郁发黄的证治。

伤寒，胃失和降，心火郁滞于上，故发热；胃气不降，热郁于里，气血郁滞，热盛郁蒸则身黄。治宜栀子柏皮汤。以栀子、黄柏清降心胃之郁热。黄柏，《本经》载："味苦，寒，主五脏、肠胃中结热，黄疸、肠痔，止泄痢，女子漏下赤白，阴阳伤，蚀疮。"方中取其清除五脏、胃肠中积热、黄疸的作用。

《**伤寒论**》**第 262 条**：伤寒，瘀热在里，身必黄，麻黄连轺赤小豆汤主之。

麻黄二两（去节）、连轺二两（连翘根）、杏仁四十个（去皮尖）、赤小豆一升、大枣十二枚（擘）、生梓白皮一升（切）、生姜二两（切）、甘草二两（炙）。

上八味，以潦水一斗，先煮麻黄，再沸，去上沫，内诸药，煮取三升，去滓，分温三服，半日服尽。

本条论述阳明病伤寒、瘀热在里、身黄的证治。

阳明病伤寒，寒性收引凝滞，致阳明之气进入太阴受阻，阳气郁于阳明而热盛，气停必致血瘀水凝，故湿热瘀热互结，症必见身黄。治宜麻黄连轺赤小豆汤。

麻黄连轺赤小豆汤由麻黄、连翘、杏仁、赤小豆、大枣、生梓白皮、生姜二两、炙甘草二两组成。方中以麻黄、杏仁宣通气机，疏通阳气出入太阴的道路；连翘、桑白皮、赤小豆降热利湿，导引阳气下行；生姜、大枣、甘草养中气。全方宣通气机，流通气血，降热利湿，导引阳气进入太阴。

阴升为阳，阳降为阴，阴阳有序运行会通。阳明与太阴交接，阴阳、天地相交，"天地相交而万物通也"（《周易·泰》），阳气沉寂归藏嬗变。本条作为"阳明病篇"的最后结束条文，并以麻黄连轺赤小豆汤作结，具有特殊时空意义。《周易·坤》载："龙战于野，其血玄黄。"方中麻黄外黄内赤、连翘外黄内含黑子、赤小豆赤黑，三味主药颜色为黄、赤、黑色，暗合"其血玄黄"之意。本条文代表着阳气（龙）的尽头，接于太阴（野），与坤卦最后一爻的爻辞相合，象征天地相接之义。

第三章 辨少阳病脉证并治

在十二地支中，少阳寅卯辰，为凌晨3时至早上9时，此时阳气处于生发状态，旭日初升。阳气正处在由阴分生发外出的时候，为"半在里，半在外"之时，其证为口苦、咽干、目眩，其脉弦，其主方为小柴胡汤。小柴胡汤又名阴旦汤，有导引阳气右降收藏的作用，间接促进阳气的左升，有利于少阳之气的生长。

少阳与厥阴时序互含而接，由形化气，处于半在里半在外、形气交接之际，为阳出阴的枢机。少阳主升，少阳之气由小到大，由弱到强而成太阳之气。《灵枢·顺气一日分为四时》载："朝则人气始生，病气衰。""顺天之时，而病可与期，顺者为工，逆为粗。"少阳处于人气初生状态，慎不可误治，故《伤寒论》第264、第265条载："少阳不可吐下，吐下则悸而惊。""少阳不可发汗，发汗则谵语。"由于少阳处于人气初生，病气衰减之期，依靠人自身的生气可促进疾病的向愈，因此这里提示"不可吐下""不可发汗"，慎用方药，以免损伤稚阳之气。故在"少阳病篇"较少设立方药，仅见小柴胡汤一方。同时，阴旦汤也是"厥阴病篇"中的结尾方，与"太阳病上篇"的第一方阳旦汤首尾相接，体现了阴阳有序运行会通的医学思想。

《伤寒论》第263条：少阳之为病，口苦，咽干，目眩也。

本条论述少阳病的提纲证。

少阳寅卯辰之气如早上初升的太阳，意象阳气生发之势。少阳之气生发障碍则为少阳病。少阳郁火上炎，烁火向上，灼津耀目，故见口苦、咽干、目眩之症。

《伤寒论》第264条：少阳中风，两耳无所闻，目赤，胸中满而烦者，不可吐下，吐下则悸而惊。

本条论述少阳中风之症及治疗禁忌。

少阳中风乃少阳之气生发过度而阳盛太过，阳气向上疏泄而形成风。足少阳胆经起于目内眦，上头角，入耳中。少阳之气热盛而向上疏泄，则症见目赤、双耳无所闻；少阳之气向上盛满于胸胁部，故见胸中满而烦。此时病位不在阳明胃肠，故不可用吐下之法，若误治以吐下，则损伤稚阳天真之气，生气受挫而见惊悸之症。少阳初生，宜和不宜吐下。

《伤寒论》第265条：伤寒，脉弦细，头痛发热者，属少阳。少阳不可发汗，发汗则谵语。此属胃，胃和则愈，胃不和，烦而悸。

本条论述少阳伤寒之证及治疗宜忌。

寒性收引凝滞，在外的阳气运行阻滞，阳气郁滞而发生头痛、发热之症。若兼见脉浮则属太阳病，兼见脉浮大则属阳明病，但今见脉弦细，脉细是指阳气弱小、脉弦是指阳气紧张不舒，故兼见脉弦细属少阳。因此，"伤寒，脉弦细，头痛发热者"属少阳伤寒，而少阳中风则是"两耳无所闻，目赤，胸中满而烦"。治疗上，少阳伤寒不宜用宣泄阳气的发汗方法，否则损伤稚阳之气，生气受挫必会影响心神，致心神不宁而产生谵语之症。此时，适宜的治法是和降胃气，阳明胃气得降，则太阳之气得舒，少阳之气随之生发。在胃气和降的带动下，少阳、太阳、阳明之气通流无碍而病愈。若阳明胃气不降，心神不藏，症见烦而躁。

《伤寒论》第266条：本太阳病不解，转入少阳者，胁下硬满，干呕不能食，往来寒热，尚未吐下，脉沉紧者，与小柴胡汤。

本条论述太阳病转入少阳的证治。

少阳、太阳、阳明的时序依次相连运行，宛如一条游龙，头是阳明、尾是少阳、中是太阳，三者是相互影响的一体（三阴也宛如一条游龙，头是厥阴，尾是太阴，中是少阴）。故本条太阳病不解，转入少阳，乃自然之理。少阳生气受郁，肝木郁结，症见胁下硬满。太阴脾土不升，阳气不生则恶寒，阳明胃气失降，阳热失藏则发热，故见寒热往来。阳明胃气不降则干呕不能食。脉沉主里，主脾阳不振；脉紧主寒凝，气机不利。治宜小柴胡汤，以调节脾胃升降、气机通畅。

小柴胡汤又名阴旦汤，由柴胡、黄芩、半夏、人参、炙甘草、生姜、大枣组成。方中柴胡、黄芩、半夏导引阳气下行，降阳明胃气；人参健脾生发太阴之气；炙甘草、生姜、大枣调和中气。全方以降为主，降中有升。降阳明胃气，向前拉动少阳之气运行；升太阴脾气，从后推动少阳之气运行。以阴旦汤治疗朝气蓬勃向上的少阳之气，暗合着"升降不二"的圆通法门。

《伤寒论》第267条：若已吐下、发汗、温针，谵语，柴胡汤证罢，此为坏病。知犯何逆，以法治之。

本条论述少阳病变证的治疗原则。

正如前两条所述，少阳病禁吐、下、汗之法，也禁温针助阳。若误治损伤正气，少阳生气受损，变为坏病，则出现谵语不安之症。此时病情复杂，须辨证论治，依法调治。

《伤寒论》第 268 条：三阳合病，脉浮大，上关上，但欲眠睡，目合则汗。

本条论述三阳合病之症。

少阳寅卯辰，太阳巳午未，阳明申酉戌，阳气依时生长收藏。若三阳之气郁滞于外则为病。脉浮大，关脉之上也浮大，乃一派阳气壅盛于外之象。阳气失藏，心神受损，故见欲眠睡。但阳明胃气蒸腾于上，故虽欲眠睡，但目合则汗。

《伤寒论》第 269 条：伤寒六七日，无大热，其人躁烦者，此为阳去入阴故也。

本条论述阳气入阴归藏的辨证。

阴升为阳，阳降为阴，三阴三阳之气有序运行会通，阳气依时周流于身，通流无碍则为无病之人。伤寒加于身，寒性凝滞收引，阻碍阳气的通流运行。伤寒六七日乃正气回复的正常周期。若身大热，则阳气仍郁滞于外，仍为伤寒所阻，不能右降归藏。若身无大热，证明大部分阳气已入阴归藏，仍有少部分阳气未归藏完成，阳神受扰而见躁烦之症。此时，阳降为阴，阳气入阴归藏，阴阳会通，正气藏储自愈之象。

阳气（心神）右降归藏于太阴，阳气入阴之始有躁烦，烦乃阳气变动之时，阳气入阴之后无躁烦。

值得指出的是，此"阳去入阴"非指少阳病传入为太阴病。此阳气乃指整个三阳之气。阴升为阳，阳降为阴，阴阳有序运行会通，阳气进入收藏安静状态，其运行的次序是少阳升为太阳，太阳降为阳明，阳明藏为太阴，此为阳去入阴之序。

《伤寒论》第 270 条：伤寒三日，三阳为尽，三阴当受邪。其人反能食而不呕，此为三阴不受邪也。

本条论述三阴未受寒邪束缚的辨证。

阴左升为阳，阳右降为阴，三阴三阳有序运行会通。伤寒三日，三阳为尽，此言疾病发展的正常周期。若为病理周期，则解无定日。疾病发展的正常周期是一日少阳病，二日太阳病，三日阳明病。若三日后其人能食而不呕，乃阳明胃气和降无碍之象，阳气能随胃气右降而归藏，证明三阴未受伤寒之邪束缚，阳气能按时收藏于太阴、少阴、厥阴，故此为三阴不受邪也。

《伤寒论》第 271 条：伤寒三日，少阳脉小者，欲已也。

本条论述少阳病欲愈的脉象。

伤寒三日，三阳为尽，阳气归藏入里，阳气平和通流无碍，其脉为小，为无病之脉，其病则欲愈之象。若阳气郁滞，气机壅盛于外则脉浮大，如191 条"伤寒三日，阳明脉大"，又如《素问·脉要精微论篇》"大则病进"及《素问·离合真邪论篇》"大则邪至，小则平"。

《伤寒论》第 272 条：少阳病欲解时，从寅至辰上。

本条论述少阳病欲解时对应的时辰。

在十二地支中，少阳之气旺于寅卯辰，少阳病者借天地之正气相助而愈，故少阳病欲解时从寅至辰上，此时充满一派春生气息。

第四章 辨太阴病脉证并治

在十二地支中，亥子丑对应于晚上 9 时至凌晨 3 时，对应太阴病，此时阳气顺接阳明收降之势，降而归藏，故太阴为阳藏之始。其病主要表现为阳气收藏吸收障碍，出现"下利""四肢厥逆"等症，其脉缓，其治疗主方为四逆汤。

太阴之气与少阴、厥阴之气互含而接，人体之气由太阳、阳明的活跃状态，转变为太阴的下凝静止状态，契合"阳化气，阴成形"之理。太阴脾土、阳明胃土同为中轴，阳明为三阴三阳之气运行流转的终点，太阴顺接阳明，为三阴三阳之气运行流转的始点。

《伤寒论》"太阳病篇"无方剂条文主要论述太阴病的病理、生理特点。由于太阴顺接阳明之气，亥时为阴精始成的状态，稚阴初长，与少阳稚阳的状态类似，均顺慎用方药，以免损伤稚阴稚阳之气。故本篇使用的方剂较少，只使用四逆汤和桂枝汤类方，以助太阴收藏、生发阳气。

《伤寒论》第 273 条：太阴之为病，腹满而吐，食不下，自利益甚，时腹自痛。若下之，必胸下结硬。

本条论述太阴病的提纲证。

太阴时序亥子丑，顺接阳明之气。若阳明不降，阳气不藏于太阴，脾阳不振，则为太阴病。阳明胃气失降则腹满而吐、食不下；太阴脾气下陷则自利益甚。脾阳不振，寒湿凝滞，气机不滞，故时腹自痛。若下之，则太阴脾阳虚更甚，中阳受损，心下痞满而胸下硬结。

《伤寒论》第 274 条：太阴中风，四肢烦疼，阳微阴涩而长者，为欲愈。

本条论述太阴中风欲愈之脉症。

太阴中风是指太阴的阳气过盛而有疏泄之性，阳气疏泄流动而形成风。风为阳邪，主动而善行。《素问·阳明脉解篇》载："四肢者，诸阳之本也。"脾主四肢，脾主蓄阳，脾阳过盛，充于四肢，故见四肢烦疼。脉象方面，阳微指浮取脉微，说明在外阳气有生发之象；阴涩指沉取脉涩，说明在内阳气流通不利；脉长为正气来复之象，为欲愈之候。《素问·脉要精微解》载："长则气治。"

《伤寒论》第275条：太阴病欲解时，从亥至丑上。

本条论述太阴病欲解时。

太阴之气旺于亥子丑，亥子丑时为天地太阴之正气。太阴病者借天地之正气相助而愈。故太阴病欲解时，从亥至丑上。

《伤寒论》第276条：太阴病，脉浮者，可发汗，宜桂枝汤。

本条论述太阴病脉浮的证治。

太阴病是阳气藏蓄障碍的病理状态。脉浮主表，表示应该按时收藏的阳气仍浮越在上。阳气仍停留在太阳之位，导致太阴收藏阳气障碍。此时可用汗法，汗法有宣发助阳敷布之效。治宜桂枝汤发汗助阳，生发阳气，利于阳气敷布流动，从而促进阳气归藏太阴。

《伤寒论》第277条：自利不渴者，属太阴，以其藏有寒故也。当温之，宜服四逆辈。

本条论述太阴病的症状、病机、治则及方药。

太阴之气主藏又主升，太阴失藏，阳气不能依时归藏入里，则脏有寒、不渴；太阴之气升清障碍，脾气下陷，则下利。治则温补太阴，以四逆汤类方治之。"四逆"即四肢厥逆。脾主四肢，脾阳不振，阳气不能温达于四肢，故四肢厥逆。其病机是三阴之阳气虚衰，少阴肾阳虚衰，则不能温暖脾土；太阴脾阳虚衰，则不能运化升清；厥阴肝木下陷，则阴阳气不相顺接，阳气不生。脾土位居艮位，处于震（厥阴肝木）、坎（少阴肾水）之间。《周易·杂卦传》载："震，起也。艮，止也。"脾土在阴阳会通过程中，既是终点，又是新的周期的开始。脾土升清，阴升为阳，肾水生肝木为震起；脾土下陷，阳气不生为艮止，为逆证。其症见四肢厥逆、下利、亡阳等，甚则为死证。

四逆汤由附子、干姜、炙甘草组成。方中以附子为君药，干姜为臣药，佐以炙甘草。附子，《本经》载："味辛、温，主风寒咳逆邪气，温中，金疮，破癥坚，积聚血瘕，寒湿踒躄，拘挛膝痛不能行步。"方中取其温阳降逆，温中散寒之效。干姜，《本经》载："味辛，温，主胸满，欬逆上气，温中止血，出汗，逐风寒痹，肠澼下痢，生者尤良，久服去臭气，通神明。"方中取其温阳降逆，既能温肺降气而除胸满，又能温振脾阳而治肠澼下利。甘草，有补虚和中祛邪之效。全方能温阳散寒、温振阳气而降阴逆。

根据《辅行诀》药物性味五行互含的特点，附子味辛，属木，含水，能温补肝肾之阳；干姜味辛，属木，含土，能温振肝脾；甘草味甘，属土，含木，能补脾土，又益肝木。三药合用，温补肝脾肾，温振三阴之阳气，使太阴脾土升清，少阴肾水温暖，厥阴肝木得发，生阳气而镇阴逆，而四肢厥逆、下利之症得除，亡阳之症得救。全方回阳而救逆，故名四逆汤。

《伤寒论》第278条：伤寒脉浮而缓，手足自温者，系在太阴。太阴当发身黄，若小便自利者，不能发黄。至七八日，虽暴烦下利，日十余行，必自止，以脾家实，腐秽当去故也。

本条论述太阴病发黄与否之别及脾家实的转归。

脉浮主表，脉缓主湿，脾主四肢，脾阳充于四肢手足，太阴脾阳蓄积充实，则手足自温，而为脾家实，故手足之温系于太阴。脾为仓廪之官，主藏储阳气，小肠为受盛之官，主把水谷精微的精气运送于脾，故脾与小肠关系密切而为一家，故称"脾家"。脾家实者脾阳旺盛，而脾为湿土，若湿热蕴结于太阴，日久有湿热郁蒸发黄之象。但若小便通利，说明水液输布通流正常，太阴之湿气得以化水为气，阴升为阳，再经肺胃之肃降，水道通利而为二便，太阴湿气得解而不能发黄。至七八日乃正气回复的正常周期，若见暴烦、暴利之症，乃邪去正复之象。暴烦乃阳气入阴收藏过程、阳气急剧变动的一种表现；暴利为下利湿浊之邪，下利后壅盛于小肠的湿热腐秽得去而利必自止。其原因是脾阳蓄积充实，脾阳虽受湿积所困，但其正气旺盛，虽阻而仍得升，阴升为阳，正气回复而病愈。

值得指出的是，黄疸有阴黄、阳黄之别。湿热壅盛者为阳黄，日久脾阳虚衰者为阴黄，非太阴病发黄者概为阴黄。

《伤寒论》第279条：本太阳病，医反下之，因而腹满时痛者，属太阴也，桂枝加芍药汤主之；大实痛者，桂枝加大黄汤主之。

桂枝加芍药汤方：桂枝三两（去皮）、芍药六两、甘草二两（炙）、大枣十二枚（擘）、生姜三两（切）。上五味，以水七升，煮取三升，去滓，温分三服。本云：桂枝汤，今加芍药。

桂枝加大黄汤方：桂枝三两（去皮）、大黄二两、芍药六两、生姜三两（切）、甘草二两（炙）、大枣十二枚（擘）。上六味，以水七升，煮取三升，去滓，温服一升，日三服。

本条论述太阳病误下后致太阴腹痛的证治。

误下后，脾阳受损，寒凝气机，故见腹满时痛，治宜桂枝加芍药汤。方中重用芍药以加强祛除血脉痹阻、郁滞腹痛的作用。若大实痛、腹中积滞过重，治宜桂枝加大黄汤，以桂枝汤温阳通营止痛，加大黄活血消滞。大黄有活血消滞祛积的作用。

《伤寒论》第 280 条：太阴为病，脉弱，其人续自便利，设当行大黄、芍药者，宜减之，以其人胃气弱，易动故也。

本条论述太阴病自利者，若用大黄、芍药应当慎重。

脉弱是指太阴脾阳不足之象，持续下利乃太阴脾气下陷之象。太阴脾阳不足，气虚下陷者，若使用大黄、芍药等通便通络之药，应当慎重，宜减之，以免损伤脾胃之气。此时阳气从阳明胃转入太阴脾，胃中阳气渐弱，脾中阳气渐盛，在此过程中用药宜平和，宜静不宜动，静而勿扰阳气归藏。

第五章 辨少阴病脉证并治

在十二地支中，少阴时序为子丑寅，对应于午夜 11 时至凌晨 5 时，阳气进一步下降收藏，在子时到达最低位置，此时阳气最弱。其病表现出阳气衰微、甚则有亡阳之危象，其主症为四肢厥逆、但欲寐，其脉微弱，其主方为四逆汤。

少阴病，根据体质不同，始得之时出现反发热，使用麻黄附子细辛汤；始得之时出现背恶寒，使用附子汤。随着时空的推移，阳气进一步下行，依次使用麻黄附子甘草汤、黄连阿胶汤、桃花汤等。人体的阳气，本于脾胃，根于少阴，萌芽于厥阴。少阴之病，其标为阳气不藏，其源为胃，治宜开通阳气下降通路，方如吴茱萸汤、猪肤汤、甘草汤、桔梗汤、苦酒汤、半夏散及汤（咽为胃的门户，故少阴咽痛与胃相关）、四逆散、猪苓汤、大承气汤等。少阴之病，其本为阳气不足，其源于脾，治宜温振脾肾，方如白通汤、白通加猪胆汁汤、真武汤、通脉四逆汤、四逆汤等。最后，以四逆汤作结，揭示温升肝脾肾的重要性。

《伤寒论》"少阴病篇"无方剂条文主要讨论少阴病的生理病理特点及预后。子、丑、寅三个时辰分别对应八卦中的坎、艮、震卦位。少阴之气始于子时坎位，此时阳气衰微，位于水生木之始，中有艮土阻隔，坎水由艮出震。震起则为少阳初升，生机再发；艮止为逆，阳气不能由阴出阳，甚则为死证。

本篇最后以"当温其上，灸之"作结，显示了温升阳气、"持而勿沉"（《素问·阴阳离合论》）是治疗少阴病的原则，符合阴升为阳、阳降为阴、阴阳有序运行会通的思想。

《伤寒论》第 281 条：少阴之为病，脉微细，但欲寐也。
本条论述少阴病的提纲证。

少阴时序子丑寅。子时阳气归藏，阳降为阴，阳气衰微，不能鼓舞脉气故脉细微；子时心神下交于肾而归藏，阴气内盛，故但欲寐。因此，少阴病是少阴的阳气衰微的状态，脉微细、但欲寐是少阴的阳气虚衰的反映。

《伤寒论》第282条：少阴病，欲吐不吐，心烦，但欲寐，五六日自利而渴者，属少阴也，虚故引水自救；若小便色白者，少阴病形悉具。小便白者，以下焦虚，有寒，不能制水，故令色白也。

本条论述少阴病的症状及病机。

少阴病乃阳气衰微之状态，故见但欲寐的精神萎靡不振之症。欲吐不吐、心烦乃阳明胃气右降障碍之象，太阴、少阴顺接阳明，阳明不降是太阴、少阴不藏而致阳气衰微之因。五六日乃阳气藏于少阴的正常周期，五六日之时阳气仍不能下降归藏，则太阴、少阴失藏而亏虚。太阴脾阳下陷则症见下利；脾阳不足，左升障碍，不能蒸腾化气，布津上承，故见口渴、喜饮之症。少阴蓄阳不足，下焦虚寒，故见小便清冷色白。正如《素问·至真要大论》曰："诸病水液，澄沏清冷，皆属于寒。"

《伤寒论》第283条：病人脉阴阳俱紧，反汗出者，亡阳也，此属少阴，法当咽痛而复吐利。

本条论述少阴病的脉症。

脉象有紧脉、缓脉之别。紧脉乃正邪相搏、相战之象，脉和缓乃正气流通舒坦无碍之象。脉阴阳俱紧，即脉象浮沉俱紧之意。脉浮紧乃阳气郁滞于外之象，沉而紧乃里寒内盛、拒阳入里之象。

少阴病的原因缘于阳明右降障碍，阳气不能依时收降藏蓄，太阴、少阴蓄阳不足。阳明右降障碍，则阳气郁滞蒸腾于上，故见汗出，阳气随汗出而耗损，故曰"反汗出者，亡阳也"。汗出耗损阳气，则致少阴蓄阳不足，故曰"此属少阴病"。

阳气阻隔于上，郁结于咽部则咽痛；阳明胃气不降而上逆则呕吐；与此同时，阳气不降，必致太阴、少阴脾肾蓄阳不足，脾气下陷则见下利之症。值得指出的是，咽痛、呕吐与下利等症的病机是一致的，阳明右降障碍则阳气郁结上逆而见咽痛、呕吐之症；阳明右降障碍则阳气藏蓄不足而见下利之症，故张仲景曰"法当咽痛而复吐利"。

《伤寒论》第284条：少阴病，咳而下利，谵语者，被火气劫故也；小便必难，以强责少阴汗也。

本条论述误用火法的变证。

少阴病乃少阴的阳气藏蓄不足之病，其原因是阳明肺胃失降，太阴脾阳失藏所致。阳明申酉戌，太阴亥子丑，少阴子丑寅，阳气依时运行收藏。若阳明肺胃右降失常，肺失肃降而上逆则症见咳嗽；肺气失降则致太阴脾阳藏储不足，脾不升清而症见下利。右降左升失调而症见咳而下利。升降相依，症状表面不相关，但有内在的依存关系。治宜升脾降肺胃，火攻发汗之法非其治。若误用火法治疗，则肺胃热盛，心火更旺，心神受扰失藏则见谵语；阳明热盛，蒸腾于上，则见汗出，并因汗出过多，津液受损而小便必难。

《伤寒论》第285条：少阴病，脉细沉数，病为在里，不可发汗。

本条论述少阴病不可发汗。

脉沉主里，脉数主热，脉细主阴精亏虚。少阴病乃少阴的阳气藏蓄不足之病，病位在里，而非阳气郁滞于表，故不可发汗宣泄阳气。

《伤寒论》第286条：少阴病，脉微，不可发汗，亡阳故也。阳已虚，尺脉弱涩者，复不可下之。

本条论述少阴病不可用汗法，也不可用下法。

少阴病乃阳气虚衰之病，脉微乃阳气不足之象，故治疗不可以发汗，以免耗损阳气；尺脉弱涩乃少阴肾气虚衰、阳气收藏不畅之象，亦不可用攻下之法，以免耗损阳气。

《伤寒论》第287条：少阴病，脉紧，至七八日，自下利，脉暴微，手足反温，脉紧反去者，为欲解也。虽烦，下利必自愈。

本条论述少阴病阳气回复、生机再发之象。

少阴病七八日已是阳气正常回复之期，脉紧是正邪交争之象，自下利是脾家实而腐秽自去之象。腐秽乃阻碍阴阳运行会通之物，下利腐秽有利于气机的通畅。此时若手足温暖，则说明脾气得升，阴阳之气顺接，是阳回厥退之象。脉象由紧变为脉微，紧为病脉，气机紧迫不畅，含正邪相争之意；脉微为少阴本来之常脉，此为气机得舒，气机升降通流无碍之时，故为欲解之时。虽烦，下利必自愈，其义与第278条"至七八日，躁烦，下利日十余行，必自止，以脾家实，腐秽当去故也"类同。阳气变动收藏之时则"烦"，太阴、少阴的阳气藏蓄充实，阴升为阳，手足自温，邪去正复。

《伤寒论》第288条：少阴病，下利，若利自止，恶寒而蜷卧，手足温者，可治。

本条论述少阴病阳气来复之象。

太阴亥子丑，包含连接少阴、厥阴。阳气生于太阴脾，根于少阴肾，萌芽于厥阴肝。太阴失藏，阳气蓄积不足，病及少阴、厥阴。太阴脾气左升，手足得温，左升为顺，则少阴、厥阴病可治。

本条少阴病下利腐秽，若下利自止，乃脾气左升向愈之象，虽有恶寒蜷卧的阳气衰微之症，然而病者手足温暖，脾主四肢手足，为阳回厥退的顺证，预后良好。

《伤寒论》第 289 条：少阴病，恶寒而踡，时自烦，欲去衣被者，可治。

本条论述少阴病阳气来复之象。

少阴病乃阳气衰微之时，故症见"恶寒而蜷，但见自烦，欲去衣被"为顺证。"烦，寓火意"乃阳气变动收藏之时，欲去衣被说明阳气已复，病情自愈。

《伤寒论》第 290 条：少阴中风，脉阳微阴浮者，为欲愈。

本条论述少阴中风欲愈的脉象。

脉象之阴阳，寸脉为阳，尺脉为阴；左手寸关尺主心肝肾为阳，主升，右手寸关尺主肺胃命门为阴，主降；左手主阴升为阳，右手主阳降为阴。少阴中风是由少阴的阳气宣泄运行而形成，脉阳微阴浮，从脉象形势分析，含阴升为阳，阴升阳长之意，故为少阴中风欲愈之脉象。

《伤寒论》第 291 条：少阴病欲解时，从子至寅上。

本条论述少阴病欲解时。

子丑寅之时为天地少阴之正气，在天地正气帮助下，少阴病于子丑寅之时为欲解之时。

《伤寒论》第 292 条：少阴病，吐利，手足不逆冷，反发热者，不死。脉不至者，灸少阴七壮。

本条论述少阴病预后判断。

呕吐乃阳明胃气上逆之症，说明阳气右降归藏受阻，但吐后塞塞得消，有利于阳明胃气的疏通；下利乃太阴脾气下陷之症，但下利腐秽后气机得通，也有利于太阴脾阳更好地收藏，进而有利于少阴归藏阳气。此时，若手足温暖、脾主四肢，说明脾阳蓄积充足，左升为阳，病情自愈。若"脉不至"即脉象仍未见阳气生发之象，宜灸少阴经的穴位，以补充阳气，回阳救逆。

值得指出的是，在《伤寒论》中，三阳病宜针，三阴病宜灸。阳病多属实，宜针刺疏通气血，不宜灸法助阳生热，如刺期门；阴病多属虚，不宜针法劫夺正气，如灸少阴。

《伤寒论》第 293 条：少阴病，八九日，一身手足尽热者，以热在膀胱，必便血也。

本条论述热郁膀胱的尿血证。

阳气回复的正常周期是六七日，至八九日已超阳气回复的正常周期，阳气仍不能归藏于少阴，形成少阴病。此时，症见一身手足尽热，说明阳气仍郁滞于外。然而脾主四肢手足，手足发热是太阴脾藏蓄阳气充足之象，但阳气仍需进一步收藏于少阴、厥阴，这样才完成了阳降为阴的全过程。今阳气不能进一步收藏于少阴肾藏，肾与膀胱相表里，阳气郁滞于少阴之表，少阴之表为膀胱，即热郁于膀胱不能入里收藏。热郁膀胱，灼伤血络，故必见血尿之症。

《伤寒论》第294条：少阴病，但厥无汗，而强发之，必动其血。未知从何道出，或从口鼻，或从目出者，是名下厥上竭，为难治。

本条论述少阴病误治导致下厥上竭难治之症。

少阴病乃少阴的阳气收藏不足之病，脾肾亏于下，则阳气不能生发而见四肢厥冷。阳气亏虚，气不化津，生化汗液之源不足，故见无汗之象。反强发汗则耗损在外之阳气，里外上下之阳气俱虚，真阳不足而成下厥上竭难治之症。此时，真阳耗损，不能顾护阴血，气不统血，则其血妄动而为衄血之症。

《伤寒论》第295条：少阴病，恶寒，身蜷而利，手足逆冷者，不治。

本条论述少阴病之逆证。

太阴亥子丑，少阴子丑寅，太阴之气包涵少阴。太阴失藏，则必致少阴蓄阳不足，则少阴的阳气衰微而见恶寒身蜷之症。太阴脾阳不足，脾气下陷则见下利、手足逆冷之症。若太阴脾土左升，少阴之气阴升为阳，手足得温，则少阴病、厥阴病可治。左升为顺，左降为逆，逆则下利，手足厥冷，不治。

《伤寒论》第296条：少阴病，吐利，躁烦，四逆者，死。

本条论述少阴病死证中的一种情形。

阴升为阳，阳降为阴，阴阳二气有序运行会通。少阴乃阳气衰微之时，若少阴之气不能左升为阳，阴阳交通运行之气完全中断，则为死证。

太阴、少阴之气左升为阳，则生机再发，四肢手足温暖，为顺证。反之则四肢厥逆，为逆证，甚则为死证。呕吐、躁烦是阳明胃气不降之象，胃气不降是形成太阴病、少阴病之源。下利是太阴、少阴之阳气不足，气虚下陷不升之象。四逆是阳气不能生发之象。若阴阳升降运行之气完全中断则为死证。

《伤寒论》第297条：少阴病，下利止而头眩，时时自冒者，死。

本条论述少阴病死证的一种情形。

少阴病乃阳气衰微之病，下利虽止，但阳气依然不能生发。肾精衰竭，生发不足，不能化气为神，故见头眩、时时自冒等心神失养之症。阳升主生，不能阴升为阳则为死证。

《伤寒论》第298条：少阴病，四逆，恶寒而身蜷，脉不至，不烦而躁者，死。

本条论述少阴病死证的一种情形。

少阴病乃阳气衰微之病，脉微乃阳气不足之象，阳气不能依时生发，故见四肢手足厥逆、恶寒而身蜷之症。脉不至是指未扪及阳气回复的脉象，并且出现心神失养之躁动不安症，此乃阴精衰竭，精不化气之象，为阳气不能回复的死证。

《伤寒论》第299条：少阴病六七日，息高者，死。

本条论述少阴病死证的一种情形。

六七日乃阳气归藏少阴的正常周期，今出现气息浅促、呼吸困难之症，为肺气失降、阳气欲脱的状态，此为阳气衰竭的死证。

《伤寒论》第300条：少阴病，脉微细沉，但欲卧，汗出不烦，自欲吐。至五六日自利，复烦躁不得卧寐者，死。

本条论述少阴病死证的一种情形。

"脉微细沉，但欲卧"，此为少阴病阳气衰微的生理状态，因弱而静卧以待阳气来复；少阴中的阳气疏泄运动而产生汗出现象，此时虽阳气衰微，心神仍得养，故汗出不烦；"自欲吐"为阳明胃气不降之象，说明太阴失藏的病机未除。若病情进一步加重，至五六日为阳气回归少阴之期，此时阳气又进一步耗损，出现脾虚下利之症，此时阳气下陷，精不上承，心神失养，故见烦躁不得寐，此为阳气衰竭而失神的死证。

《伤寒论》第301条：少阴病，始得之，反发热，脉沉者，麻黄附子细辛汤主之。

麻黄二两（去节）、细辛二两、附子一枚（炮，去皮，破八片）。

上三味，以水一斗，先煮麻黄，减二升，去上沫，内诸药，煮取三升，去滓，温服一升，日三服。

本条论述少阴病始得时的证治。

阳气产生于太阴亥时，根于少阴子时，萌芽于厥阴丑时。少阴居坎位，病位在里，故脉沉；少阴病，但始得之时，即阳气开始从亥时进入子时之时，在表的阳气依时有序且缓慢地进入少阴，此时表犹带热，故反发热（随着时序的转移，表热自然消失）。治宜麻黄附子细辛汤。

麻黄附子细辛汤由麻黄、附子、细辛组成。麻黄能疏通地气，使地中阳气升降出入。细辛，《本经》载："味辛，温，主欬逆，头痛脑动，百节拘挛，风湿痹痛死肌，久服明目，利九窍，轻身长年。"《辅行诀》载："味辛皆属木，桂为之主，椒为火，姜为土，细辛为金，附子为水。"细辛性温、禀金木之性，既能温升阳气、通利关节，又能收降肺气。附子，《本经》载："味辛，温，主风寒咳逆邪气，温中，金疮，破癥坚，积聚血瘕，湿温踒躄，拘挛膝痛，不能行步。"附子性温、禀水木之性，既能温阳通络，又能温补肾阳。全方既能温补少阴肾阳，又能疏通太阴土气，阳气流通入里而解表除热。

麻黄附子细辛汤作为少阴病的第一方，用于阳气始藏、表尚有热之证。随着时空的推移，二三日表热渐退，调整使用麻黄附子甘草汤微发汗；阳气进一步入里，二三日以上心中烦之症，使用黄连阿胶汤；二三日至四五日下利脓血，使用桃花汤。然而，对于素体虚寒者，始得之时，并没有反发热之症，而是得之一二日背恶寒，使用附子汤；若病位不同，也可用吴茱萸汤等。

《伤寒论》第 302 条：少阴病，得之二三日，麻黄附子甘草汤微发汗，以二三日无证，故微发汗也。（无证，《金匮玉函经》作无里证。）

麻黄二两（去节）、甘草二两（炙）、附子一枚（炮，去皮，破八片）。

上三味，以水七升，先煮麻黄一两沸，去上沫，内诸药，煮取三升，去滓，温服一升，日三服。

本条论述少阴病伴表证的证治。

少阴病，得之二三日，阳气逐渐入里，由始得之的反发热状态，转变成为表热渐退的状态，故"以二三日无证（无证，应作无表证）"。治宜麻黄附子甘草汤微发汗。

麻黄附子甘草汤由麻黄附子细辛汤去细辛加甘草组成。方中以麻黄疏通太阴地气，附子温补少阴肾阳。由于表热已退，故去收降肺气的细辛，加甘草补脾和中。

《伤寒论》第 303 条：少阴病，得之二三日以上，心中烦，不得卧，黄连阿胶汤主之。

黄连四两、黄芩二两、芍药二两、鸡子黄二枚、阿胶三两（一云：三挺）。

上五味，以水六升，先煮三物，取二升，去滓，内胶烊尽，小冷，内鸡子黄，搅令相得，温服七合，日三服。

本条论述少阴病心肾不交的证治。

少阴病始得之时，表热仍盛（第 301 条）；少阴病，得之二三日，表热渐退（第302条）；少阴病，得之二三日以上，阳气进一步入里，则成"心中烦，不得卧"之证（本条）。

心主神明，肾主藏精。少阴肾阳左升，精化为神，心神右降，神藏为精。精气上济心火，则心火不燥，心火下交肾水，则水不下寒。少阴病，心火不能归藏，则肾阳衰微而成少阴病。心火失降，阳神失藏，症见心中烦、不得卧。治宜黄连阿胶汤。

黄连阿胶汤由黄连、黄芩、芍药、鸡子黄、阿胶组成。该方在《辅行诀》称小朱鸟汤。方中以黄连、黄芩降心火，使心神得藏；鸡子黄、阿胶、芍药养阴精，补精养神。全方交通心肾，降心火，滋阴精，养心神。

《伤寒论》第304条：少阴病，得之一二日，口中和，其背恶寒者，当灸之，附子汤主之。

附子二枚（炮，去皮，破八片）、茯苓三两、人参二两、白术四两、芍药三两。

上五味，以水八升，煮取三升，去滓，温服一升，日三服。

本条论述少阴病，口中和、背恶寒的证治。

少阴病得之一二日，其得病时间比第302、303条早，故和第301条同类，均属始得之时。然而，第301条出现"反发热"，本条出现"背恶寒"，其原因考虑为患者素体寒热体质所致。脾开窍于口，脾阳不振，脾气不升则口中和；阳气虚衰之体，阳气生发不足则背恶寒。治宜灸法助阳或附子汤温升脾肾阳气。

附子汤由附子、白术、茯苓、人参、芍药组成。方中以附子温阳散寒、温升阳气；白芍收敛阳气，与附子合用，阴阳相互为用，使阳气降而勿浮、阴气升而勿沉；人参、白术、茯苓补虚运脾化湿、益气助阳，助附子温阳，阳气左升，温散寒邪，扶正驱邪。

《伤寒论》第305条：少阴病，身体痛，手足寒，骨节痛，脉沉者，附子汤主之。

本条论述少阴病寒湿凝滞的证治。

本条不言日数，其意指贯穿整个疾病周期。少阴居坎位，故少阴病之脉沉；脾肾阳气衰微，阳虚不能温达四肢，故见手足厥寒；阴寒内盛，寒湿凝滞，故见身体痛、骨节痛。治宜附子汤以温阳散寒、止痛通痹。

《伤寒论》第306条：少阴病，下利便脓血者，桃花汤主之。

赤石脂一斤（一半全用，一半筛末）、干姜一两、粳米一升。

上三味，以水七升，煮米令熟，去滓，温服七合，内赤石脂末方寸匕，日三服。若一服愈，余勿服。

本条论述少阴病下利便脓血的证治。

本条不言日数，其意指贯穿整个疾病周期。本条病位在肠，与第301、302、303条相比，阳气进一步入里。阳气阻滞于阳明胃肠，郁而热盛，血败肉腐则便脓血；阳气不能依时收藏，脾肾阳虚，脾失升清则下利。治宜桃花汤。

桃花汤由赤石脂、干姜、粳米组成。赤石脂可用于泄痢肠澼脓血、阴蚀下血赤白、邪气痈肿、疽痔、恶疮、头疡、疥瘙；干姜有温中止血之效；粳米和胃。全方有温脾止利、祛脓止血的作用。

《伤寒论》第307条：少阴病，二三日至四五日，腹痛，小便不利，下利不止，便脓血者，桃花汤主之。

本条论述少阴病二三日至四五日腹痛、下利便脓血的证治。

少阴病二三日至四五日，与第301、302、303条相比，时间进一步推进，阳气进一步下降向少阴收藏。但在阳气运行的过程中，因肠道气滞湿阻，郁而化热，故见腹痛、下利、便脓血；阳气下降受阻，水道不利，故见小便不利。治宜桃花汤，以温脾止利、祛脓止血。

《伤寒论》第308条：少阴病，下利便脓血者，可刺。

本条论述少阴病下利脓血亦可用刺法。

少阴病其因是阳气郁滞于肠腑，致使阳气不能回归藏于少阴，症见下利脓血便，邪实者可用刺法，故可用针刺之法疏通气血的运行，引导阳气下降。

《伤寒论》第309条：少阴病，吐利，手足逆冷，烦躁欲死者，吴茱萸汤主之。

本条论述少阴病吐利、手足冷、烦躁的证治。

少阴病阳气衰微，脾肾阳虚，脾不升清，阳气不能温达四肢，故症见下利、四肢逆冷；胃失和降则吐；阳神不能右降归藏则烦躁欲死。治宜吴茱萸汤，以降胃气、暖肝脾。

吴茱萸汤由吴茱萸、人参、生姜、大枣组成。吴茱萸，温中，下气，止痛，欬逆寒热，除湿，治血痹，逐风邪，开腠理；此药既能温中降逆下气，也能温升肝木。人参补脾益气，生姜、大枣和中。全方有降逆和胃则导引阳气归藏于少阴，温暖肝脾生发阳气的作用。由于此方既能降阳明胃气，也能升厥阴肝木，故该方成为治疗少阴虚寒证、阳明中寒证（第243条）、厥阴病寒实证（第378条）的方剂。

《伤寒论》第 310 条：少阴病，下利，咽痛，胸满，心烦，猪肤汤主之。

猪肤一斤。

上一味，以水一斗，煮取五升，去滓，加白蜜一升、白粉五合，熬香，和令相得，温分六服。注白粉，即大米粉。

本条论述少阴病阳热不藏的证治。

少阴病阳浮于上，阳气不能依时归藏，脾肾阳虚下陷则下利；阳热失藏则见咽痛、胸满、心烦等症。治宜猪肤汤。

猪肤汤由猪肤、白蜜、米粉组成。《素问·五藏生成论》曰"肺合皮毛"，猪属水畜，猪肤属皮毛类，与肺相合，有清肺金、润肺燥，使阳降阴生。白蜜、米粉味甘，属土，全方取土生金、金生水之义。

《伤寒论》第 311 条：少阴病，二三日，咽痛者，可与甘草汤，不差，与桔梗汤。

甘草汤方：甘草二两。上一味，以水三升，煮取一升半，去滓，温服七合，日二服。

桔梗汤方：桔梗一两、甘草二两。上二味，以水三升，煮取一升，去滓，温分再服。

本条论述少阴咽痛的证治。

《素问·太阴阳明论》载："喉主天气，咽主地气。"喉出肺中之气主天，咽出胃中之气主地，故咽为胃之门户。少阴病咽痛乃胃气不降、阳热不藏、上炎咽喉所致。治宜甘草汤以降热祛邪。甘草有除寒热邪气、解毒的作用。不差者，治宜桔梗汤。以桔梗利咽止痛，甘草清热祛邪。

《伤寒论》第 312 条：少阴病，咽中伤，生疮，不能语言，声不出者，苦酒汤主之。

半夏（洗，破如枣核）十四枚、鸡子一枚（去黄，内上苦酒，着鸡子壳中）。

上二味，内半夏苦酒中，以鸡子壳置刀环中，安火上，令三沸，去滓，少少含咽之。不差，更作三剂。

本条论述少阴病阳热不降、咽伤、言语不利的证治。

胃气不降乃形成少阴病之源。胃气不降，阳气失藏，阳热郁滞于上，灼伤咽喉，故见咽中伤、生疮、言语不利。治宜苦酒汤。以苦酒酸收降逆、半夏下气散结，鸡子清清肺润燥。

《伤寒论》第 313 条：少阴病，咽中痛，半夏散及汤主之。

半夏（洗）、桂枝（去皮）、甘草（炙）。

上三味，等分，各别捣筛已，合治之。白饮和，服方寸匕，日三服。若不能散服者，以水一升，煎七沸；内散两方寸匕，更煮三沸，下火令小冷，少少咽之。半夏有毒，不当散服。

本条论述少阴病咽中痛的证治。

热郁咽部，阳热不能右降归藏，则脾肾阳虚，故成少阴病上热下寒的咽痛症。治宜半夏散及汤，以开结利咽降气。

半夏散及汤由半夏、桂枝、炙甘草组成。桂枝主结气喉痹。半夏，《本经》载："味辛，平，主伤寒寒热心下坚，下气，喉咽肿痛，头眩，胸胀欬逆，肠鸣，止汗。"甘草和中解毒。全方有降气开结利咽解毒的作用，散结降气而助阳气归藏则咽痛得除，少阴阳虚得温。

《伤寒论》第314条：少阴病，下利，白通汤主之。

葱白四茎、干姜一两、附子一枚（生，去皮，破八片）。

上三味，以水三升，煮取一升，去滓，分温再服。

本条论述少阴病阳虚下利的证治。

少阴病，脾肾阳虚，脾阳下陷，故下利。治宜白通汤。

白通汤由四逆汤去甘草减量干姜加葱白组成。方中葱白通阳而生发阳气，以附子、干姜温补脾肾而止下利。

《伤寒论》第315条：少阴病，下利，脉微者，与白通汤。利不止，厥逆无脉，干呕烦者，白通加猪胆汁汤主之。服汤，脉暴出者死，微续者生。

葱白四茎、干姜一两、附子一枚（生，去皮，破八片）、人尿五合、猪胆汁一合。

上五味，以水三升，煮取一升，去滓，内胆汁、人尿，和令相得，分温再服。若无胆，亦可用。

本条论述阳虚寒盛，服白通汤后寒热格拒的证治。

少阴病阳气衰微，服白通汤温补脾肾、生发阳气而止利。但仍下利不止，厥逆无脉，乃阳气不升之象，加之干呕而心烦，乃阳神不能右降、阳虚阴逆、阴盛格阳之象。治宜在白通汤的基础上，反佐人尿、猪胆汁以交通阴阳。人尿咸寒，猪胆汁苦寒，与辛温的姜附并用，有交通阴阳、调和阴阳的作用。服药后，若脉暴出，则为虚阳暴脱，亡阳之危象；若脉微续，阳气徐回者生。

《伤寒论》第316条：少阴病，二三日不已，至四五日，腹痛，小便不利，四肢沉重疼痛，自下利者，此为有水气。其人或咳，或小便利，或下利，或呕者，真武汤主之。

茯苓三两、芍药三两、白术二两、生姜三两（切）、附子一枚（炮，去皮，破八片）。

上五味，以水八升，煮取三升，去滓，温服七合，日三服。苦咳者，加五味子半升、细辛、干姜各一两；若小便利者，去茯苓；若下利者，去芍药，加干姜二两；若呕者，去附子，加生姜，足前为半斤。

本条论述少阴病阳虚水泛的证治。

"少阴病，二三日不已，至四五日"是指阳气不能归藏的时间，此时少阴肾阳已虚，当温之。"腹痛"是指阳气受阻的部位，此部位是阳明胃肠之处。胃气是阳气下降的原动力，此症蕴含着阳气在胃肠处的运行障碍，阳气欲透过阳明向下传达而不能，水气下行随之受阻，故小便不利；脾胃之气不能透达四肢则四肢沉重疼痛。阳气虚则阴气逆，阳虚水泛，水气上逆则或咳，或呕；阳虚水泛，肾虚失约，则或小便利。治宜真武汤。

真武即玄武，北方之神，治水。真武汤由附子、芍药、白术、茯苓、生姜组成。方中以附子为主药。附子、生姜味辛，属木，主温阳升阳，阳气升则阴气降，故能治水气上逆之证；芍药味酸，属金，补营阴、通营血而散腹中阴结，使阳气右降无碍，益阴助阳，与附子合用，阴阳相互为用，阴阳并补，升降并用；白术、茯苓合用，有温散寒湿、利水降逆安神之效。全方共奏温阳气、降阴逆、利水湿之效。

《伤寒论》第317条：少阴病，下利清谷，里寒外热，手足厥逆，脉微欲绝，身反不恶寒，其人面色赤，或痛，或干呕，或咽痛，或利止脉不出者，通脉四逆汤主之。

甘草二两（炙）、附子大者一枚（生用，去皮，破八片）、干姜三两（强人可四两）。

上三味，以水三升，煮取一升二合，去滓，分温再服。其脉即出者愈。面色赤者，加葱九茎；腹中痛者，去葱，加芍药二两；呕者，加生姜二两；咽痛者，去芍药，加桔梗一两；利止、脉不出者，去桔梗，加人参二两。病皆与方相应者，乃服之。

本条论述少阴病阳气衰微、虚阳浮越的证治。

少阴病阳气衰微，脾阳不振，故症见下利清谷、手足厥逆、脉微欲绝；阳热不能右降归藏于太阴，故里寒外热；阳气衰微，阳气无根，虚阳上越，故身反不恶寒、其人面色赤；少阴病，肝脾下陷，木郁犯土，故腹痛、呕吐；虚阳上浮故咽痛；阳虚气郁，故虽利止而脉不出。病机是里寒外热，真寒假热，虚阳浮越。治宜通脉四逆汤。增加四逆汤之用量，温振阳气，回阳救逆。

《伤寒论》第318条： 少阴病，四逆，其人或咳，或悸，或小便不利，或腹中痛，或泄利下重者，四逆散主之。

甘草（炙）、枳实（破，水渍，炙干）、柴胡、芍药。

上四味，各十分，捣筛，白饮和服方寸匕，日三服。咳者，加五味子、干姜各五分，并主下利；悸者，加桂枝五分；小便不利者，加茯苓五分；腹中痛者，加附子一枚，炮令坼；泄利下重者，先以水五升，煮薤白三升，煮取三升，去滓，以散三方寸匕，内汤中，煮取一升半，分温再服。

本条论述少阴病阳虚不能温达四末的证治。

少阴病阳气衰微，肝、脾、肾三阴之阳气不振，不能温达四肢，故见四肢厥逆。肺胃失降，阳气不能右降归藏于太阴，脾阳失于蓄藏，而成少阴病阳虚证。其人肺胃右降失常，水气下降受阻、肺气上逆则出现或腹中痛，或小便不利，或咳；心神不能归藏则悸。若脾阳不振，左升受阻，脾不升清则泄利下重，治宜四逆散。

四逆散由柴胡、芍药、枳实、炙甘草组成。方中柴胡有去肠胃结气积聚、助阳降无碍、推陈致新、既能扶阴又能助阳之作用；芍药，有和营通络、散腹中坚积、助阳降无碍、益阴助阳之效；枳实，有除寒热结、利五脏、益气轻身之效，使气滞得消、阳气得降；炙甘草补气而和中。全方以降气消滞为主，使阳气下降藏蓄于太阴而除四逆。

《伤寒论》第319条： 少阴病，下利六七日，咳而呕渴，心烦不得眠者，猪苓汤主之。

猪苓一两（去皮）、茯苓一两、阿胶一两、泽泻一两、滑石一两。

上五味，以水四升，先煮四物，取二升，去滓，内阿胶烊尽。温服七分，日三服。

本条论述少阴病阴精受损、水道不利的证治。

少阴时序子丑寅、太阴亥子丑、阳明申酉戌，少阴病来源于阳明不降、太阴不藏。太阴不藏则脾气亏虚，脾气下陷则症见下利，下利六七日即是太阴失藏六七日之意；阳明肺胃不降则症见咳嗽、呕逆；阳明不降则阴精不生，阴不生则燥渴；阳明不降则阳神不藏，心神不能归根藏于少阴之宅，症见心烦不得眠。阳明肺金乃是水之上源，若雾露之溉，阳明肺金肃降而生少阴肾水，今肺金不降而水道不利。此时少阴阴精不足，阳明肺胃不降而水道不通，水湿不利。治宜猪苓汤养阴精而利水湿。

猪苓汤由猪苓、泽泻、滑石、茯苓、阿胶组成，也是治疗阳明病小便不利之方。方中以猪苓、泽泻、滑石通调水道；茯苓降逆肺胃之气，导引阳气下降归藏于少阴；阿胶润肺燥而滋肾精。全方滋养阳明燥金，导引阳明肺金肃降而生少阴肾水，通调水道而利小便。

《伤寒论》第 320 条：少阴病，得之二三日，口燥咽干者，急下之，宜大承气汤。

本条论述少阴病口燥咽干的证治。

阳气失藏则成少阴病。今症见口燥咽干，乃阳热郁滞于上，热盛伤津之象。阳气本应归藏少阴之时，仍上浮于上，宜急下存阴。治宜大承气汤攻下积滞，使阳气右降无碍。

《伤寒论》第 321 条：少阴病，自利清水，色纯青，心下必痛，口干燥者，可下之，宜大承气汤。

本条论述少阴病胃失和降、阳气失藏、脾气下陷的证治。

少阴病的病理状态属脾肾阳气衰微，阳虚寒盛则自利清水、色纯青。少阴病缘于阳明之气不降，其阳明胃土必然壅塞不通，不通则痛，故症见心下必痛；阳气上浮则口干燥。治宜大承气汤通腑消滞，使阳气右降归藏，温暖脾肾，则阳升而利止。

《伤寒论》第 322 条：少阴病，六七日，腹胀，不大便者，急下之，宜大承气汤。

本条论述少阴病腹胀、不大便的证治。

少阴病本为阳气衰微之证，其阳气的归藏源于阳明的右降。少阴病六七日已是一个疾病完整周期，此时仍见不大便、腹胀，乃阳明失降之象，治当以大承气汤急下之，恢复阳明右降之性，使阳明降而少阴生。

值得指出的是，大承气汤本是治疗阳明病的主方，然而少阴病的形成源于阳明胃气不降，急则治其标，取阳降阴生之义。

《伤寒论》第 323 条：少阴病，脉沉者，急温之，宜四逆汤。

本条论述少阴病脉沉的治法。

少阴居坎位，脉微细、但欲寐是少阴病的特征。今兼见脉沉，脉沉主阳气不升。《素问·阴阳离合论》载："三经（阴）者不得相失也，搏而勿沉。"故治宜急温之，方用四逆汤温升阳气。少阴乃阳气运行的最低位，若失治误治，则会出现阳气下陷的危证。

《伤寒论》第 324 条：少阴病，饮食入口则吐，心中温温欲吐，复不能吐，始得之，手足寒，脉弦迟者，此胸中实，不可下也，当吐之。若膈上有寒饮，干呕者，不可吐也，当温之，宜四逆汤。

本条论述少阴病胸中实、寒饮停滞胸膈的证治。

少阴病若症见饮食入口则吐、心中温温欲吐、复不能吐，且为少阴病始发之时，则正虚不甚，病机虚实夹杂，以实证为主。手足寒是阳郁不能温达四肢之象，脉弦主气机郁滞不畅，脉迟主寒，既有阳气里虚，又有邪实停于胸膈，治宜因势利导，不可下，当吐之。若膈上有寒饮、干呕，则为太阴脾土衰败、阳虚阴逆之象。治宜四逆汤温振三阴，温阳化饮，温升阳气而降阴逆。

《伤寒论》第325条：少阴病，下利，脉微涩，呕而汗出，必数更衣反少者，当温其上，灸之。

本条论述少阴病可使用"下病上治"的温阳灸法。

少阴病乃少阴肾阳亏虚之病。太阴、少阴的阳气不足，气虚下陷则症见下利。脉微主阳气衰微，脉涩主阳气运行阻滞不利。呕吐、汗出均为影响阳气收藏之因。呕吐为阳明胃气不降，汗出则耗损阳气。由于胃气上逆，大肠传导阻滞，大便次数必定由多转少。治疗上可使用"下病上治"的温阳灸法，如灸百会穴等。

"少阴病篇"以"当温其上，灸之"作结，突出显示了温升阳气在此篇的重要性，符合"三经（阴）者不得相失也，搏而勿沉"，以及阴升为阳、阳降为阴、阴阳有序运行会通的思想。

第六章 辨厥阴病脉证并治

在十二地支中，厥阴丑寅卯，对应于深夜1时至早上7时。厥阴之气起源于丑土，丑属脾土。太阴脾土主藏又主升，其藏始于亥时，阴精始成，盛于子时，至丑时盛极而衰，阴尽阳生，与厥阴、少阳之气相连，丑时是阳气由降而转升的转折点，有着承前启后的作用。丑时对应艮卦位，在脏为脾；寅、卯时对应震卦位，在脏为肝。其病为阴阳之气不相顺接，其主证厥热往来，其脉微浮，其主方为乌梅丸。

人体的阳气，本于脾胃，根于少阴，萌芽于厥阴。厥阴之病，其标为阳气不藏，其源于胃气不降，用吐法、下法、和法，方如瓜蒂散、栀子豉汤、白虎汤、吴茱萸汤、小柴胡汤等。厥阴之病，其本为脾不升清，其源于脾阳不足者，治宜温振脾肾，方如桂枝汤、当归四逆汤、当归四逆加吴茱萸生姜汤、四逆汤、通脉四逆汤等；脾家实者治宜白头翁汤、干姜黄芩黄连人参汤，寒热错杂者用乌梅丸、麻黄升麻汤标本并治。在《伤寒论》"厥阴病篇"的方剂布局上，始于乌梅丸，终于小柴胡汤；前者药性大寒大热、作用猛烈，后者药性平和，体现了以和为贵之理。在整个三阴三阳病的方剂布局上，始于"太阳病上篇"的桂枝汤（阳旦汤），终于"厥阴病篇"的小柴胡汤（阴旦汤）；同时，厥阴向上生发而成少阳之气，小柴胡汤也成为"少阳病篇"唯一应用的方剂，其方应时而设，宛如一条游龙，前后呼应而成一体，体现了阴阳会通的圆融无碍的医学思想。

本篇无方剂条文主要论述厥逆与发热、下利、死证等内容。脾主四肢手足，脾气升清则四肢发热，此时发热乃阳气生发之象，为人体的正常生理现象；若在外的阳气不能依时入里归藏，则四肢厥冷与发热并见，此时发热则为人体的病理现象。脾虚下陷、脾不升清则症见下利；湿热困脾、脾家实之证也症见下利。阳气不能由阴出阳则为死证。本篇最后提出要适度运用汗、吐、下三法恢复阳气有序运行，并以通利二便的下法做结，揭示通利二便的"下法"是治愈三阴三阳病的根本法门，故曰"利之则愈"。

《伤寒论》第326条：厥阴之为病，消渴，气上撞心，心中疼热，饥而不欲食，食则吐蛔，下之利不止。

本条论述厥阴病的提纲证。

厥阴时序属丑寅卯，五行属土、木，其脏对应脾、肝。此时阴尽阳生，阳气为始生破土（丑属土）而出的萌芽状态，需水的濡养，故有"消渴"之表现（即"饮入于胃，游溢精气，上输于脾""脾为胃行其津液"之意）。丑属脾土，戌属胃土，脾胃同属中土而成一体，是三阴三阳之气的生发点和终点，阳气始生于太阴脾土，终于阳明胃土，终始相连，相互感应。在《伤寒论》中，"心""胃"居人体中心，人体中心五行属土，（如泻心汤，即是泻胃降胃气之义）。故本句"气上撞心，心中疼热"的"心"即是"中心""心胃中土"之意。丑时阳气萌生，破土而出，向上生发，故有"气上撞心"之义，"撞心"即是撞土，有破土而出之意。丑时阴尽阳生，寒极生热，故为胃气寒极之时，亦是阳气始生之时，故有"心中疼热"之症。"疼热"含寒极生热、阴尽阳生之意。丑时胃气始生，胃气尚弱，故见"饥而不欲食"。此时腹中处极寒之时，若此时进食，腹中的蛔虫必定趋暖避寒，故见"食则吐蛔"。丑时阳气始生，若此时误用攻下之法，最易损伤幼稚的脾阳，脾气下陷，故见"下之利不止"。

由上可知，厥阴病提纲证描述了稚阳始生、破土而出的生理病理状态。

《伤寒论》第 327 条：厥阴中风，脉微浮为欲愈，不浮为未愈。

本条论述厥阴中风欲愈的脉象。

厥阴中风是由于厥阴的阳气旺盛、盛而宣泄流动而形成。厥阴为阴尽阳生之始，升则为震起，生机再发。脉微浮乃阳气由阴出阳之象，生气向上故为欲愈；若阳气不足以向上生发，则脉不浮，故不愈。

《伤寒论》第 328 条：厥阴病欲解时，从丑至卯上。

本条论述厥阴病欲解时。

人体阳气的运行与天阳相一致，厥阴之气旺于丑寅卯，故人体厥阴病欲解于丑寅卯，其包含着天人一体的医学思想。

《伤寒论》第 329 条：厥阴病，渴欲饮水者，少少与之愈。

本条论述厥阴病渴欲饮水为欲愈之象。

厥阴肝木为阳气之初生。《素问·经脉别论》载："饮入于胃，上输于脾。"《周易·序卦传》载："物生必稚，故受之以需。""需"即濡养。肝木阳气初生，需脾气升清，肾水濡养，以滋阳长之需，故厥阴病有消渴之需。厥阴病渴欲饮水者，以水滋润濡养则愈。

《伤寒论》第 330 条：诸四逆厥者，不可下之，虚家亦然。

本条论述厥阴病四肢厥逆不可下之的证治。

四末（四肢末端）为阴阳之交汇处，手足三阴三阳经交接于四肢末端。脾主四肢，脾气左升，阴升为阳，厥阴之阳气再发，则四肢温暖。四肢厥逆为脾气下陷之象，若攻下则更损脾阳，脾气左升障碍，而致厥阴生发的动力不足，故不可攻下，以免影响阳气生发，虚者亦然。

《伤寒论》第 331 条：伤寒，先厥后发热而利者，必自止，见厥复利。

本条论述厥利与阳气盛衰的关系。

厥阴伤寒，寒邪凝滞，厥阴生发障碍，出现四肢厥冷之症，继而阳气回复，出现发热、四肢手足回暖的现象，即使出现下利之症，但下利必将因阳气回复而自止，病情自愈。若再次出现四肢厥冷之症，说明脾阳不足，脾虚下陷再发而见下利。因此，四肢厥冷、下利之症与太阴、厥阴的阳气盛衰密切相关。

值得指出的是，《伤寒论》中的"发热"之症，与现代医学的"发热"（体温超过 37 ℃）概念不同。《伤寒论》中的"发热"，有的是阴升为阳、阳气生发而见发热，有的是太阳、阳明的阳气郁滞不降而见外热壅盛，但其体温不一定是 37 ℃以上。

《伤寒论》第 332 条：伤寒，始发热六日，厥反九日而利。凡厥利者，当不能食，今反能食者，恐为除中。食以索饼，不发热者，知胃气尚在，必愈，恐暴热来出而复去也。后日脉之，其热续在者，期之旦日夜半愈。所以然者，本发热六日，厥反九日，复发热三日，并前六日，亦为九日，与厥相应，故期之旦日夜半愈。后三日脉之而脉数，其热不罢者，此为热气有余，必发痈脓也。

本条论述根据病人厥、热的多少来判定病症的预后。

厥阴为阳气由阴出阳之关口，阴阳之气顺接则发热、四肢温暖；阴阳之气不相顺接便为厥。脾气下陷则见四肢厥逆、下利之症。假如病人发热六日，厥逆下利九日，厥多热少此时脾气下陷，阳明胃气不能下降收藏，故不能食。若病人突然主动索食，则有两种可能的情况：一种是病人出现"除中"的危象。病人突然索食，并有暴热来出而复厥，此时为中气暴除，胃气将绝的"回光反照"危象。另一种情况是病人胃气素盛，阳明胃气尚能下降收藏，则仍能食，必于三日后夜半而愈。因为发热三日后则与前六日发热合计为九日，厥逆亦为九日，厥热相平，当于九日后夜半，天之阳气一阳来复之时，在厥阴之气当旺之时，机体乘天阳萌生之势而阳气来复，生机再发而愈。若发热超过九日，热多厥少，则阳复太过，郁热太过，热壅肉腐，则有痈脓之虞。

《伤寒论》第333条：伤寒脉迟六七日，而反与黄芩汤彻其热。脉迟为寒，今与黄芩汤复除其热，腹中应冷，当不能食，今反能食，此名除中，必死。

本条论述厥阴伤寒误治以苦寒之法的后果。

厥阴乃阴尽阳生之始，阳气由阴出阳之关口，阳气处于萌芽状态，须慎用苦寒之法，以免损伤稚阳。厥阴伤寒，寒性凝滞收引，六七日为厥阴的阳气来复之时，此时出现脉迟，脉迟为寒，是厥阴之阳气生发困难之际，若用苦寒的黄芩汤治疗脾虚下陷的厥阴下利之症，则会损伤厥阴之稚阳，继而出现腹中寒冷、不能食之症。若病人反而主动索食，则提示有中阳暴脱、中阳暴除的"除中"危象，为必死之候。

《伤寒论》第334条：伤寒，先厥后发热，下利必自止，而反汗出，咽中痛者，其喉为痹。发热无汗，而利必自止，若不止，必便脓血，便脓血者，其喉不痹。

本条论述阳气回复和不能回复的外在表现。

厥阴伤寒，先厥后发热乃阳气来复的佳象。脾阳得升，脾虚下利之症必自止。厥阴阳气的来复，来源于阳明胃肠的下降。若胃气不降，阳气郁热于上，郁热宣泄则汗出；胃气不降，咽为胃之门户，阳气壅盛于此，故咽中痛、其喉为痹。若肠腑不通，雍而热盛，则见发热无汗、必便脓血。由于阳气从咽部下行而阻于肠腑，此时阳气阻塞的病位已转换，故曰"便脓血者，其喉不痹"。

《伤寒论》第335条：伤寒一二日至四五日，厥者必发热，前热者后必厥，厥深者热亦深，厥微者热亦微。厥应下之，而反发汗者，必口伤烂赤。

本条论述厥阴病的热与厥的因果关系。

四肢厥逆是阳气不能生发、阴阳之气不相顺接之象，发热是阳气生发或阳气郁滞于外之象。若热郁于外，阳明不能右降归藏，则致太阴脾阳不足，脾失升清则四肢厥逆。发热（阳气不能归藏）是厥逆（脾气不升）之因。厥阴伤寒，寒性凝滞收引，阻碍阳气的生发及归藏。伤寒四五日乃阳气下降归藏于太阴、少阴、厥阴之时。"厥者必发热"是指阳明不降，阳热郁滞于外，必定致太阴脾阳失藏，脾失升清则四肢厥逆。"前热者后必厥"是指在前的阳明不降，必定导致在后的太阴失藏，阳明不降则热，太阴不升则厥冷。"厥深者热亦深，厥微者热亦微"是指阳明失降而发热，此热越盛，阳气失藏越深，则厥逆越深，阳气失藏越微，外热轻微，则厥冷越微。若阳气升降通流无碍，则无厥、热之症。

厥逆的原因是阳明右降障碍、太阴脾阳不升所致，故治疗以通降阳明，导引阳明之气向下归藏为主，故厥应下之。若以发汗宣发阳气治之，则在上的阳气过旺，必见口伤烂赤之症。

《伤寒论》第 336 条：伤寒病，厥五日，热亦五日。设六日当复厥，不厥者自愈。厥终不过五日，以热五日，故知自愈。

本条论述厥热相平者自愈。

四肢厥逆是阳气不能生发之象，发热是阴升为阳、阳气生发之象。若厥、热相平，此乃阴阳平和自愈之势。本条以厥、热各五日为例来判定预后是否能自愈。

《伤寒论》第 337 条：凡厥者，阴阳气不相顺接，便为厥。厥者，手足逆冷者是也。

本条论述厥阴病的病机和症状。

脾主四肢，四肢内侧为阴，外侧为阳，四肢末端是阴阳的交接处，手足厥冷的症状从四肢末端开始。太阴脾阳升清，厥阴之气由阴出阳，少阳生机再发，则四肢末端温暖；若为太阴脾阳不足，脾气下陷，厥阴之气不能阴升为阳，阴阳之气不相顺接而四肢厥冷。

本条手足逆冷，阴阳之气不相顺接的病机也可以从易理、卦象的角度分析。手卦象为艮，足卦象为震，手足卦象为颐，颐与脾胃密切相关，颐者养也，脾主后天颐养。颐卦外在的阳气被内在的阴气阻隔，阴阳之气不相顺接。一阴接一阳则为阴阳之气相顺接，顺接则阴阳相交而为既济之卦。

《伤寒论》第 338 条：伤寒，脉微而厥，至七八日肤冷，其人躁无暂安时者，此为脏厥，非蛔厥也。蛔厥者，其人当吐蛔。令病者静，而复时烦者，此为脏寒，蛔上入其膈，故烦，须臾复止，得食而呕，又烦者，蛔闻食臭出，其人常自吐蛔。蛔厥者，乌梅丸主之，又主久利。

乌梅三百枚、细辛六两、干姜十两、黄连十六两、当归四两、附子六两（炮，去皮）、蜀椒四两（出汗）、桂枝六两（去皮）、人参六两、黄柏六两。

上十味，异捣筛，合治之，以苦酒渍乌梅一宿，去核，蒸之五斗米下，饭熟捣成泥，和药令相得；内臼中，与蜜杵二千下，丸如梧桐子大。先食饮服十丸，日三服，稍加至二十丸。禁生冷、滑物、臭食等。

本条论述厥阴病脏厥和蛔厥的特点及蛔厥的证治。

正如厥阴病提纲证指出，厥阴丑时阴尽阳生，此时腹中处于极寒之时，也是脏厥与蛔厥最易发生之时。厥阴伤寒，脉微而厥逆，七八日皮肤寒冷，乃阳气衰微、阳气不升之象；其人躁无暂安时，乃阳神不能右降归藏之象。厥阴肝木不升，阳神不降，阴阳逆行，里寒外热，上热下寒，此为脏厥，非蛔厥。蛔厥者，其人必当吐蛔。蛔虫在内，令病者有时静，有时烦。其原因是脏寒不能安蛔，蛔虫避寒就温，上入其膈，故烦。蛔虫得温而安，暂止。及其得食，胃气不降，气逆作呕，蛔虫又扰而不安，故复烦。蛔虫闻食气而上，随胃气之呕逆而出，故其人当自吐蛔。治宜乌梅丸。

方中以乌梅、苦酒味酸，收降阳气，引导阳气归藏于太阴；黄连、黄柏苦寒下气降浊，浊气得除则阳降无碍；桂枝、干姜、细辛、蜀椒、附子辛温，温升阳气而降阴逆，使阳气左升；人参、当归、米粉、白蜜益气养血和中。全方升阳气，降阴逆，养正气，使厥阴肝木得升，阳气得藏，脏暖而蛔安。

《伤寒论》第 339 条：伤寒，热少微厥，指头寒，嘿嘿不欲食，烦躁，数日小便利，色白者，此为热除也，欲得食，其病为愈。若厥而呕，胸肋烦满者，其后必便血。

本条论述厥热轻证的表现及两种转归。

人体之阳气左升右降，阴升为阳，阳降为阴，太阴脾气稍陷，阳气生发稍不足，而见热少微厥、指头寒之轻症。"嘿嘿不欲食"、烦躁为阳明之气右降阻滞的表现，此亦为厥阴病的阳气藏蓄不足之因。数日后，小便利、色白、欲得食乃水道通利、胃气得降之象。此时阳降为阴，外在的阳气得藏，则失藏的郁热得除，为欲愈之候。若阳明之气不降加重，则出现呕吐、胸肋烦满等阳气郁滞上逆的表现，甚则郁热灼伤肠络而见便血之症。与此同时，阳气失藏加重，厥阴之气不能左升加重，则手足厥逆之症从指头寒一直向上加重，症见手足逆冷，此为"热深厥亦深"之理。

《伤寒论》第 340 条：病者手足厥冷，言我不结胸，小腹满，按之痛者，此冷结在膀胱关元也。

本条论述用推断之法推断厥阴病手足厥冷的病机。

厥阴之气生发受阻，不能阴升为阳，故病者手足厥冷，其缘于脾阳失藏，阳气收藏受阻。阻于何处？阻于上或阻于下？"言我不结胸"，则上无阻；"小腹满，按之痛"，则下受阻，故曰"此冷结在膀胱关元"。因此，其病症是冷结膀胱关元，阻碍阳气归藏，太阴脾阳蓄积不足，少阴、厥阴的阳气虚衰，不能左升为阳，故病者手足厥冷。

《伤寒论》第 341 条：伤寒，发热四日，厥反三日，复热四日，厥少热多者，其病当愈。四日至七日，热不除者，必便脓血。

本条论述厥阴病热多厥少为病愈及阳复太过之症。

厥阴之气阴升为阳则生机再发，则四肢发热、温暖；若气虚生发不足则手足厥逆。热多厥少乃正气回复之象，故其病当愈。若阳复太过，超过太阴脾阳藏蓄能力，不能收藏小肠受盛之水谷精微，热壅小肠，热壅肉腐而见便血之症。

《伤寒论》第 342 条：伤寒，厥四日，热反三日，复厥五日，其病为进。寒多热少，阳气退，故为进也。

本条论述厥阴病见厥多热少为病进。

人体阳气左升为顺、左降为逆，右降为顺、右升为逆，为阳气升降顺逆之道。厥阴病者厥多热少，乃顺少逆多，此为阳气生发不足之象，故病进。

《伤寒论》第 343 条：伤寒六七日，脉微，手足厥冷，烦躁，灸厥阴，厥不还者，死。

本条论述厥阴病死证的一种情形。

人体的阳气产生于中土太阴阳明，根于少阴，萌芽于厥阴。伤寒六七日乃厥阴的阳气生发萌芽之时，脉当微浮，脉微乃阳气衰微之象，阳气不能左升生发则手足厥冷；阳气不生，精不上承，心神失养则烦躁。治宜灸厥阴之穴，以回阳救逆，若手足厥冷不能回复，则有阳亡之危候。

《伤寒论》第 344 条：伤寒，发热，下利，厥逆，躁不得卧者，死。

本条论述厥阴病死证的一种情形。

厥阴伤寒，寒性收引凝滞，阻碍阳气运行，阳明右降失常，热郁于外，故见发热。太阴脾阳不足，脾不升清，阳气下陷，则见下利、手足厥逆之症。心神不能下降收藏，则躁不得卧。此时则可能有虚阳暴脱的危象。

《伤寒论》第 345 条：伤寒，发热，下利至甚，厥不止者，死。

本条论述厥阴病死证的一种情形。

厥阴伤寒，阳气运行受寒邪阻滞，阳降受阻，阳气失藏则发热。阳气失藏导致太阴脾阳藏蓄不足，脾不升清，阳气下陷则见下利不止、手足厥冷不止。此时亦为阳气衰亡的危候。

《伤寒论》第 346 条：伤寒，六七日不利，便发热而利，其人汗出不止者，死。有阴无阳故也。

本条论述厥阴病死证的一种情形。

厥阴伤寒，六七日乃阳气生发之时，突然出现发热，似有阳复之象，但症见下利不止，乃脾虚下陷之象。且其人汗出不止，乃脾阳失充，脾阳亏虚，阳气不能固护阴液，阳不固阴则汗出不止，阳随汗脱，此为亡阳之危象。

《伤寒论》第347条：伤寒五六日，不结胸，腹濡，脉虚，复厥者，不可下，此亡血，下之死。

本条论述厥阴病死证的一种情形。

厥阴伤寒五六日已到阳气生发之时，此时出现脉虚、四肢厥逆之症，而病人无结胸证，腹部濡软无腑实硬结之象，因此上焦、中焦、下焦无阳气受阻的症候，则考虑阳气受阻于血分，结合脉虚状态，断为血虚致厥。治法不能用攻下积滞之法，误下则更损阳气，有阳亡的危象。

《伤寒论》第348条：发热而厥，七日下利者，为难治。

本条论述厥阴病难治之证。

在表的阳气不能依时归藏于太阴故发热；继而太阴脾阳不足，脾不升清，影响厥阴之气不能左升生发故厥逆，七日乃阳气由阴出阳之时，今下利，乃脾阳不升之象，故难治。

《伤寒论》第349条：伤寒脉促，手足厥逆，可灸之。

本条论述厥阴伤寒、脉促厥逆的治疗。

厥阴伤寒，寒性主收引凝滞，阻碍阳气的运行，阳气运行受阻，气机紧迫故脉促；阳气归藏障碍，脾阳不足，脾失升清故四肢手足厥逆寒冷，治宜用艾灸温阳之法促进阳气生发。

《伤寒论》第350条：伤寒，脉滑而厥者，里有热，白虎汤主之。

本条论述厥阴病伤寒、脉滑而厥、里有热的证治。

厥阴病的病机是太阴脾阳不能升清，厥阴肝木不能生发，其原因是阳明右降障碍、阳气失藏。脾阳不足则四肢厥冷，肺胃有热故脉滑。其脉不沉，则病不在三阴，其脉不浮，热已不在表，故脉滑主病在阳明，热郁于胃，故里有热。但相对于太阴来说，仍是"外有热，里有寒"。在三阴三阳中，阳气依太阳、阳明、太阴、少阴、厥阴、少阳的次序运行，三阳是表，三阴是里。但从"太阳主一身之表"来说，太阳是表，其他为里。故本条的"里有热"，应是阳明有热。阳明有热不能归藏太阴，太阴仍是里有寒。因此，本条与第176条"伤寒，脉浮滑，此以表有热，里有寒，白虎汤主之"的表述并无矛盾。治宜白虎汤清降肺胃、生津润燥，使阳气归藏于太阴。

《伤寒论》第351条：手足厥寒，脉细欲绝者，当归四逆汤主之。

当归三两、桂枝三两（去皮）、芍药三两、细辛三两、甘草二两（炙）、通草二两、大枣二十五枚（一法，十二枚）（擘）。

上七味，以水八升，煮取三升，去滓，温服一升，日三服。

本条论述厥阴病手足厥寒、脉细欲绝的证治。

前一条脉滑而厥，本条脉细欲绝而厥，二者症状相同，脉象不同，而寒热虚实方药随之不同。本条脉细欲绝乃阴血不足、阳气衰微、阳气不能生发之征；手足厥寒乃脾肾阳虚、阳气不能温达四肢、阴阳气不相顺接之象。治宜当归四逆汤。

当归四逆汤由桂枝汤加当归、细辛、通草组成。以桂枝汤温阳、生发阳气；当归、细辛、通草活血通营、养血复脉。全方养厥阴肝木而生发阳气。

《伤寒论》第 352 条：若其人内有久寒者，宜当归四逆加吴茱萸生姜汤。

当归三两、芍药三两、甘草二两（炙）、通草二两、桂枝三两（去皮）、细辛三两、生姜半斤（切）、吴茱萸二升、大枣二十五枚（擘）。

上九味，以水六升、清酒六升和，煮取五升，去滓，温分五服（一方，水酒各四升）。

本条承接前条。若病人素有寒痼之宿疾，加用吴茱萸、生姜温中散宿寒。吴茱萸既能温中降阳明胃气，也能温升厥阴肝木，对当归四逆汤起协同作用。

《伤寒论》第 353 条：大汗出，热不去，内拘急，四肢疼，又下利，厥逆而恶寒者，四逆汤主之。

本条论述汗出表不解、里寒内盛的证治。

宣泄发汗之法促进阳气运行，大汗出后，表热仍在。热不去者为阳气不能右降于太阴，故里寒内盛，则见四肢厥逆疼痛而恶寒、下利、内拘急。治宜四逆汤温振三阴，温阳升脾。

《伤寒论》第 354 条：大汗，若大下，利而厥冷者，四逆汤主之。

本条论述汗、下后利而厥冷的证治。

汗、下之法运行阳气，但阳气不能收藏入里。下利、四肢厥冷乃脾阳不振、脾气下陷之象。治宜四逆汤温阳升脾。

《伤寒论》第 355 条：病人手足厥冷，脉乍紧者，邪结在胸中，心下满而烦，饥不能食者，病在胸中，当须吐之，宜瓜蒂散。

本条论述邪在胸中的证治。

邪结在胸中，阳气郁于胸中，症见心下满而烦、饥不能食；邪结在胸中，阳气不能依时入里，症见手足厥冷、脉乍紧。治当因势利导，用涌吐浊邪之法，开通阳气运行的道路，方用瓜蒂散。

《伤寒论》第 356 条：伤寒厥而心下悸，宜先治水，当服茯苓甘草汤，却治其厥。不尔，水渍入胃，必作利也。

茯苓二两、甘草一两（炙）、生姜三两（切）、桂枝二两（去皮）。

上四味，以水四升，煮取二升，去滓，分温三服。

本条论述厥阴病厥而心下悸的证治。

厥阴病阴阳气不相顺接，脾阳不升则四肢厥逆，若并见心下悸，乃水停心下之象，治宜先治水后治厥。若先治厥后治水，则本末倒置，心下之水失治，水渍入胃，水旺土溃，脾胃受损，脾气下陷而必见下利之症。治宜茯苓甘草汤治水。

茯苓甘草汤由茯苓、炙甘草、生姜、桂枝组成。方中以桂枝、生姜温化水气；茯苓降逆心下之水；甘草和中。全方右降水气和左升阳气并重，标本兼顾。

《伤寒论》第 357 条：伤寒六七日，大下后，寸脉沉而迟，手足厥逆，下部脉不至，咽喉不利，唾脓血，泄利不止者，为难治，麻黄升麻汤主之。

麻黄二两半（去节）、升麻一两一分、当归一两一分、知母十八铢、黄芩十八铢、萎蕤十八铢（一作菖蒲）、芍药六铢、天门冬六铢（去心）、桂枝六铢（去皮）、茯苓六铢、甘草六铢（炙）、石膏六铢（碎，绵裹）、白术六铢、干姜六铢。

上十四味，以水一斗，先煮麻黄一两沸，去上沫，内诸药，煮取三升，去滓，分温三服。相去如炊三斗米顷，令尽，汗出愈。

本条论述厥阴伤寒六七日，大下后的证治。

伤寒六七日乃厥阴肝木的阳气萌芽之时，此时大下后，最易损伤脾阳，致里气虚寒，厥阴不升，则症见寸脉沉而迟、下部脉不至、手足厥逆；阳气不能右降，热郁于上，肺络受损，则症见咽喉不利、唾脓血；太阴脾气下陷则症见泄利不止。治宜麻黄升麻汤。

方中以麻黄、桂枝、升麻以宣发阳气；石膏、知母、黄芩、天冬、萎蕤（玉竹）清降肺胃之热而润燥；当归、芍药补营血而通血脉；白术、茯苓、干姜、炙甘草温养中气。全方温下而清上，有升肝脾而降肺胃之效。

《伤寒论》第 358 条：伤寒四五日，腹中痛，若转气下趣少腹者，此欲自利出也。

本条论述厥阴伤寒欲作自利的征兆。

厥阴伤寒四五日，乃阳气由表入里，由阳入阴之时。若出现腹中痛，说明阳气运行在腹部肠道受阻，不能在太阴脾进一步藏蓄阳气。若有转气下趋少腹之症，此乃阳气进一步下行，欲自下利的征兆。通过自下利，自我开通阳气下行的道路，乃自愈的征兆。

《伤寒论》第 359 条：伤寒本自寒下，医复吐下之，寒格，更逆吐下，若食入口即吐，干姜黄芩黄连人参汤主之。

干姜、黄芩、黄连、人参各三两。

上四味，以水六升，煮取二升，去滓，分温再服。

本条论述厥阴病本虚寒下利之证误治以吐下的证治。

厥阴病脾阳不振，脾气下陷，故见脾气虚寒而下利。医复误吐下之，致使里寒与阳热格拒，阳热不能右降，故见饮食入口则吐，呕吐更甚，太阴脾阳益虚，下利加重。治宜干姜黄芩黄连人参汤。

干姜黄芩黄连人参汤方中以干姜、黄芩、黄连辛开苦降，和胃降浊，以人参补脾益气。

《伤寒论》第 360 条：下利，有微热而渴，脉弱者，今自愈。

本条论述厥阴病下利的一种情形。

厥阴病虽有下利之证，但伴有微热而渴、脉弱者，为阳气来复而自愈之候。

厥阴之气由阴出阳，生机再发，则有发热、消渴的反应。脉弱是厥阴本来的常脉。少阴、厥阴、少阳、太阳、阳明的阳气由阴出阳，阳气由弱到强，故少阴脉微细，厥阴脉弱，少阳脉弦，太阳脉浮，阳明脉大，太阴脉缓，均为常脉。

下利之症则与脾、小肠关系密切。《素问·灵兰秘典论》载："脾胃者，仓廪之官；大肠者，传导之官；小肠者，受盛之官。"脾为仓廪之官，主阳气藏蓄、储存；小肠为受盛之官，主吸收、转化水谷精微，吸收后储存于太阴脾藏，以供少阴、厥阴之需。《素问·举痛论》载："寒气客于小肠，小肠不得成聚，故后泄腹痛矣。"故下利之症是小肠受盛吸收障碍，亦为太阴脾阳不藏之候。若下利太过，太阴脾阳不足，脾不升清，厥阴之气不能左升为阳，则为逆证。

《伤寒论》第 361 条：下利，脉数，有微热汗出，今自愈；设复紧，为未解。

本条论述厥阴病下利，脉数与脉紧对预后的影响。

厥阴病下利乃脾阳失藏的表现，虽有下利之症，若病人素体阳气旺盛，阳气依然能升降运行。若出现脉数、微热、汗出之症，为自愈之候。脉数主阳气来复之势，微热主阳复，汗出主阳气宣发，故能自愈。若脉紧，紧脉为气机紧迫，正邪相争之象，故为未解。

《伤寒论》第362条： 下利，手足厥冷，无脉者，灸之不温，若脉不还，反微喘者，死。少阴负趺阳者，为顺也。

本条论述厥阴病下利的危象情形。

下利乃脾阳失藏的表现。若见手足厥冷、脉微欲绝乃阳气不能生发的表现，有亡阳之虞，须急以艾灸温阳救逆。阳明右降为顺，右升为逆，气喘乃阳明之气上逆之象。若灸后仍手足不温，脉不还，反微喘，则为阳气不能左升右降的危象，为死证。

阳明胃气若能右降归藏，则太阴脾阳得蓄，脾阳升清，生机再发则为顺证。趺阳脉是阳明胃脉，趺阳脉盛，主胃气健运，阳明胃气收降之性尚好，趺阳胃土胜少阴肾水，阳明胃土收降之力大于少阴肾水阻隔之力，则阳气右降左升，运行正常，故少阴负趺阳者为顺也。

《伤寒论》第363条： 下利，寸脉反浮数，尺中自涩者，必清脓血。

本条论述从脉象推断下利脓血的病机。

厥阴乃阳气由阴出阳之时，寸脉为阳，尺脉为阴。寸脉浮数主阴复太过，尺脉涩主内里气机阻滞。脾阳过盛，不能储存小肠受盛的水谷精微，则小肠郁滞不畅，则热郁肠络而致下利脓血，故"必清脓血"（"清"即"厕"）。

《伤寒论》第364条： 下利清谷，不可攻表，汗出必胀满。

本条论述厥阴病下利清谷、不可攻表的原则。

厥阴之气运行障碍则为厥阴病。下利清谷乃太阴脾虚不运之象。太阴脾阳不足，必致厥阴生发不畅，则表气必然亏虚。病位在里，不宜使用汗法宣泄阳气。若治以发汗攻表，则更损阳气。表阳受损，则右降回归收藏的阳气更为不足，脾阳失藏则运化失职而腹部胀满。

《伤寒论》第365条： 下利，脉沉弦者，下重也；脉大者，为未止；脉微弱数者，为欲自止，虽发热，不死。

本条论述从脉象来判定下利病预后的轻重。

厥阴病下利为脾阳失藏之象。脉沉弦，沉主里，弦主气机不畅，故脉沉弦主脾胃运化不畅，湿热积滞，阻碍气机运行，故见泄利下重之症。若下利、发热，并有脉大的表现，则为邪盛病进，未愈之象。《素问·脉要精微论》曰"大则病进"，若下利，发热并见脉微弱数，则为阳复自愈之象。厥阴之气为机体阳气最弱之时，故脉微弱是厥阴之气的常脉，脉数为阳复之象。故脉微弱数为下利自愈之候。

《伤寒论》第 366 条：下利，脉沉而迟，其人面少赤，身有微热，下利清谷者，必郁冒汗出而解，病人必微厥。所以然者，其面戴阳，下虚故也。

本条论述脾虚下利及虚阳上浮的戴阳证。

下利清谷是太阴脾阳升清障碍、脾阳藏蓄不足而下陷的表现。脉沉主里，脉迟主寒，脉沉迟乃脾阳不足之象。脾阳失藏缘于阳气右降障碍。身有微热，说明阳气轻微郁滞于外，阳气失藏亦轻微，故病人手足必微厥。若面稍赤，则为戴阳之证，即阳气郁滞于头面部，浮阳像帽子一样戴于头部不降。阳气戴于头部不降，阳气不得收藏，故其下必虚，需待头面部郁阳随汗出而宣降（头部汗出，称"冒汗"），阳气得舒而解。

《伤寒论》第 367 条：下利，脉数而渴者，今自愈。设不差，必清脓血，以有热故也。

本条论述厥阴病下利的两种转归。

下利之症与脾阳的蓄积状态及小肠的受盛功能密切相关。脉数主阳盛，口渴主阳气生长过程中消水引饮的自然表现，故脉数而渴乃厥阴病的阳气来复现象，故能自愈。若阳复太过，超过太阴脾气蓄积阳气的能力，则阳气郁滞于小肠，热壅小肠，肠伤肉腐而见下利脓血之症。

《伤寒论》第 368 条：下利后，脉绝，手足厥冷，晬时脉还，手足温者生，脉不还者死。

本条论述厥阴病下利的预后判定。

厥阴乃阴尽阳生之时，若下利后脉象微欲绝、手足厥冷乃阳气不能生发之象，若在短时内脉象能回复，手足重温，则生机再发。若在短时间内脉象不能恢复，则为亡阳之危象。

《伤寒论》第 369 条：伤寒，下利日十余行，脉反实者，死。

本条论述厥阴病下利虚证而脉实的预后。

厥阴伤寒，下利日十余行，乃脾气下陷，阳气虚弱的大虚之证，此时脉象应为微弱。今大虚之证，反见实脉，实脉的脉体坚实有力无柔和之象。实证见此脉象为邪气实，大虚之证见此脉为真脏脉，乃真脏之气外露，胃气败绝的征象。《素问·平人气象论》载："有胃气得生，无胃气则死。"

《伤寒论》第 370 条：下利清谷，里寒外热，汗出而厥者，通脉四逆汤主之。

本条论述厥阴病阳气衰微、虚阳浮越的证治。

厥阴病，阳气衰微，脾阳不振，故症见下利清谷、手足厥逆；阳热不能右降归藏于太阴，故里寒外热；阳气不足，卫阳不固，故汗出。治宜通脉四逆汤，即增加四逆汤之用量，温振阳气，回阳救逆。

《伤寒论》第 371 条：热利下重者，白头翁汤主之。

白头翁二两、黄柏三两、黄连三两、秦皮三两。

上四味，以水七升，煮取二升，去滓，温服一升。不愈更服一升。

本条论述厥阴病热利下重的证治。

厥阴病的病机是脾气不升，阴阳气不相顺接，阳气不能向上萌芽生发，阴升为阳。脾为湿阻，湿热蕴结，脾气升清障碍，故见热利下重，此乃脾家实之象。治宜去腐秽，白头翁汤主之。

白头翁汤由白头翁、秦皮、黄柏、黄连组成。白头翁，《本经》载："味苦，温，主温疟，狂易寒热，癥瘕积聚，瘿气，逐血止痛，金疮。"方中取其去积聚之效，消积聚则能解脾困。秦皮，《本经》载："味苦，微寒，主风寒湿痹，洗洗寒气，除热，目中青翳，白膜。"方中取其除湿痹之效。黄柏、黄连能除热，止肠澼之效。全方能有除湿热、解脾困、止下利之效。

《伤寒论》第 372 条：下利、腹胀满、身体疼痛者，先温其里，乃攻其表。温里宜四逆汤，攻表宜桂枝汤。

本条论述里阳虚寒兼表证的证治。

下利、腹胀满乃脾阳亏虚、脾气下陷、脾失健运之象；身体疼痛乃表郁不舒之象。治宜先温里，后解表。温里宜四逆汤温脾升阳；攻表宜桂枝汤解肌助阳、通络止痛，促进阳气的生发。

《伤寒论》第 373 条：下利，欲饮水者，以有热故也，白头翁汤主之。

本条论述厥阴病下利、欲饮水的证治。

厥阴病，下利兼见渴欲饮水者，乃湿热互结、困阻脾土、脾家实之象，此乃去腐秽的下利，属邪实热利，故曰"以有热故"。治宜白头翁汤清热化湿，去腐秽而下利自止，解脾困而止渴。

《伤寒论》第 374 条：下利，谵语者，有燥屎也，宜小承气汤。

本条论述厥阴病下利与谵语并见的证治。

厥阴病缘于阳明不降，阳明不降缘于燥屎积滞于里。燥屎积滞，阳气不能右降归藏，脾肾阳虚，脾失升清，故见下利；阳气不能归藏，致阳神不安，故见谵语。因此，下利、谵语的原因是燥屎的阻滞。治宜小承气汤通便和胃，腑气得通，心火归藏于根，太阴脾土得暖，则下利止、谵语除。

《伤寒论》第 375 条：下利后更烦，按之心下濡者，为虚烦也，宜栀子豉汤。

本条论述下利后更烦、按之心下濡的证治。

下利为脾阳不振，脾气下陷之症；心烦为心火郁滞失降之症；心下濡乃胃气郁滞之症。本证病机是胃气郁滞，心火失降，阳气不能右降则脾阳失藏，脾阳不振则下利。治宜宣降肺胃，使心火右降，心神得藏，脾阳得温，则下利止，心烦除。治宜栀子豉汤。

《伤寒论》第376条：呕家有痈脓者，不可治呕，脓尽自愈。

本条论述厥阴病有痈脓合并呕吐的治则。

厥阴病的病因是阳明胃气不降，太阴失藏。阳明胃气不降，过盛的阳气郁滞积聚而成痈脓。有形之痈脓进一步阻塞气机，影响胃气的右降而出现呕吐之症。此时的呕吐有排邪外出及开通阳气运行道路的作用，故不可治呕，痈脓清除后自愈。

《伤寒论》第377条：呕而脉弱，小便复利，身有微热，见厥者，难治，四逆汤主之。

本条论述厥阴病里虚格阳的证治。

脉弱主厥阴里阳虚弱，呕为阳明胃气不降，呕乃脉弱的原因。小便复利乃阳明胃气恢复下降，水道下降运行通畅之象；虽然小便恢复通利，但阳气仍不能随之收藏，故身有微热，乃阴寒内盛，格阳于外之象；见厥者乃脾阳不升而四肢厥逆之象。此时表里阳气俱虚，故为难治。治宜四逆汤温里回阳救逆。

《伤寒论》第378条：干呕，吐涎沫，头痛者，吴茱萸汤主之。

本条论述厥阴病干呕、吐涎沫、头痛的证治。

厥阴乃阳气萌芽向上生发之时，此时反见干呕、吐涎沫、头痛之症，乃一派阳明中寒、阴寒上逆之象。肝脾阳虚不升，胃气寒凝不降，阴阳逆行，治宜吴茱萸汤温阳降逆。

吴茱萸汤由吴茱萸、人参、生姜、大枣组成。吴茱萸既能温中降逆下气，也能温升肝木；人参补脾益气；生姜、大枣和中。全方有降逆和胃、生发肝脾的作用。由于此方既能降阳明胃气，又能升厥阴肝木，故也成为治疗阳明病、少阴病的方剂之一。

《伤寒论》第379条：呕而发热者，小柴胡汤主之。

本条论述厥阴病呕而发热的证治。

呕吐乃胃气不降之象；发热乃阳气在外在上，不能入里收藏之象，其源于阳明失降。呕而发热二症均与阳明失降相关，阳明不降是形成厥阴病的原因。治宜小柴胡汤。

小柴胡汤又名阴旦汤，阳降为阴之意，调节脾胃升降，胃降则呕止热除、脾升则阳气再发。该方作用平和而不伤正，是和法的代表方。在"厥阴病篇"的方剂布局上，始于乌梅丸，终于小柴胡汤。前者药性大寒大热、作用猛烈，后者药性平和，体现了以和为贵的思想。在整个三阴三阳病的方剂布局上，始于"太阳病上篇"的桂枝汤（阳旦汤），终于"厥阴病篇"的小柴胡汤（阴旦汤）；同时，厥阴向上生发而成少阳之气，小柴胡汤也成为"少阳病篇"唯一应用的方剂，其方应时而设，前后呼应而成一体，体现了阴阳会通的圆融无碍的医学思想。

《伤寒论》第380条：伤寒，大吐大下之，极虚。复极汗者，其人外气怫郁，复与之水，以发其汗，因得哕。所以然者，胃中虚冷故也。

本条论述误治损伤阳气致哕。

大吐大下，复发汗过度，则重伤阳气。阳气大虚，阳气左升右降运行无力，虚浮之阳气怫郁于外。阳气大虚，致使胃中虚冷。寒性收引，凝滞不通，故饮水入胃，不得通降，则致胃气哕逆。

本条作为结束条文之一，提醒治病时，汗、吐、下虽然是治病的常用方法，但要适度使用，否则误伤阳气。

《伤寒论》第381条：伤寒，哕而腹满，视其前后，知何部不利，利之则愈。

本条论述哕而腹满的治疗原则。

哕乃胃气虚寒、胃气上逆之象，腹满乃胃肠气滞不运之象。胃肠气滞，导致阳明胃肠右降障碍，胃气上逆则哕。须审察前后大、小二便，以知何部气滞不行，以通利和降之法治疗，导引阳气右降归藏，则哕证得降，腹满得除。

本条文是《伤寒论》"厥阴病篇"及全书三阴三阳病部分结束条文，最后以通利二便的下法做结，有着特殊的寓意。汗、吐、下三法是恢复阳气有序运行会通的基本方法。汗法有宣泄运行阳气的作用，吐法有解除上部壅塞的作用，此二法是权法；而下法是实法，是收藏阳气的根本法门。在《伤寒论》中，下法贯穿三阴三阳病始终，例如："少阳病篇"的阴旦汤，"太阳病上篇"阳旦汤中的芍药，"太阳病中篇""太阳病下篇"使用大量下法之方，"阳明病篇"的主方是承气汤，"太阴病篇"减量使用大黄、芍药，"少阴病篇""厥阴病篇"使用承气汤等。通利二便的下法是治愈三阴三阳病的根本法门，故曰"利之则愈"。

《伤寒论》全书三阴三阳病的条文总数为381条，这是一个与3相关的数字。古人在重视数 2 作用的同时（《周易》为代表），也重视数 3 的作用。西汉杨雄《太玄经》载有"三方九州二十七部八十一家"之说，三阴三阳病条文数以 81 作结，与《素问》《灵枢》81 篇相似，均属同一数理体系。

第七章　辨霍乱病脉证并治

《伤寒论》第 382 条：问曰，病有霍乱者何？答曰：呕吐而利，此名霍乱。

本条论述霍乱病的症状特征。

霍乱病其气机升降霍然而乱，阳气急骤不能右降则胃气上逆而呕吐，阳气急骤不能左升则脾气下陷而下利。故霍乱病以吐、利暴作为其特点。

在《伤寒论》中，人体气机的运行是阴升为阳，阳降为阴，三阴三阳有序运行会通。若三阴三阳之气运行出现障碍，则为三阴三阳病。霍乱病的发病规律则有别于三阴三阳病的依时运行传化，霍乱之意是阴阳之气运行霍然而乱，起病急骤，卒然而致气机紊乱。霍乱病是三阴三阳病之外的另一种病理状态，但其本质与三阴三阳病一样，均是阴阳二气升降失常所致，只是发病的速度不同而已，因此霍乱病是对三阴三阳病的一种补充。

《伤寒论》第 383 条：问曰：病发热头痛，身疼恶寒，吐利者，此属何病？答曰：此名霍乱。霍乱自吐下，又利止，复更发热也。

本条补述霍乱病的特点。

霍乱病除急剧吐、利外，尚有发热、头痛、身疼、恶寒之症。阳气急剧不能右降收藏，阳气郁滞于外则发热头痛；阳气不能归藏，太阴、少阴的阳气不足则恶寒；气机郁滞不通，不通则痛，故身疼。

霍乱病是急剧而作，但机体阳气受损不重，卒然吐利后，阳气能自复，下利则自止。但阳气依然右降受阻故复更发热。

《伤寒论》第 384 条：伤寒，其脉微涩者，本是霍乱，今是伤寒。却四五日，至阴经上，转入阴必利，本呕下利者，不可治也。欲似大便，而反失气，仍不利者，此属阳明也，便必硬，十三日愈，所以然者，经尽故也。下利后，当便硬，硬则能食者愈。今反不能食，到后经中，颇能食，复过一经能食，过之一日当愈。不愈者，不属阳明也。

本条论述本是霍乱病后转化为阳明病的特点。

病人感受寒邪，气机运行不畅则出现脉微涩。初时出现骤然吐、利的霍乱病。气机卒然升降失调过后，其后转化为三阴三阳之病。至四五日，病情由表入里，必然会影响太阴脾阳的藏蓄减少，脾阳失藏则必见下利之症，其治法则不能按霍乱吐、利的方法进行。但四五日后，病人虽出现欲似下利之症，但只是有矢气排出的现象、而未解大便，此时病情发展为阳明病，病人的大便必定坚硬秘结。病人因便硬阻碍阳明胃肠之气下降，若病人能食，说明病人阳明胃气尚能右降，阳气运行虽受阻，但仍能右降通流运行，病人当于十三日愈。因为阳气回复的一个周期为六天，两个周期为十二天，再过一天为十三天，故病愈。若不愈者，则不属于阳明病。

《伤寒论》第385条：恶寒，脉微而复利，利止，亡血也，四逆加人参汤主之。

甘草二两（炙）、附子一枚（生，去皮，破八片）、干姜一两半、人参一两。

上四味，以水三升，煮取一升二合，去滓，分温再服。

本条论述霍乱吐利、气阴两伤的证治。

恶寒、脉微为阳气衰微之象；下利乃脾气下陷之象。《灵枢·决气》载："中焦受气取汁，变化而赤是为血。"今脾阳下陷，不能受气取汁，且泻利伤气津，故属亡血。治宜四逆加人参汤。以四逆汤温振三阴之阳，回阳救逆，人参补虚安神。

《伤寒论》第386条：霍乱，头痛发热，身疼痛，热多欲饮水者，五苓散主之；寒多不用水者，理中丸主之。

人参、干姜、甘草（炙）、白术各三两。

上四味，捣筛，蜜和为丸如鸡子黄许大，以沸汤数合和一丸，研碎，温服之，日三四、夜二服。腹中未热，益至三四丸，然不及汤。汤法：以四物依两数切，用水八升，煮取三升，去滓，温服一升，日三服。若脐上筑者，肾气动也，去术，加桂四两；吐多者，去术，加生姜三两，下多者，还用术；悸者，加茯苓二两，渴欲得水者，加术，足前成四两半，腹中痛者；加人参，足前成四两半；寒者，加干姜，足前成四两半，腹满者，去术，加附子一枚。服汤后，如食顷，饮热粥一升许，微自温，勿发揭衣被。

本条论述霍乱的诊治。

霍乱乃阴阳会通霍然而乱，气机升降障碍而出现吐泻之症。脾胃受损、水液输布失常则口干欲饮水，外有表证未解则症见发热、头痛，治宜五苓散温阳化气解表。若患者无发热、无口渴、不欲饮水，则为脾阳亏虚之象，治宜理中丸温补脾胃。

《伤寒论》第387条：吐利止，而身痛不休者，当消息和解其外，宜桂枝汤小和之。

本条论述霍乱止、但身痛不休的证治。

吐利虽止，但气机运行不畅，不通则痛，故症见身痛。治宜桂枝汤调和营卫，促进阳气的运行。

《伤寒论》第388条：吐利汗出，发热恶寒，四肢拘急，手足厥冷者，四逆汤主之。

本条论述霍乱吐利伤阳、阳虚格阳的证治。

霍乱病，呕吐、下利、汗出耗损津液，损伤阳气，脾阳受损，四肢筋脉失濡，故见四肢拘急、手足厥冷；阳气虚则阴气逆，里寒格阳于外，故见恶寒发热。治宜四逆汤温里回阳救逆。

《伤寒论》第389条：既吐且利，小便复利，而大汗出，下利清谷，内寒外热，脉微欲绝者，四逆汤主之。

本条论述霍乱吐利、阴盛格阳的证治。

霍乱病，呕吐、下利、大汗出、下利清谷、小便复利致津液损耗，损伤阳气，三阴阳气受损，故里寒；阴寒内盛，格阳于外，故外热。脉微欲绝乃阳气衰微之象。治宜四逆汤回阳救逆。

《伤寒论》第390条：吐已下断，汗出而厥，四肢拘急不解，脉微欲绝者，通脉四逆加猪胆汁汤主之。

甘草二两（炙）、干姜三两（强人可四两）、附子大者一枚（生，去皮，破八片）、猪胆汁半合。

上四味，以水三升，煮取一升二合，去滓，内猪胆汁，分温再服，其脉即来，无猪胆，以羊胆代之。

本条论述霍乱吐利、阴竭阳亡的证治。

吐利后，症见汗出而四肢厥冷、四肢拘急、无物可吐，此属阴津枯竭；汗出而厥、脉微欲绝属亡阳之象。治宜通脉四逆加猪胆汁汤。方中四逆汤回阳救逆；佐以猪胆汁交通阴阳，以防寒盛格阳。

《伤寒论》第391条：吐利发汗，脉平，小烦者，以新虚不胜谷气故也。

本条论述霍乱病初愈、正气尚弱的表现。

霍乱吐利急骤发作后，发汗、汗出乃阳气得舒之意，脉平为气机通流无阻，其气机由急骤升降障碍转为运行无碍。霍乱初愈，阳明胃气虽能右降正常，但胃气受纳和降水谷的功能已损，故胃气主受纳的过程中会出现胃中不适的小烦现象，此乃"新虚不胜谷气故"。大病初愈，不宜饮食过度，适度减量饮食，恢复胃气。

第八章 辨阴阳易差后劳复病脉证并治

《伤寒论》第392条：伤寒，阴阳易之为病，其人身体重，少气，少腹里急，或引阴中拘挛，热上冲胸，头重不欲举，眼中生花，膝胫拘急者，烧裈散主之。

妇人中裈，近隐处，加烧作灰。

上一味，水服方寸匕，日三服，小便即利，阴头微肿，此为愈矣。妇人病取男子裈烧服。

本条论述阴阳易的证治。

"阴阳易"之病乃是房室损伤阳气之病。气精两伤，精不上承，阳虚阴逆，故见其人身体重、少气、少腹里急、或引阴中拘挛、热上冲胸、头重不欲举、眼中生花、膝胫拘急等症。治宜烧裈散。

《伤寒论》第393条：大病差后，劳复者，枳实栀子汤主之。

枳实三枚（炙）、栀子十四个（擘）、豉一升（绵裹）。

上三味，以清浆水七升，空煮取四升；内枳实、栀子，煮取二升，下豉，更煮五六沸，去滓，温分再服。复令微似汗。若有宿食者，内大黄如博棋子五六枚，服之愈。

本条论述大病差后劳复的证治。

大病差后，邪去正虚，过劳伤正，阳浮于上，治宜枳实栀子汤。方中以栀子、香豉宣降心肺胃之热，枳实理气消滞。

《伤寒论》第394条：伤寒差以后，更发热，小柴胡汤主之。脉浮者，以汗解之，脉沉实者，以下解之。

本条论述伤寒差后更发热的证治。

伤寒瘥后，体虚易复，再出现发热，治宜调节脾胃升降，使阳降为阴，方宜小柴胡汤和解之。若脉浮，则属表证，治宜发汗宣泄阳气之法；脉沉实，则属里实，治宜通腑降气的下法而解。

《伤寒论》第395条：大病差后，从腰以下有水气者，牡蛎泽泻散主之。

牡蛎（熬）、泽泻、蜀漆（暖水洗去腥）、葶苈子（熬）、商陆根（熬）、海藻（洗去咸）、栝楼根各等分。

上七味，异捣，下筛为散，更于臼中治之，白饮和，服方寸匕，日三服。小便利，止后服。

本条论述病后腰以下水肿的证治。

大病初愈，阴阳虽已初和，但阴升阳降之力仍弱，若症见腰以下有水气，乃病后体虚、不能化水为气之象。治宜牡蛎泽泻散藏阳气、利水湿。

《伤寒论》第 396 条：大病差后，喜唾，久不了了，胸上有寒，当以丸药温之，宜理中丸。

本条论述大病初愈、脾阳不振的证治。

大病初愈，脾阳受损，阳气未复，故见喜唾、久不了了、胸上有寒。治宜理中丸。方中以人参、白术、干姜、炙甘草补虚强身，温阳健脾。

《伤寒论》第 397 条：伤寒解后，虚羸少气，气逆欲吐，竹叶石膏汤主之。

竹叶二把、石膏一斤、半夏半升（洗）、麦门冬一升（去心）、人参二两、甘草二两（炙）、粳米半升。

上七味，以水一斗，煮取六升，去滓；内粳米，煮米熟汤成，去米，温服一升，日三服。

本条论述伤寒解后，气阴两伤、正虚胃逆的证治。

伤寒解后，正气受损则见虚羸少气，肺胃失降则见气逆欲吐。治宜竹叶石膏汤。方中以石膏、竹叶降肺胃而除烦；半夏降逆止呕；人参、麦冬补虚扶正；炙甘草、粳米和中养胃。

《伤寒论》第 398 条：病人脉已解，而日暮微烦，以病新差，人强与谷，脾胃气尚弱，不能消谷，故令微烦。损谷则愈。

本条论述病后新愈，脾胃气虚的饮食宜忌。

病后新愈，脉象已恢复平和，脾胃升降功能受损未复。日落时刻，天阳下降收藏之时，人之阳气随之下降收藏，但人体胃降、脾藏之气受损，人体的阳气不能依天阳进行同步收藏，故病人日暮微烦。病后脾胃气虚，胃气受纳水谷之力减弱，故饮食不宜过饱，以免影响脾胃的受纳运化，宜减少饮食，以待正气渐复。本条和 391 条霍乱病同理。本条作为全书的结语，强调病后初愈，保护胃气的重要性，体现了"脾胃为后天之本"的医学思想。

值得指出的是，阴阳易是房室所致的阳气损伤问题，差后劳复是病后调养问题，亦可作为对三阴三阳病的补充。至此可知，三阴三阳病、霍乱病、阴阳易、差后劳复等病均是人体阳气运行障碍之病，实为一病而已，体现了《伤寒论》全书内容道在于一的整体性。

附录一　医　　论

握十二地支之机诊治三阴三阳之病[*]

彭家柱

摘要　在《伤寒论》中，时间因素贯穿全书。《伤寒论》三阴三阳病欲解时按十二地支的时序排列而组成一个严密的有机整体，人体阳气在这个有机整体中有序地运行。人体的生理、病理、诊断及治疗与时间因素密切相关。本文共分为五部分论述：①十二地支与阴阳的消长变化；②《伤寒论》的欲解时现象和疾病周期的实质；③三阴三阳病的概念、时序结构及诊断；④三阴三阳病的生理、病理及治疗；⑤经方治疗危重病医案。

关键词　伤寒论；十二地支；三阴三阳病；时空医学

生命科学作为自然科学的一个分支，其核心任务是维护人类健康、延长生命的时间，时间因素是生命科学不可回避的基本相关性因素。在《伤寒论》中，时间因素贯穿全书。其中有关三阴三阳病十二地支欲解时的论述，揭示了天人一体的时空奥秘，并以此为基础创立了一套调整人体时间（即人体阳气）运行的平脉辨证论治方法和相对应的方药，为中医学奠定了坚实的理论和临床基础。《伤寒论》可称得上是世界时空医学的鼻祖。

十二地支为一个时间运行的完整周期，笔者发现以此为切入点来研究《伤寒论》，是掌握《伤寒论》医学思想的关键方法，能更方便地呈现《伤寒论》的时空医学和自然生命科学思想。

一、十二地支与阴阳的消长变化

1. 什么是时间

时间并非于人无涉地流逝，它是人类生命活动的重要参数。时间概念是整个物理学基础的基础。然而，究竟什么是时间，从古到今都不曾有人对其

---

[*]　本文发表于 2019 年首届中医核心基本理论探源工程会议，节选。

作出准确的定义。

《伤寒论》蕴含着丰富的时间医学思想，张仲景既从阴阳消长变化与时间变化的节律性来说明人体生理变化的节律性现象，也从疾病的发生、发展、转化时间等来说明人体病理变化的节律性现象。太阳巳午未、阳明申酉戌、太阴亥子丑、少阴子丑寅、厥阴丑寅卯、少阳寅卯辰，三阴三阳的消长变化与时间密切对应。

2. 时间变化与阴阳消长关系

《五运六气——打开〈黄帝内经〉的钥匙》[1]载：河南省登封市告成镇曹书敏根据每天观测的太阳日影长度，具体的观测数据被记载下来后自然形成一个太极两仪图。因此，太极两仪图是视察自然现象形成的一个自然模式，它不是从哲学观点构建而来的图。该书提出，阴阳两仪在太极图中呈现的是动态的两种象态，不是两种物质，在过程中不断地由小到多、由衰到盛是阳象，由盛到衰是阴象。太极两仪的本意是随着时间变化生成的两种象态，这种象态不是静态的，从自然形成的太极两仪图是动态的。①

中医学的阴阳概念是自然客观存在的客观规律反映，源于时间的周期变化，时间变化产生的昼夜、春夏秋冬的阴阳概念属于自然科学范畴，《黄帝内经》曰"阴阳者，天地之道也"，《伤寒论》也把阴阳作为表达疾病的一个基本概念。

3. 十二地支的有序运行周期

地球的自转运动产生昼夜变化，古人以十二地支（子、丑、寅、卯、辰、巳、午、未、申、酉、戌、亥）来记录昼夜变化，以此来表达地球时间。地球绕太阳公转运动产生十二月的周期变化，古人也是用十二地支来记录对应十二月的周期变化。十二地支时序依阴阳消长规律有序地组成一个圆形的有机整体，周而复始地运行于昼夜四时中。

十二地支和阴阳的概念一样，均源于时间的周期变化，是客观规律的自然反映，同样是属于自然科学范畴。《伤寒论》三阴三阳病利用十二地支来表述阴阳的消长变化。

4. 天人一体是《伤寒论》的理论基础

《素问·宝命全形论》曰："人以天地之气生，四时之法成。"人类生于地球，依附于地球之上，地球承载的万事万物必然受地球时间的影响，也必

---

① 无锡市龙砂医学流派研究所．五运六气——打开《黄帝内经》的钥匙［M］．北京：北京科学技术出版社，2018.

然和地球一样产生昼夜变化，人体阳气必然依十二地支的时序依时运行。故人体的生命运动在不受外力影响下，其运动规律则与十二地支的时序相一致，也与三阴三阳之气的运行时序相一致，而不会发生与地球时间"相对偏移"的现象。正如《灵枢·根结》曰："一日一夜五十营，以营五脏之精，不应数者，名曰狂生。"这里，"五十营"指运行五十周，"狂生"指非正常生长，整句的意思是指人之气血经脉运行于身，一日一夜，共五十周，若有太过不及而不应数者，名曰"狂生"。又如《灵枢·五十营》曰："所谓交通者，并行一数也，故五十营备得尽天地之寿矣。"其意是指人体之气周流于身与天地同步，日行五十周，必无病，而得以尽天地所赋之寿矣。因此，人体气血的运行若能与地球时间同步（即与三阴三阳之气的运转次序同步）则无病，若不同步则病。这就是"天人一体"的理论依据，"天人一体"理论是《伤寒论》乃至整个中医学的理论基础。"道法自然"就是追求"天人一体"的最高境界。

二、《伤寒论》的欲解时现象和疾病周期的实质

1. 《伤寒论》的欲解时现象

《伤寒论》三阴三阳病欲解时的条文共有 6 条。第 9 条载："太阳病，欲解时，从巳至未上。"第 193 条载："阳明病，欲解时，从申至戌上。"第 275 条载："太阴病，欲解时，从亥至丑上。"第 291 条载："少阴病，欲解时，从子至寅上。"第 328 条载："厥阴病，欲解时，从丑至卯上。"第 272 条载："少阳病，欲解时，从寅至辰上。"

《伤寒论》三阴三阳病欲解时是按十二地支的时序排列而组成一个严密的有机整体，人体阳气在这个有机整体中有序地运行。若人体阳气运行与地球时间同步则为无病之人。然而，外在的贼风邪气及内在的心理行为因素等均会对人体生命运动产生影响，从而使个体的生命运动与地球时间产生不一致现象，即与地球时间产生"相对偏移"，从而形成了三阴三阳病。由于人依附于地球之上，若影响人体生命运动的不利因素消失，人体的生命运动即能自然地回到与地球的运行同步的轨迹。因此，在地球时间的作用下，人体无时无刻不在修正这种"时间偏移"（即三阴三阳之气运转次序的偏移），此即是《伤寒论》三阴三阳病欲解时现象的发生机理。

2. 疾病周期的实质

古人认为，任何周期性运动的事物均可作为时间的计算单位。地球的公转运动形成"年"，地球的自转运动形成"日"，月亮绕地球的周期性运动

形成"月"。月球的周期性运动产生朔、望、上弦、下弦等月相。月亮由半圆至满月，时间是七天；圆月至半圆，时间是七天；由半圆至月亮消失，时间是七天；月亮消失至半月，时间也是七天。现代物理学证实，地球的潮水涨落主要受月球的引力引起。对涨潮而言，由中线位置到潮水最高位置，时间是七天；由潮水最高位置回到中线位置，时间也是七天；对退潮而言，由中线位置至潮水最低位置，时间是七天；由潮水最低位置至中线位置，时间也是七天。

从阴阳的角度而言，月亮的半圆、潮水的中位线均代表着阴阳的平衡状态，从阴、阳两个极端失衡状态恢复到二者的平衡状态的时间周期是七天。《素问·生气通天论》曰："阴平阳秘，精神乃治。"其意是指阴阳和平稳定状态是人体的健康状态。依据中医"天人一体"的理论，月球的七天周期同样对人体气血盛衰产生周期性影响，人体气血从极端的失衡状态回复到平衡状态也与七天周期密切相关。从人体体质盛衰与疾病发生发展规律而言，阴阳和平稳定之时是人体最健康的状态，也是疾病最易自愈阶段；而极端阴阳失调之时是人体体质最差状态，也是人体最易发病阶段。故《素问·评热病论》曰："邪之所凑，其体必虚。"《伤寒论》第7条载："病有发热恶寒者，发于阳，无热恶寒者，发于阴也。发于阳者，七日愈，发于阴者，六日愈。以阳数七，阴数六也。"本条说明疾病的发生、发展、病愈具有一定的周期性，就像周期性的月亮圆缺、潮水涨退一样。《伤寒论》以六日、七日作为一个疾病欲愈的时间周期，在本质上与三阴三阳病欲解时的道理相一致，只是间隔的时刻不同而已，同时与上述月相的变化周期类似，二者关系密切。

三、三阴三阳病的概念、时序结构及诊断

1. 三阴三阳病的概念

昼夜阴阳有序变化是自然界最基本的规律，十二地支代表着昼夜阴阳有序变化的一个完整周期，每个地支均蕴含着各自阴阳数量和运动方向。例如：在太阳巳午未三个时序中，其中巳时代表上午9时至11时，五行属火，阳气接近最旺时段，但仍处于上升阶段；午时代表11时至13时，属正午时段，阳气处于最顶部最旺状态；未时代表下午1时至3时，五行属土，阳气处于升极而降的阶段。太阳病就是人体之气在巳午未三个时序相对应的阴阳数量及运动方向、速度出现异常。同理，阳明病就是人体之气在申酉戌三个时序相对应的阴阳数量及运动方向、速度出现异常，少阳病、太阴病、少阴

病、厥阴病依此类推。

2. 三阴三阳病的时序结构、诊断

在《伤寒论》中，三阴三阳的时序结构并不是按十二地支平均分配的。三阴三阳所含的时序体现着各自阴阳之气的多少，即《素问·天元纪大论》所说"阴阳之气，各有多少，故曰三阴三阳也"。其中，太阳巳午未、阳明申酉戌分别由三个独立的时辰组成，是阳气最强的六个时辰，占十二地支的一半；太阴亥子丑、少阴子丑寅、厥阴丑寅卯、少阳寅卯辰四者的时序互含相连而成一体，是阴气最盛的六个时序，也占总时序的一半。《素问·阴阳应象大论》载："阳化气，阴成形。"人体周流的阳气在不同的阶段有其不同的状态，其中在太阳、阳明的阳气最强阶段，代表"阳化气"状态，是浮动、散布的气体状态，故其时序形散而独立；在太阴、少阴、厥阴、少阳的阴气最盛阶段，代表"阴成形"状态，是凝固、静止、下沉的形质状态，故其时序互含相连而成一体。因此，三阴三阳的时序结构蕴含着"阳化气，阴成形"的自然规律。

在诊断上，因为太阳、阳明有着独立的时序结构，所以，临床上较易对太阳病、阳明病作出明确独立诊断。但由于太阴、少阴、厥阴、少阳之气互含相连成一体，故较难作出独立诊断，往往太阴病也包含少阴、厥阴病之症，少阴病也包含太阴、厥阴病之症，厥阴病也包含太阴、少阴病之症。在临床实践中，三阴三阳是一有机整体，牵一发而动全身，同时还要结合患者平素体质的阴阳盛衰，经常会出现诊断太阳病的同时合并阳明病、太阴病、少阴病等情况，所以治疗上在选用主病主方的基础上，常需随证加减变化。

四、三阴三阳病的生理、病理及治疗

人体的阳气，周流于身，在不同的十二地支的运行时段对应于人体，有着其各自生理状态，也有着各自的相应的病、脉、证与方药。

1. 太阳病的生理、病理及治疗

太阳巳午未，对应上午 9 时至下午 3 时的时段，处于阳气最旺盛阶段。《素问·生气通天论》曰："阳气者，若天于日，失其所则折寿而不彰也。"人体的阳气，犹如天上的太阳。万物生长靠太阳，人体的生长发育，有赖于阳气的温养。

在太阳病巳午未三个时序中，巳时对应上午 9 时至 11 时，阳气处于生长升发阶段；午时对应中午 11 时至下午 1 时，阳气处于正午最旺盛时刻；未时对应下午 1 时至 3 时，阳气开始下降。在《伤寒论》"太阳病篇"中，专门分三部分论述太阳病,上、中、下三部分分别对应巳、午、未三个时辰的病脉证并治。

(1)太阳病篇上。

在十二地支中,巳时对应上午9时至11时,此时阳气仍处于上升生长阶段,此时段对应人体犹如头项、项背之位,临近巅顶正午之处。其病主要表现为阳气在人体项背部位的生发障碍,出现头颈强痛而恶寒、脉浮等症。由于太阳病在巳时的病理是阳气的生发障碍,其对应之方是桂枝汤,其作用为扶助阳气的升发生长,以顺应巳时向上生发之性。

本篇专为巳时阳气的病脉证并治而设,遵循"持而勿浮"(《素问·阴阳离合论》)的原则,采用了以促进巳时阳气生发为主、收降为辅的相互制约的治疗方法。本篇有方剂条文主要论述桂枝汤(阳旦汤)及类方的应用。其中,桂枝加葛根汤、桂枝加附子汤、桂枝去芍药汤、桂枝去芍药加附子汤等方加强桂枝汤的生发作用;桂枝麻黄各半汤、桂枝二麻黄一汤、桂枝二越婢一汤等方在生发阳气的同时也加强阳气的宣降作用;白虎加人参汤、桂枝去桂加茯苓白术汤等方强调了中气对阳气运行作用,同时白虎加人参汤中以西方白虎制约东方青龙(巳时)的阳气生发太过。

本篇无方剂条文主要是对全书的概括性论述,如论述了中风、伤寒、温病、风温等名词概念,论述了病发于阴和病发于阳的特点,以及疾病周期的提出。

(2)太阳病篇中。

在十二地支中,午时对应中午11时至下午1时,此时阳气处于正午最旺盛的阶段,逐步开始向下输布,温养五脏六腑。其病主要表现为阳气在人体正上方向下温煦输布的障碍,其治疗是使阳气得舒,促进阳气的向下温煦输布。

在方剂的使用方面,针对阳气的虚实和障碍部位而灵活多变,引导阳气下行归藏。根据阳气下降受阻部位不同,治宜葛根汤(颈部)、麻黄汤、青龙汤类(肺部)、栀子豉汤类(胸部)、小柴胡汤类(胸胁、胃肠)、承气汤类(肠道)、抵当汤(膀胱)等;阳气来源不足者,治宜桂枝汤、四逆汤、小建中汤、苓桂术甘汤、真武汤;阳气运行障碍的水逆证,治宜五苓散。

《灵枢·顺气一日分为四时》载:"夫百病者,多以旦慧、昼安、夕加、夜甚。""朝则人气始生,病气衰,故旦慧;日中人气长,长则胜邪,故安。"午时处于"日中人气长"之时,阳气旺盛,邪气消退,故在本篇的无方剂条文中，重点论述疾病的自愈内容。

（3）太阳病篇下。

在十二地支中，未时对应下午 1 时至 3 时。未时位于午、申时之间，是阳气由升转降的转折点，对阳气的运行有承前启后的作用。此时正午刚过，阳气开始下降，越过华盖之肺，向下到达胸部及心胃之处。本篇主要是根据阳气在未时受阻的位置和程度出现结胸、心下痞满而对应设立大陷胸丸、大陷胸汤、小陷胸汤、泻心汤、柴胡汤类、旋覆代赭汤等，以导引阳气向下运动。另外，由于阳气不降并发水停、瘀血及虚实变化而灵活使用五苓散、十枣汤、桂枝附子汤、甘草附子汤、麻杏石甘汤、抵当汤、人参白虎汤等方。最后以白虎汤和炙甘草汤作结：白虎汤证昭示未时阳气的具有收降肃杀之性；炙甘草汤证的"脉结代，心动悸"揭示了阳气从太阳状态进入阳明状态，未时对应的心中阳气空虚，阳气运行转折不利的病理状态。

本篇无方剂条文主要讨论结胸证、痞证、脏结的形成，以及与未时相关的热入血室、协热利的证治。结胸、痞证均是阳气下降受阻，若完全受阻则为死证。

2. 阳明病的生理、病理及治疗

在十二地支中，阳明申酉戌，顺接太阳巳午未。申时为下午 3 时至 5 时，此时太阳虽开始西下，但阳气仍然炽盛；酉时相应傍晚 5 时至 7 时，太阳正式日落西山，阳气比申时衰减；戌时相应傍晚 7 时至晚上 9 时，阳气渐退，阴气始盛。其脉证主要表现为脉大、便结、发热、汗出，主方是承气汤。

《伤寒论》第 179 条曰"病有太阳阳明，正阳阳明，少阳阳明"，这里分别用太阳、正阳、少阳来表达阳明病阳气的多少及盛衰，太阳阳明为阳气最多的阶段，正阳阳明为阳气盛衰程度中等的阶段，少阳阳明为阳气最少的阶段。这三个阶段分别对应申、酉、戌三个时辰。

《伤寒论》"阳明病篇"主要论述承气汤的辨证使用，太阳阳明阶段阳气炽盛，治宜小承气汤降气除满为主；正阳阳明阶段阳气进一步收敛，燥结已成，治宜大承气汤降气散结；少阳阳明阶段以燥结为主，治宜调胃承气汤攻下燥结。另外，阳明病本身也有轻重寒热虚实的不同，阳明不降必定导致气、血、津液的运行障碍，故灵活使用栀子豉汤、小柴胡汤、五苓散、猪苓汤、麻子仁丸、人参白虎汤、白虎汤、抵当汤、吴茱萸汤、茵陈蒿汤、栀子柏皮汤等方，以导引阳气右降归藏。三阴三阳是一个有机整体，阳明病的同时也可兼见太阳、少阴合病，故使用麻黄汤、桂枝汤、四逆汤等方也可治疗阳明病。最后，以麻黄连轺赤小豆汤作结，方中三味主药颜色为黄、赤、黑色，代表着阳气（龙）的尽头，接于太阴（野）（《周易·坤》载："龙战于野，其血玄黄。"）与坤卦最后一爻的爻辞相合，象征天地相接之义，阳气开始进入太阴收藏。

本篇无方剂条文主要论述阳明病的病位、脉症特点，从太阳病转属成为阳明病的原因，阳明中风、阳明中寒的鉴别，阳明病的预后转归，治疗宜忌等。

3. 少阳病的生理、病理及治疗

在十二地支中，少阳寅卯辰，为凌晨3时至早上9时，此时阳气处于生发状态，旭日初升。阳气正处在由阴分生发外出的时候，为"半在里，半在外"之时，其证为口苦、咽干、目眩，其脉为眩，其主方为小柴胡汤。小柴胡汤又名阴旦汤，有导引阳气右降收藏的作用，间接促进阳气的左升，有利于少阳之气的生长。

少阳与厥阴时序互含而接，由形化气，处于半在里半在外，形气交接之际，为阳出阴的枢机。少阳主升，少阳之气由小到大、由弱到强而成太阳之气。《灵枢·顺气一日分为四时》载："朝则人气始生，病气衰。""顺天之时，而病可与期，顺者为工，逆为粗。"少阳处于人气初生状态，慎不可误治，故《伤寒论》第264条、第265条载："少阳不可吐下，吐下则悸而惊。""少阳不可发汗，发汗则谵语。"由于少阳处于人气初生，病气衰减之期，依靠人自身的生气可促进疾病的向愈，所以这里提示"不可吐下""不可发汗"，慎用方药，以免损伤稚阳之气。故《伤寒论》"少阳病篇"较少设立方药，仅见小柴胡汤一方。

4. 太阴病的生理、病理及治疗

在十二地支中，太阴病对应的地支亥子丑，对应晚上9时至凌晨3时，此时阳气顺接阳明收降之势，降而归藏，故太阴为阳藏之始。其病主要表现为阳气收藏吸收障碍，出现"下利""四肢厥逆"等症，其脉缓，其治疗主方为四逆汤。

太阴之气与少阴、厥阴之气互含而接，人体之气由太阳、阳明的活跃状态，转变为太阴的下凝静止状态，契合"阳化气，阴成形"之理。太阴脾土、阳明胃土同为中轴，阳明为三阴三阳之气运行流转的终点，太阴顺接阳明，为三阴三阳之气运行流转的始点。

《伤寒论》"太阴病篇"无方剂条文主要论述太阴病的病理、生理特点。由于太阴顺接阳明之气，亥时为阴精始成的状态，稚阴初长，与少阳稚阳的状态类似，均慎用方药，以免损伤稚阴稚阳之气。故本篇使用的方剂较少，只使用四逆汤和桂枝汤类方，以助太阴收藏、生发阳气。

5. 少阴病的生理、病理及治疗

在十二地支中，少阴时序子丑寅，对应于午夜11时至凌晨5时，阳气进一步下降收藏，在子时到达最低位置，此时阳气最弱。其病表现出阳气衰微、甚则有亡阳之危象，其主症为四肢厥逆、但欲寐，其脉微弱，其主方为四逆汤。

少阴病，始得之时，表尚有热，使用麻黄附子细辛汤，始得之时出现背恶寒，使用附子汤。随着时空的推移，阳气进一步下行，依次使用麻黄附子甘草汤、黄连阿胶汤、桃花汤等。人体的阳气，本于脾胃，根于少阴，萌芽于厥阴。少阴之病，其标为阳气不藏，其源于胃，治宜开通阳气下降通路，方如吴茱萸汤、猪肤汤、甘草汤、桔梗汤、苦酒汤、半夏散及汤（咽为胃的门户，故少阴咽痛与胃相关）、四逆散、猪苓汤、大承气汤等。少阴之病，其本为阳气不足，其源于脾，治宜温振脾肾，方如白通汤、白通加猪胆汁汤、真武汤、通脉四逆汤、四逆汤等。最后，以四逆汤作结，揭示温升肝脾肾的重要性。

本篇无方剂条文主要讨论少阴病的生理病理特点及预后。子、丑、寅三个时辰分别对应八卦中的坎、艮、震卦位。少阴之气始于子时坎位，此时阳气衰微，位于水生木之始，中有艮土阻隔，坎水由艮出震。《周易·杂卦传》载："震，起也。艮，止也。"震起则为少阳初升，生机再发；艮止为逆，阳气不能由阴出阳，甚则为死证。

《伤寒论》"少阴病篇"最后以"当温其上，灸之"作结，显示了温升阳气是治疗少阴病的原则，符合阴升为阳、阳降为阴、阴阳有序运行会通的思想。

6. 厥阴病的生理、病理及治疗

在十二地支中，厥阴丑寅卯，对应于深夜1时至早上7时。厥阴之气起源于丑土，丑属脾土。太阴脾土主藏又主升，其藏始于亥时，阴精始成，盛于子时，至丑时盛极而衰，阴尽阳生，与厥阴、少阳之气相连，丑时是阳气由降而转升的转折点，有着承前启后的作用。丑时对应艮卦位，在脏为脾；寅、卯时对应震卦位，在脏为肝。《周易·杂卦传》载："震，起也。艮，止也。"其病为阴阳之气不相顺接，其主证厥热往来，其脉微浮，其主方为乌梅丸。

人体的阳气，本于脾胃，根于少阴，萌芽于厥阴。厥阴之病，其标为阳气不藏，其源于胃气不降，用吐法、下法、和法，方如瓜蒂散、栀子豉汤、白虎汤、吴茱萸汤、小柴胡汤等。厥阴之病，其本为脾不升清，其源于脾阳不足者，治宜温振脾肾，方如桂枝汤、当归四逆汤、当归四逆加吴茱萸生姜汤、四逆汤、通脉四逆汤等；脾家实者治宜白头翁汤、干姜黄芩黄连人参汤，寒热错杂者用乌梅丸、麻黄升麻汤标本并治。在《伤寒论》"厥阴病篇"的方剂布局上，始于乌梅丸，终于小柴胡汤；前者药性大寒大热、作用猛烈，后者药性平和，体现了以和为贵之理。《伤寒论》在整个三阴三阳病的方剂布局上，始于"太阳病上篇"的桂枝汤（阳旦汤），终于"厥阴病篇"的小柴胡汤（阴旦汤）；同时，厥阴向上生发而成少阳之气，小柴胡汤也成为"少阳病篇"唯一应用的方剂，其方应时而设，宛如一条游龙，前后呼应而成一体，体现了阴阳会通的圆融无碍的医学思想。

本篇无方剂条文主要论述厥逆与发热、下利、死证等内容。脾主四肢手足，脾气升清则四肢发热，此处的发热乃阳气生发之象，为人体的正常生理现象；若在外的阳气不能依时入里归藏，则四肢厥冷与发热并见，此处的发热则为人体的病理现象。脾虚下陷、脾不升清则症见下利；湿热困脾、脾家实之证也症见下利。阳气不能由阴出阳则为死证。本篇最后提出要适度运用汗、吐、下三法恢复阳气有序运行，并以通利二便的下法作为结，揭示了利二便的"下法"是治愈三阴三阳病的根本法门。

五、经方治疗危重病案例

患者邓××，男，80 岁，广东省罗定市×××××村人，因"反复气喘 1 年多，加重 3 天"，于 2013 年 4 月 28 日 15 时由门诊收入院。

患者于 1 年前开始出现气喘，活动后加重，伴心悸胸闷，双下肢浮肿，住院治疗，做心脏彩超等检查，诊断为"老年性心瓣膜退行性变心功能 4级"，予强心利尿扩血管等处理后，患者症状改善。但该病容易反复，多于外感或者劳累后诱发。于 3 天前外感后上述症状再发加重，遂来住院处理。入院症见：神清，精神倦，面色晦暗，气喘，活动或平卧则加重，伴心悸胸闷，双下肢轻度浮肿，鼻塞流涕，无发热恶寒，纳眠欠佳，二便正常。

体格检查：体温 36.6 ℃，脉搏 100 次/分，呼吸 22 次/分，血压 146/88 mmHg，体重 52 kg，身高 168 cm。神清，面色晦暗，形体消瘦。双肺呼吸音清，未闻明显干湿啰音。全心增大，心率 100 次/分，律齐，二尖瓣听诊区可闻 4/6 级吹风样收缩期杂音。腹平软，无压痛、反跳痛。肠鸣音正常。双下肢轻度浮肿。舌淡红，苔白，脉沉细。

辅助检查：2012 年 3 月 26 日心脏彩超提示"全心增大，二尖瓣后瓣腱索断裂并关闭不全（重度），二尖瓣大量反流，三尖瓣大量反流。肺动脉高压（重度）。左室舒张功能减退。心包积液。"

初步诊断：

中医诊断：喘证（少阴病：真阳欲脱）。

西医诊断：老年性心瓣膜退行性变、心力衰竭、心功能 4 级。

患者入院后于 5 月 5 日病情加重，出现烦躁、不能平卧。至晚上病情恶化，出现神志不清、呼之不应、呼吸困难，心电监护显示心率 140 次/分、呼吸 40 次/分、血氧饱和度 80%，双肺闻及大量哮鸣音及水泡音。病情急剧恶化，合并心力衰竭、呼吸衰竭。主管医生予面罩吸氧，吸痰，及强心利尿合剂、尼可刹米、洛贝林呼吸兴奋剂 24 小时静脉滴注抢救，仍未见好转。5 月 6 日中午，值班医生与病人家属沟通，联系救护车送病人回家，后其家人临时改变主意，决定继续留院观察。下午 2 时 30 分，与其家人商议，尝试灌服中药，或可有救。即用四逆汤加新开河参（熟附子 15 g、干姜 15 g、炙甘草 6 g、新开河参 15 g），自煎 1 小时，取 50 mL 灌服。5 时 30 分，病人病情出现明显好转，心电监护显示心率 80 次/分、呼吸 24 次/分、血氧饱和度升至 95% 左右，痰鸣音明显减轻。即予处方小青龙汤加味（炙麻黄 6 g、桂枝 6 g、白芍 15 g、法半夏 9 g、干姜 15 g、细辛 3 g、五味子 6 g、大枣 10 g、射干 12 g、紫菀 12 g），自煎 100 mL，分次灌服。晚上 7 时 30 分，病人病情进一步好转，气色转润泽，呼之能配合，有欲醒之象，心率、呼吸平稳，痰鸣音明显减轻。由于病人喉中痰多，吸痰时，病人主动张口配合吸痰，间歇吸痰至半夜，共吸出痰液约 500 mL。

5 月 7 日，病人病情好转，神志转清，对答切题。继续以小青龙汤合四逆汤加新开河参治疗。

5 月 9 日，病情继续好转，神清，轻烦躁。中药以益气生津、交通心肾、化痰宽胸为法，方以生脉散、黄连阿胶汤、二陈汤加减：党参 15 g、麦冬 15 g、五味子 6 g、黄连 9 g、阿胶 15 g（烊化）、陈皮 9 g、法半夏 9 g、茯苓 15 g、炙甘草 6 g、枳实 12 g、远志 6 g、瓜蒌壳 20 g、山楂 15 g、麦芽 30 g、熟附子 12 g（先煎），3 剂，每日一剂。

此后病情稳定，于 5 月 29 日步行出院。

讨论：

（1）关于三阴三阳病的诊断。该病人诊断为少阴病。其实，当时病人三阴三阳均病，既有阳气生发障碍的厥阴病、少阳病，也有阳气不能温养、下降、收藏的太阳病、阳明病、太阴病，只是病情发展到阳气衰微欲脱的少阴亡阳接近死证的阶段，此为当时最主要的矛盾，故诊断为少阴病。

（2）关于病机。该病人入院后病情加重，发展到阳气衰微、生气欲绝的少阴病阶段。少阴时序子丑寅，子、丑、寅分别对应坎、艮、震卦位。少阴之气始于子时坎位，此时阳气衰微，位于水生木之始，中有对应丑时的艮土阻隔，坎水由艮出震（震卦对应寅时）。震起则为少阳初升，生机再发；艮止则为阳气不能由阴出阳，艮止则为逆，止则阳气不生，为死证。故在《伤寒论》中少阴病多死证。此时病人正是处于阳气衰微欲脱、临近死证的边缘状态，只有使阳气越过丑土（艮土）向上生发，才能赢得生命的时间继续运行。

（3）关于治疗。由于病人生气已竭，真阳已败，已无自己回苏之能力，故治疗上应以温阳救逆为法，使少阴肾水左升化气，越过丑土（艮土）阻隔，方以四逆汤回阳救逆，加新开河参益气固脱。服药后病情迅速出现转机，再以治疗太阳病之方小青龙汤温肺化饮、温升宣发阳气，阳气升则阴气退，则逆气得降、气喘得平，阳气自然向下归藏。病情稳定后，再以生脉散、黄连阿胶汤、二陈汤以益气复脉、交通心肾、化痰降气之法调理而愈。

四逆汤、小青龙汤、黄连阿胶汤均出自《伤寒论》。一般而言，自宋至今，言经方者，皆指仲景之方。因其法度严、配伍妙、用药精、剂量准、疗效宏，屡起沉疴，备受推崇。经方之妙，于此案可略窥一斑。

结语：《伤寒论》应用了十二地支（十二个数字）的逻辑体系，建立了数理时空医学模式，与现代物理思维相一致，其医学模式具有独特的先进性。深入研究和发掘《伤寒论》的医学思想，对丰富世界医学事业、推进生命科学研究具有积极意义。

从阴阳五行五运六气角度探讨肺源性
心脏病的病机和治疗*

彭家柱

提要 本文以肺源性心脏病（简称"肺心病"）为例，以《黄帝内经》和农历历法为依据，从阴阳、五行、五运、六气的角度，以天干、地支及五行的生克乘侮为工具，探讨肺心病的病理基础、致病因素、病理影响。治疗上，提出依据六经辨证论治及调整金火平衡的时间和方法，同时，也为其他疾病的辨证诊治提供借鉴。

慢性肺源性心脏病是指肺部、胸廓或肺动脉的慢性病变引起的肺循环阻力增高而导致的肺动脉高压和右心肥大，最后发展为右心衰竭、呼吸衰竭的一类肺心疾病，大多数是由慢性支气管炎和肺气肿发展而致，是一种起因于肺，由肺影响及心的疾病。从慢性支气管炎发展到肺源性心脏病（简称"肺心病"），常需十几年甚至二十几年的时间，这是一个微变、渐变的病理过程。这个过程中有很多相关性因素问题，在变化不明显的情况下，是很难用现代设备观察到的。本文主要从阴阳、五行、五运六气的角度探讨肺源性心脏病的病机和治疗。

一、肺心病的病因病机

（一）时间对人体的影响

古人认为，时间并非于人无涉地流逝，而是时时刻刻影响着人类及一切生物的生命活动。人体的生、长、壮、老、已每个环节，均贯穿着时间的作用，时间是人类生命活动的重要参数。《素问·五常政大论》说："根于中者，名曰神机，神去则机息。根于外者，名曰气立，气止则化绝，故各有制，各有胜，各有成。故曰：不知年之所加，气之同异，不足以言生化，此之谓也。"古代医家把时序的变化纳入阴阳五行和五运六气的体系中，使时间具有阴阳、五行、五运（五行的交替运行）、六气（风寒暑湿燥火）等属性，对人体产生重要的影响[1]。

---

* 本文发表于《浙江中医杂志》2006年第3期。

（二）肺心病的病理基础及致病因素

《素问·天元纪大论》说："气有多少，形有盛衰，上下相召，而损益彰矣。"这句话指出了人体的病理基础及致病因素这两个方面。

1. 气有多少，形有盛衰

"气有多少，形有盛衰"是指人体体质方面存在差异。《素问·天元纪大论》说："阴阳之气，各有多少，故曰三阴三阳也。形有盛衰，谓五行之治，各有太过不及也。"根据"年之所加"，按历法年、月、日、时的天干地支的五行属性，又根据时间不同，其所具有的阴阳五行多少不同，可以确立人体的形气盛衰。肺心病是起源于肺、累及心脏的疾病，也可以根据时间的不同确立肺金、心火的形气盛衰，也就是确立了肺心病的病理基础。

2. 上下相召

"上下相召"是指五运六气对人体的影响。《素问·天元纪大论》说："寒暑燥湿风火，天之阴阳也，三阴三阳，上奉之。木火土金水火，地之阴阳也，生长化收藏，下应之……动静相召，上下相临，阴阳相错，而变化生也。"五运六气学说认为，诸年的阴阳、五行规律的变化，使气候发生相应的规律性的改变。例如：天干属乙、庚之年金运主之，天干属戊、癸之年火运主之，地支属子午之年少阴君火司天、阳明燥金在泉，地支属卯、酉之年阳明燥金司天、少阴君火在泉。其中，司天主前半年之气，在泉主后半年之气。这种变化，从宏观来说，可以引起人体系统的内部运动的相应性改变[2]。《素问·气交变大论》说："岁火太过，炎暑流行，肺金受邪，民病疟，少气喘满……甚则胸中痛，胁支满，胁痛……""岁金不及，炎火乃行，生气乃用……民病疮，甚则心痛。"当肺金之气不及时，在五运六气的作用中，天地以火气为值时，则会加重肺金的病变；当肺金之气太过，天地以金气为主时，也会加重肺金的病变。

（三）肺金的生理病理及其病理影响

由于肺心病是起源于肺，是由肺病累及心脏的疾病，所以，这里主要讨论肺金的生理、病理影响。

《素问·五常政大论》将金运的平气状态称为"审平"，将不及状态称为"从革"，将太过状态称为"坚成"。"审平之纪，收而不争，杀而无犯，五化宣明。其气洁，其性刚，其用散落，其化坚敛，其类金。其政劲肃，其候清切，其令燥，其脏肺……""从革之纪，是谓折收，收气乃后，生所乃扬，长化合德，火政乃宣，庶类其蕃，其气扬，其用燥切，其动铿禁瞀厥，其发咳喘，其脏肺……""坚成之纪，是谓收引，天气洁，地气明，阳气随

211

阴治化，燥行其政……其脏肺肝……上徵与正商同，其生齐，其病咳，政暴变，则名木不荣，柔脆焦首，长气斯救，大火流，炎烁且至，蔓将槁，邪伤脾也。"

以上内容说明，人与自然界均有金气的平气、不及、太过三种状态，平气为生理状态，不及、太过为病理状态。肺金不及、太过，均会对心火产生不利影响。肺金不及，则"火（心）政乃宣，庶类其蕃，其发咳喘"；肺金气太过，不但通过"相克"作用对肝木产生不利影响，而且通过"相侮"作用，对心火产生不利影响。另外，肺金太过，子盛则泄母气，亦会对脾土产生不利影响。所以说，"上徵（五音中属火）与正商（五音中属金）同，其生齐，其病咳，政暴变，则名木不荣，柔脆焦首，长气斯救，大火流，炎烁且至，蔓将槁，邪伤脾也"。

二、肺心病的治疗

（一）针对六气变化，以《伤寒论》六经辨证论治

《素问·天元纪大论》说："厥阴之上，风气主之；少阴之上，热气主之；太阴之上，湿气主之；少阳之上，相火主之；阳明之上，燥气主之；太阳之上，寒气主之。所谓本也，是谓六元。"《素问·五运行大论》说："子午之上，少阴主之；丑未之上，太阴主之；寅申之上，少阳主之；卯酉之上，阳明主之；辰戌之上，太阳主之；已亥之上，厥阴主之。"古人认为，六气是气候变化的本元，三阴三阳是六气的标象，六气（气候）变化有一定的规律可循，可以从当年纪年的地支作为推演工具，找出其规律。地支与三阴三阳、六气、五行的具体关系见表1。

表1　地支与三阴三阳、六气、五行关系

地支	子午年	寅申年	丑未年	卯酉年	辰戌年	已亥年
三阴三阳	少阴主之	少阳主之	太阴主之	阳明主之	太阳主之	厥阴主之
六气	热气主之	相火主之	湿气主之	燥气主之	寒气主之	风气主之
五行	君火	相火	土	金	水	木

其中，每年六气变化具体规律可按主气、客气（司天、在泉之气）六步主时的规律推导（详见《内经·六微旨大论》）。

肺源性心脏病起源于肺，由肺金累及心火，由金火关系不平衡而导致肺心病，而肺金的盛衰又受六气影响而发病。肺金与六气的相互关系见图1。

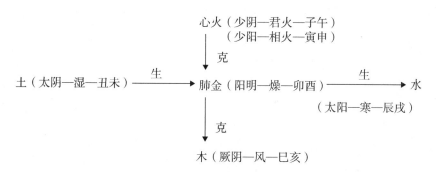

图1 十二支化气与五行关系

通过十二支化气与五行的关系，六经（三阴三阳）均可对肺金的太过、不及产生直接或间接的病理影响，而导致肺金与心火的平衡失调而产生肺心病。因此，可以通过六经辨证论治的方法来治疗肺心病。具体如下：

（1）太阳经受邪。属寒邪，地支化气为辰戌，五行属水。

治法：解表散寒，温肺化饮。

代表方：小青龙汤（《伤寒论》）。

药物：麻黄、桂枝、细辛、白芍、干姜、炙甘草、半夏、五味子。

（2）阳明经受邪。属燥邪，地支化气为卯酉，五行属金。

治法：清热润燥。

代表方：白虎汤（《伤寒论》）。

药物：知母、生石膏、炙甘草、粳米。

（3）少阳经受邪。邪属少阳相火，地支化气为寅申，五行属火。

治法：和解少阳。

代表方：小柴胡汤（《伤寒论》）。

药物：柴胡、黄芩、半夏、生姜、人参、炙甘草、大枣。

（4）太阴经受邪。属湿邪，地支化气为丑未，五行属土。

治法：健脾化湿，温经散寒。

代表方：附子汤（《伤寒论》）。

药物：附子、茯苓、白术、人参、芍药。

（5）少阴经受邪。邪属少阴君火，地支化气为子午，五行属火。

治法：温里回阳救逆。

代表方：四逆汤（《伤寒论》）。

药物：炙甘草、干姜、附子。

（6）厥阴经受邪。属风邪，地支化气为己亥，五行属木。

治法：发越郁阳。

代表方：麻黄升麻汤（《伤寒论》）。

药物：麻黄、升麻、当归、知母、黄芩、玉竹、白芍、天冬、桂枝、茯苓、炙甘草、石膏、白术、干姜。

（二）针对肺金太过、不及的治疗

《素问·天元纪大论》说："天有五行御五位，以生寒暑燥湿风。"五方生五行，五行生五气。五气的运动则称"五运"，五气的运动形成气候的变化，其变化规律可以根据五行配天干，以纪年的天干及其阴阳属性作为推演工具。《素问·五运行大论》说："土主甲乙，金主乙庚，水主丙申，木主丁壬，火主戊癸。"古人根据"五音建运""五步推运"的方法（具体推法略）找出五运值时的规律。根据五运值时的周期节律不同，分为中运、主运、客运三种形式。中运是以岁为单位反映气化情况的运气形式。主运是反映各季之间的气化形式，主运的太过、不及是五年一转，十年一周期。客运是表述一岁之中各季之间气化差异规律的五运形式，客运每岁变易。因此，五运太过、不及对人体的影响，当以季、岁、五岁、十岁为单位来计算。针对肺心病的肺金太过、不及的治疗，也需针对性地以季、岁、五岁、十岁为时间单位来调整其平衡。具体治法如下：

1. 针对肺金不及的治疗

（1）培土养金法。适用于脾胃虚弱、肺金不足者。

代表方：陈夏六君子汤（《妇人良方》）。

药物：陈皮、半夏、人参、白术、茯苓、炙甘草。

（2）养金生水制火法。适用于脾胃正常，肺金不及。

代表方：金水六君煎（《景岳全书》）。

药物：当归、熟地黄、半夏、陈皮、茯苓、生姜、甘草。

2. 针对肺金太过的治疗

（1）清泄肺金养火法。适用于肺金太过、心火不算弱者，以泄金为主，调肝养火为辅。

代表方：泻白散（《小儿药证直诀》）合四逆散（《伤寒论》）。

药物：地骨皮、桑白皮、炙甘草、粳米、柴胡、白芍、枳壳。

（2）养火泄肺金法。适用于肺金太过、心火太弱者，以养火为主、泄金为辅。

代表方：六味地黄丸合泻白散（《小儿药证直诀》）。

药物：熟地黄、山茱萸、山药、泽泻、牡丹皮、茯苓、地骨皮、桑白皮、炙甘草、粳米。

（三）针对运气合治对肺心病的影响而辨证施治

《素问·六微旨大论》说："气之升降，天地之更用也……升已而降，降者为天；降已而升，升者为地。天气下降，气流于地；地气上升，气腾于天。故高下相召，升降相因而变作矣。""天气始于甲，地气始于子，子甲相合，命曰岁立，谨候其时，气可与期。"古人认为，天气下降，地气上升，综合作用而形成气候变化，十干统运，运从甲始；十二支纪气，气从子始。所以，甲子相合，就可以推算六十年运和气的演变，推算气候变化及其对人体的影响。

《素问·天元纪大论》说："天以六为节，地以五为制。周天气者，六期为一备，终地纪者，五岁为一周……五六相合，而七百二十气为一纪，凡三十岁，千四百四十气，凡六十岁而为一周，不及太过，斯皆见矣。"在甲子纪年的运和气合治中，存在太过、不及、平气等情况，这是由于运和气相互联系、相互制约引起的。六十甲子运气合化表现形式主要有五运三纪，即分别为太过之纪、不及之纪、平气之纪。同时，《素问·六微旨大论》提出了"天符、岁会、同天符、同岁会、太乙天符"等特殊的运气合化表现形式。这些年份对人体疾病（包括肺心病）产生较剧的影响。《素问·六微旨大论》说："天符为执法，岁会为行令，太乙天符为贵人……中执法者，其病速而危；中行令者，其病徐而持；中贵人者，其病暴而死。"

天符是指岁运之气与司天之气的五行属性相符合而言。六十甲子中形成天符的有十二年：己丑、己未、戊寅、戊申、戊子、戊午、乙卯、乙酉、丁巳、丁亥、丙辰、丙戌。岁会是岁运与岁支的五行属性同属相会。六十甲子中形成岁会的有八年：丁卯、戊午、甲辰、早戌、己丑、己未、乙酉、丙子。同天符是指岁运太过之气，与客气在泉之气相合而同化。六十甲子中同天符有六年：甲辰、甲戌、壬寅、壬申、庚子、庚午。同岁会是指不及之气，与客气在泉之气相合而同化。六十甲子中同岁会有六年：癸巳、癸亥、辛丑、辛未、癸卯、癸酉。太乙天符既是天符，又是岁会。六十甲子中太乙天符有四年：戊午、乙酉、己丑、己未。

现以天符为例，分析其对肺心病的影响。

若病人五行属金太过，遇乙卯、乙酉之岁属金燥同化，则会加重肺气太过，而直接导致肺金、心火的失衡加重而发病。

若病人五行属火太过，遇戊寅、戊申、戊子、戊午之岁，火与暑热同化，则会加重心火太过，导致肺金、心火的失衡加重而发病。

若病人五行属金不及，遇丁巳、丁亥之岁，木风同化，木强侮金，则会加重肺金不及而间接导致肺心病。

若病人五行属金不及，遇丙辰、丙戌之岁，水寒同化，子盛泄母气，则会加重肺金不及而间接导致肺心病。

若病人五行属金太过，遇己丑、己未之岁，土湿同化，土能生金，则会加重肺金太过而间接导致肺心病。

针对运气合治对肺心病的影响，其治法应依据六经辨证论治或针对肺金的太过、不及论治。

三、预防

《素问·四气调神大论》说："圣人不治已病治未病。"按照年之所加，推知形气盛衰，注意适应五运六气的变化，使金火平衡协调，五行平衡流转，则可延年益寿，"度百岁乃去"。

参考文献

[1] 周铭心，王树芳.中医时间医学［M］.武汉：湖北科学技术出版社，1985.

[2] 朱进忠.中医临证经验与方法［M］.北京：人民卫生出版社，1985.

辅行诀脏腑用药法要[*]

梁华阳隐居陶弘景撰

隐居曰：凡学道辈，欲求永年，先须祛疾。或有夙痼，或患时恙，一依五脏补泻法例，服药数剂，必使脏气平和，乃可进修内视之道。不尔，五精不续，真一难守，不入真景也。服药祛疾，虽系微事，亦初学之要领也。诸凡杂病，服药汗吐下后，邪气虽平，精气被夺，致令五脏虚疲，当即据证服补汤数剂以补之。不然，时日久旷，或变为损证，则生死转侧耳。谨将五脏虚实证候悉列于左，庶几识别无误焉。

一、辨肝藏病证文并方

肝虚则恐，实则怒。肝病者，必两胁下痛，痛引少腹。虚则目［䀮䀮］无所见，耳无所闻，心澹澹然如人将捕之。气逆则耳聋，颊肿。治之取厥阴、少阳血者。

邪在肝，则两胁中痛，寒中；恶血在内，则胻善瘛，节时肿。取之行间以引胁下，补三里以温胃中，取耳间青脉，以去其瘛。

陶云：肝德在散。故经云：以辛补之，以酸泻之。肝苦急，急食甘以缓之，适其性而衰之也。

小泻肝汤

治肝实，两胁下痛，痛引少腹迫急，当有干呕者方：

枳实（熬）、芍药、生姜各三两。

上三味，以清浆三升，煮取一升，顿服之。不瘥，即重作服之。

大泻肝汤

治头痛目赤，多恚怒，胁下支满而痛，痛连少腹迫急无奈方：

枳实（熬）、芍药、甘草（炙）各三两，黄芩、大黄、生姜（切）各一两。

上六味，以水五升，煮取二升，温分再服。

小补肝汤

治心中恐疑，时多恶梦，气上冲心，越汗出，头目眩晕者方：

桂枝、干姜、五味子（各三两），大枣（十二枚，去核，一方作薯蓣）。

上四味，以水八升，煮取三升，温服一升，日三服。心中悸者，加桂枝一两半；冲气盛者，加五味子一两半；头苦眩者，加术一两半；干呕者，去大枣，加生姜一两半；中满者，去大枣；心中如饥者，还用枣。咳逆、头苦痛者，加细辛一两半；四肢冷，小便难者，加附子一枚，炮。

大补肝汤

治肝气虚，其人恐惧不安，气自少腹上冲咽，呃声不止，头目苦眩，不能坐起，汗出，心悸，干呕不能食，脉弱而结者方：

桂心、干姜、五味子（各三两），旋覆花、代赭石（烧，一方作牡丹皮）、竹叶（各一两），大枣（十二枚，去核，一方作薯蓣）。

上七味，以水一斗，煮取四升，温服一升，日三夜一服。

二、辨心藏病证文并方

心虚则悲不已，实则笑不休。

心病者，心胸内痛，胁下支满，膺背肩胛间痛，两臂内痛。虚则胸腹胁下与腰相引而痛。取其经手少阴、太阳及舌下血者，其变刺郄中血者。

邪在心，则病心中痛，善悲，时［是］眩仆，视有余不足而调之。

经云：诸邪在心者，皆心胞代受，故证如是。

陶云：心德在耎①。故经云：以咸补之，苦泻之；心苦缓，急食酸以收之。

小泻心汤

治心中卒急痛，胁下支满，气逆攻膺背肩胛间，不可饮食，食之反笃者方：

龙胆草、栀子（打，各三两），戎盐（如杏子大三枚，烧赤）。

上三味，以酢三升，煮取一升，顿服。少顷，得吐瘥。

大泻心汤

治暴得心腹痛，痛如刀刺，欲吐不吐，欲下不下，心中懊憹，胁背胸支满［腹中］迫急不可奈者方：

龙胆草、栀子（捣，各三两），苦参、升麻（各二两），豉（半升），戎盐（如杏子大，三枚）。

上六味，以酢六升，先煮上五味，得三升许，去滓。内戎盐，稍煮待消已，取二升，服一升。当大吐，吐已必自泻下，即瘥（一方无苦参，有通草二两）。

小补心汤

治胸痹不得卧，心痛彻背，背痛彻心者方：

栝蒌（一枚，捣），薤白（八两），半夏（半升，洗去滑）。

右三味以白酨浆一斗，煮取四升，温服一［二］升，日再服（一方有杏仁，无半夏，熬）。

大补心汤

治胸痹，心中痞满，气结在胸，时从胁下逆抢心，心痛无奈方：

栝蒌（一枚，捣），薤白（八两），半夏（半升，洗去滑），枳实（熬，二两，又本四枚），厚朴（炙，二两），桂枝（一两）。

上六味，以白酨浆一斗煮取四升，每服二升，日再。（一方有杏仁半升，熬，无半夏）②

三、辨心包络病证文并方

心胞气实者，受外邪之动也，则胸胁支满，心中澹澹大动，面赤，目黄，善笑不休；虚则血气少，善悲，久不已，发癫仆。

小泻心汤

治胸腹支满，心中跳动不安者方：

黄连、黄芩、大黄（各三两）。

上三味，以麻沸汤三升，渍一食顷，绞去滓，顿服。

大泻心汤

治心中怔忡不安，胸膺痞懑，口中苦，舌上生疮，面赤如新妆，或吐血，衄血，下血者方：

黄连、黄芩、芍药（各三两），干姜（炮）、甘草（炙）、大黄（各一两）。

上六味，以水五升，煮取二升，温分再服，日二。

小补心汤

治血气虚少，心中动悸，时悲泣，烦躁，汗出，气噫，脉［时］结者方：

代赭石（烧赤，以酢淬三次，打，一方作牡丹皮）、旋覆花、竹叶（各二两），豉（一两，一方作山萸肉）。

上方四味，以水八升，煮取三升，温服一升，日三服，怔惊不安者，加代赭石，为四两半；烦热汗出者，去豉，加竹叶至四两半，身热还用豉；心中窒痛者，加豉至四两半；气苦少者，加甘草三两；心下痞满［懑］者，去豉，加人参一两半；胸中冷而多唾者，加干姜一两半；咽中介介塞者，加旋覆花至四两半。

大补心汤

治心中虚烦，懊侬不安，怔忡如车马惊，饮食无味，干呕，气噫，时或多唾，其人脉结而微者方：

代赭石（烧赤，入酢中淬三次，打，一方作牡丹皮）、旋覆花、竹叶（各三两），豆豉（一方作山萸肉）、人参、甘草（炙）、干姜（各一两）。

上方七味，以水一斗，煮取四升，温服一升，日三夜一服。

四、辨脾藏病证文并方

脾实则腹满，飧泄；虚则四肢不用，五脏不安。

脾病者，必腹满肠鸣，溏泻，食不化；虚则身重，苦饥，肉痛，足痿不收，行［胻］善瘈，脚下痛。

邪在脾，则肌肉痛，阳气不足，则寒中，肠鸣，腹痛；阴气不足，则善饥，皆调其三里。

陶云：脾德在缓。故经云：以甘补之，辛泻之；脾苦湿，急食苦以燥之。

小泻脾汤

治脾气实，下利清谷，里寒外热，腹冷，脉微者方：

附子（一枚，炮），干姜、甘草（炙，各三两）。

上三味，以水三升，煮取一升，顿服。

大泻脾汤

治腹中胀满，干呕不能食，欲利不得，或下利不止者方：

附子（一枚，炮），干姜（三两），黄芩、大黄、芍药［枳实］、甘草（炙，各一两）。③

上方六味，以水五升，煮取二升，温分再服，日二。

小补脾汤

治饮食不化［消］，时自吐利，吐利已，心中苦饥；或心下痞满［懑］，脉微，无力，身重，足痿，善转筋者方：

人参、甘草（炙）、干姜（各三两），白术（一两）。

上四味，以水八升，煮取三升，分三服，日三。若脐上筑动者，去术，加桂四两；吐多者，去术，加生姜三两；下多者，仍用术；心中悸者加茯苓一分［两］；渴欲饮者，加术至四两半；腹中满者，去术，加附子，一枚，炮；腹中痛者，加人参一分［两］；寒者，加干姜一分［两］。④

大补脾汤

治脾气大疲，饮食不化［消］，呕吐下利，其人枯瘦如柴，立不可动转，口中苦干渴，汗出，气急，脉微而［时］结者方：

人参、甘草（炙，各三两），干姜（三两），白术、麦门冬、五味子、旋覆花（一方作牡丹皮，各一两）。

上七味，以水一斗煮取四升，温分四服，日三夜一服。

五、辨肺藏病证文并方

肺虚则鼻息不利；实则喘咳，凭胸仰息。

肺病者，必咳喘逆气，肩息，背痛，汗出憎风；虚则胸中痛，少气，不能报息，耳聋，咽干。

邪在肺，则皮肤痛，发寒热，上气喘，汗出，咳动肩背。取之膺中外腧，背第三椎旁，以手按之快然，乃刺之，取缺盆以越之。

陶云：肺德在收。故经云：以酸补之，咸泻之；肺苦气上逆，急食辛以散之，开腠理以通气也。

小泻肺汤

治咳喘上气，胸中迫满，不可卧者方：

葶苈子（熬黑，捣如泥）、大黄、芍药（各三两）。

上三味，以水三升，煮取二升，温分再服，喘定止后服。

大泻肺汤

治胸中有痰涎，喘不得卧，大小便闭，身面肿，迫满，欲得气利者方：

葶苈子（熬）、大黄、芍药（各三两），甘草（炙）、黄芩、干姜（各一两）。

上六味，以水五升，煮取二升，温分再服，日二服。

小补肺汤

治汗出口渴，少气不足［以］息，胸中痛，脉虚者方：

麦门冬、五味子、旋覆花（各三两，一方作牡丹皮），细辛（一两）。

上四味，以水八升，煮取三升，每服一升，日三服。若胸中烦热者，去细辛，加海蛤一分［两］；若闷痛者，加细辛一分［两］；咳痰不出［利］、脉结者，倍旋覆花为二［六］两；若眩冒者，去细辛，加泽泻一分［两］；咳而吐［有］血者，倍麦门冬为二［六］两；若烦渴者，去细辛，加粳米半升；涎多者，仍用细辛，加半夏半升，洗。⑤

大补肺汤

治烦热汗出，少气不足［以］息，口［苦］干，耳聋，脉虚而快者方：

麦门冬、五味子、旋覆花（各三两，一方作牡丹皮），细辛（一两），地黄、竹叶、甘草（各一两）。

上七味，以水一斗，煮取四升，温分四服，日三夜一服。

六、辨肾藏病证文并方

肾气虚则厥逆，实则腹满，面色正黑，泾溲不利。

肾病者，必腹大胫肿，身重，嗜寝；虚则腰中痛，大腹小腹痛，尻阴股膝挛［髀］腨胻足皆痛。

邪在肾，是骨痛，阴痹。阴痹者，按之不得。腹胀，腰痛，大便难，肩背项强痛，时眩仆。取之涌泉，昆仑，视有余血者尽取之。

陶云：肾德在坚。故经云：以苦补之，甘泻之；肾苦燥，急食咸以润之，至津液生也。

小泻肾汤

治小便赤少，少腹满，时足胫肿者方：

茯苓、甘草、黄芩（各三两）。

上三味，以水三升，煮取一升，顿服。

大泻肾汤

治小便赤少，是溺血，少腹迫满而痛，腰如折，耳鸣者方：

茯苓、甘草、大黄、黄芩（各三两），芍药、干姜（各一两）。

上方六味，以水五升，煮取二升，日二温服。

小补肾汤

治虚劳失精，腰痛，骨蒸羸瘦，脉快者方：

地黄、竹叶、甘草（各三两），泽泻（一两）。

上四味，以水八升，煮取三升，日三服。若小便见血者，去泽泻，加地榆一两［分］；若大便见血者，去泽泻，加伏龙肝如鸡子大；若苦遗精者，易生地黄为熟地黄；若小便冷，茎中痛，倍泽泻为二两；少腹苦迫急者，去泽泻，加牡丹皮一两［分］；小便不利者，仍用泽泻；心烦者，加竹叶；腹中热者，加栀子十四枚，打。

大补肾汤

治精气虚少，腰痛，骨痿，不可行走，虚热冲逆，头目眩，小便不利，脉软而快者方：

地黄、竹叶、甘草（各三两），泽泻、桂枝、干姜、五味子（各一两）。

上七味，以长流水一斗，煮取四升，温分四服，日三服夜一服。

七、五藏泻方

陶曰：又有泻方五首，以救诸病误治，致生变乱者也。

泻肝汤

救误用吐法，其人神气素虚，有痰澼发动呕吐不止，惊烦不宁方：

枳实（熬）、芍药、代赭石（烧，一方作牡丹皮）、旋覆花、竹叶（各三两，一方有生姜）。

上方五味，以水七升，煮取三升，温分再服。

泻心汤

救误用清下，其人阳气素实，外邪乘虚陷入，致心下痞满［懑］，食不下，利反不止，雷鸣腹痛方：

黄连、黄芩、人参、甘草（炙）、干姜（各三两，一方有大枣）。

上方五味，以水七升，煮取三升，温分再服。

泻脾汤

救误用冷寒，其人阴气素实，卫气不通，致腹中滞胀，反寒不已方：

附子（炮）、干姜、麦冬、五味子、旋覆花（各三两，一方有细辛三两）。

上方五味，以水七升，煮取三升，温分再服。

泻肺汤

救误用火法，其人血素燥，致令神识迷妄如痴，吐血、衄血、胸中烦满，气结方：

葶苈子（熬黑，捣如泥）、大黄、生地黄、竹叶、甘草（各三两）

上方五味，以水七升，煮取三升，温分再服。

泻肾汤

救误用汗法，其人阳气素虚，致令阴气逆升，心中悸动不安，冒，汗出不止方：

茯苓、甘草、桂枝、生姜、五味子（各三两）。

上方五味，以水七升，煮取三升，温分再服。

八、救五藏诸劳损病方

陶云：经方有救诸劳损病方，亦有五首，然综观其要义，盖不外虚候方加减而已，录出以备修真之辅，拯人之危也。然其方意深妙，非俗浅所识。缘诸损候，藏气互乘，虚实杂错，药味寒热并行，补泻相参，先圣遗奥，出人意表。汉晋以还，诸名医辈，张机、卫汜〔汛〕、华元化、吴普、皇甫玄晏、支法师、葛稚川、范将军等，皆当代名贤，咸师式此《汤液经法》，悯救疾苦，造福含灵。其间增减，虽各擅其异，或致新效，似乱旧经，而其旨趣，仍方圆之于规矩也。

养生补肝汤

治肝虚，筋极，腹中坚澼，大便闭塞方：

蜀椒（汗，一升），桂心（三两），韭叶（切，一把），芍药（三两），芒硝（半斤），胡麻油（一升）。

上六味，以水五升，先煮椒、桂、韭叶、芍药，取得三升，去滓。纳芒硝于内，待消已，即停火。将麻油倾入，乘热，急以桑枝三枚，各长尺许，不住手搅，令与药和合为度，共得三升，温分三服，一日尽之。

调中补心汤

治心劳，脉极，心中烦悸，神识慌惚方：

旋覆花（一升，一方作牡丹皮四两），栗子（打去壳，十二枚），葱叶（十四茎），豆豉（半斤，一方作山萸肉），栀子（十四枚，打），人参（三两，切）。

上方六味，以清酒四升，水六升，煮取三升，温分三服，日三。

建中补脾汤

治脾虚，肉极，羸瘦如柴，腹中拘急，四肢无力方：

甘草（炙，二两），大枣（十二枚，去核〔掰〕），生姜（三两，切），黄饴（一升），桂枝（二两），芍药（六两）。

上六味，以水七升，煮取三升，去滓，内饴，更上火，令消已，温服一升，日尽之。

宁气补肺汤

治肺虚，气极，烦热，汗出，口舌渴燥方：

麦门冬（二升），五味子（一升），白酨浆（五升），芥子（半升），旋覆花（一两），竹叶（三把）。

上六味，但以白酨浆⑥共煮，取得三升，温分三服，日尽之。

固元补肾汤

治肾虚，精极，遗精，失溺，气乏无力，不可动转，唾血、咯血方：

地黄（切）、王瓜根（切，各三两），苦酒（一升），甘草（炙）、薤白

（四两），干姜（二两，切）。

上方六味，以苦酒⑦合井泉水五升煮之，取得三升，每服一升，一日尽之。

陶云：经云：毒药攻邪，五菜为充，五果为助，五谷为养，五畜为益，尔乃大汤之设。今所录者，皆小汤耳。若欲作大汤者，补肝汤内加羊肝，补心加鸡心，补脾加牛肉，补肺加犬肺，补肾加猪肾，各一具，即成也。

陶隐居云：依《神农本经》及《桐君采药录》，上中下三品之药，凡三百六十五味，以应周天之度，四时八节之气。商有圣相伊尹，撰《汤液经法》三卷，为方亦三百六十首：上品上药，为服食补益方者，百二十首；中品中药，为疗疾祛邪之方，亦百二十首；下品毒药，为杀虫辟邪痈疽等方，亦百二十首。凡共三百六十首也。实万代医家之规范，苍生护命之大宝也。今检录常情需用者六十首，备山中预防灾疾之用耳。检用诸药之要者，可默契经方之旨焉。

经云：在天成象，在地成形，天有五气，化生五味，五味之变，不可胜数。今者约列二十五种，以明五行互含之迹，以明五味变化之用，如左：

味辛皆属木，桂为之主，椒为火，姜为土，细辛为金，附子为水。

味咸皆属火，旋覆［花］为之主，大黄为木，泽泻为土，厚朴为金，硝石为水。

味甘皆属土，人参为之主，甘草为木，大枣为火，麦冬为金，茯苓为水。

味酸皆属金，五味［子］为之主，枳实为木，豉为火，芍药为土，薯蓣为水。

味苦皆属水，地黄为之主，黄芩为木，黄连为火，白术为土，竹叶为金。

此二十五味，为诸药之精，多疗诸五藏六腑内损诸病，学者当深契焉。

经云：主于补泻者为君，数量同于君而非主故为臣，从于佐监者为佐使。

陶隐居曰：此图乃《汤液经法》尽要之妙，学者能谙于此，医道毕矣。

九、二旦六神大小汤

弘景曰：外感天行，经方之治，有二旦、六神大小等汤。昔南阳张机，依此诸方，撰为《伤寒论》一部，疗治明悉，后学咸尊奉之。山林僻居，仓卒难防外感之疾，日数传变，生死往往在三五日间，岂可疏忽。若能深明此数方者，则庶无蹈险之虞也，今亦录而识之。

小阳旦汤

治天行［病］发热，自汗出而恶风，鼻鸣干呕者：

桂枝（三两），芍药（三两），生姜（二两，切），甘草（炙，二两），大枣（十二枚）。

上方，以水七升，煮取三升，温服一升，服已，即啜热粥饭一器，以助药力。稍稍令汗出，不可大汗流漓，［大汗之］则病不除也。若不汗出，可随服之，取瘥止。日三服。若加饴一升，为正阳旦汤。

小阴旦汤

治天行［病］身热，汗出，头目痛，腹中痛，干呕，下利者：

黄芩（三两），芍药（三两），生姜（二两，切），甘草（二两，炙），大枣（十二枚）。

上方，以水七升，煮取三升，温服一升，日三服。服汤已，如人行三四里时，令病人啜白酨浆一器，以助药力，身热去，自愈［利自止］也。

大阳旦汤

治凡病汗出不止，气息惙惙®，身劳力怯，恶风凉，腹中拘急，不欲饮食，皆宜此方。若脉虚大者，为更切证也：

黄芪（五两），人参、桂枝、生姜（各三两），甘草（炙，二两），芍药（六两），大枣（十二枚），饴（一升）。

上七味，以水一斗，煮取四升，去滓，内饴，更上火，令烊已。每服一升，日三夜一服。

大阴旦汤

治凡病头目眩晕，咽中干，每喜干呕，食不下，心中烦满，胸胁支痛，往来寒热方：

柴胡（八两），人参、黄芩、生姜（各三两），甘草（炙，二两），芍药（四两），大枣（十二枚），半夏（一升，洗）。

上八味，以水一斗二升，煮取六升，去滓。重上火，缓缓煎之，取得三升。温服一升，日三服。

小青龙汤

治天行，发热恶寒，汗不出而喘，身疼痛，脉紧者方：

麻黄（三两），杏仁（半升，熬打）、桂枝（二两），甘草（炙，一两半）。

上方四味，以水七升，先煮麻黄，减二升，掠去上沫。内诸药，煮取三升，去滓，温服八合。必令汗出彻身，不然恐邪不尽散也。

大青龙汤

治天行，表不解，心下有水气，干呕，发热而喘咳不已者：

麻黄（去节）、细辛、芍药、甘草（炙）、桂枝（各三两），五味子（半升），半夏（半升），干姜（三两）。

上方八味，以水一斗，先煮麻黄，减二升，掠去上沫，内诸药，煮取三升，去滓，温服一升。一方无干姜。

小白虎汤

治天行热病，大汗出不止，口舌干燥，饮水数升不已，脉洪大者方：

石膏（如鸡子大，绵裹）、知母（六两），甘草（炙，二两）、粳米（六合）。

上四味，先以水一斗，熬粳米，熟讫去米，内诸药，煮取六升，温服二升，日三服。

大白虎汤

治天行热病，心中烦热，时自汗出，舌干，渴欲饮水，时呷嗽不已，久不解者方：

石膏（如鸡子大，一枚，打），麦门冬（半升），甘草（炙，二两），粳米（六合），半夏（半升），生姜（二两，切），竹叶（三大握）。

上方七味，以水一斗二升，先煮粳米，米熟讫去米，内诸药，煮至六升，去滓，温服二升，日三服。

小朱鸟汤

治天行热病，心气不足，内生烦热，坐卧不安，时下利纯血如鸡鸭肝者方：

鸡子黄（二枚），阿胶（三锭），黄连（四两），黄芩、芍药（各二两）。

上五味，以水六升，先煮连、芩、芍三物，取三升，去滓。内胶，更上火，令烊尽，取下，待小冷，下鸡子黄，搅令相得，温服七合，日三服。

大朱鸟汤

治天行热病，重下恶毒痢，痢下纯血，日数十行，羸瘦如柴，心中不安，腹中绞急，痛如刀刺方：

鸡子黄（二枚），阿胶（三锭），黄连（四两），黄芩、芍药（各二两），人参（二两），干姜（二两）。

上药七味，以水一斗，先煮连、芩、姜等五物，得四升讫，内醇苦酒二升，再煮至四升讫，去滓。次内胶于内，更上火，令烊。取下，待小冷，内鸡子黄，搅令相得即成。每服一升，日三夜一服。

小玄武汤

治天行病，肾气不足，内生虚寒，小便不利，腹中痛，四肢冷者方：

茯苓（三两），芍药（三两），白术（二两），干姜（三两），附子（一枚，炮去皮）。

上五味，以水八升，煮取三升，去滓，温服七合，日三服。

大玄武汤

治肾气虚疲，少腹中冷，腰背沉重，四肢［冷］清，小便不利，大便鸭溏，日十余行，气惙力弱者方：

茯苓（三两），白术（二两），附子（一枚，炮），芍药（二两），干姜（二两），人参（二两），甘草（炙，二两）。

上七味，以水一斗，煮取四升，温服一升，日三夜一服。

小勾陈汤

治天行热病，脾气不足，饮食不化，腰痛，下痢方：

甘草（三两），干姜、人参（各二两），大枣（六枚，去核）。

上四味，以水五升，煮取二升，温分再服。

大勾陈汤

治天行热病，脾气虚，邪热入里，腹中雷鸣切痛，呕吐下利不止者方：

甘草、人参（各三两），半夏（一升，洗去滑），生姜（切，二两），黄芩（二两），黄连（二两），大枣（十二枚，擘，去核）。

右七味，以水一斗，煮取六升，温服二升，日三。

小腾蛇汤

治天行热病，胃气素实，邪气不除，腹满而喘，汗出不止者方：

枳实（三两），厚朴（二两），甘草（二两），芒硝（二两）。

上四味，以水六升，煮取上三味至二升许，去滓，内芒硝，待焰已，顿服之。

大腾蛇汤

治天行热病，邪热不除，大腑闭结，腹中大满实，汗出而喘，时神昏不识人，宜此方，急下之方：

枳实（三两），厚朴、甘草、大黄、葶苈（熬黑，打如泥）、生姜、芒硝（后下，各二两）。

上七味，以水一斗二升，先煮上六味至四升，去滓，内芒硝，待焰化已，温服二升。生姜一作大枣。

弘景曰：阳旦者，升阳之方，以黄芪为主；阴旦者，扶阴之方，以柴胡为主；青龙者，宣发之方，以麻黄为主；白虎者，收重之方，以石膏为主；朱鸟者，清滋之方，以鸡子黄为主；玄武者，温渗之方，以附子为主。此六方者，为六合之正精，升降阴阳，交互金木，既济水火，乃神明之剂也。张机撰《伤寒论》，避道家之称，故其方皆非正名也，但以某药名之，以推主[方]为识耳。

十、救五藏中恶卒死方

陶经隐居云：中恶卒死者，皆脏气被壅，致令内外隔绝所致也，神仙有开五窍以救卒死中恶之方五首，录如左。

点眼以通肝气

治跌仆，[既月]腰，挫闪，气血着滞，作痛一处，不可欠伸、动转方：

矾石烧赤，取凉冷，研为细粉。每用少许，以酢蘸，点目大眦，痛在左则点右眦，痛在右则点左眦，当大痒，螯泪大出则愈。

吹鼻以通肺气

治诸凡卒死，息闭不通者，皆可用此法活之：

皂角刮去皮弦，用净肉，火上炙燥，如杏核大一块，细辛根等分⑨，共为极细末。每用苇管吹鼻中少许，得嚏则活也。

着舌而通心气

治中恶，急心痛，手足逆冷者，顷刻可杀人，看其人唇舌青紫者及指甲青冷者是⑩：

硝石（五钱匕）、雄黄（一钱匕）。

上二味，共为极细末，启病者舌，着散一匕于舌下，少时即定，若有涎出，令病者随涎咽下必愈。

启喉以通脾气

治过食难化之物，或异品有毒，宿积不消，毒势攻注，心腹痛如刀搅：

赤小豆、瓜蒂（各等分）。

共为散，每用咸豉半升，以水二升，煮豉，取一升，去滓，内散一匕，顿服，少顷当大吐则瘥。

（启喉方：救误食诸毒及生冷硬物，宿积不消，心中痛疼方。赤小豆、瓜蒂各等分，为散讫，加盐豉少许，共捣为丸，以竹箸启病者齿，温水送入口中，得大吐即愈。）

熨耳以通肾气

治梦魇不寤：

烧热汤二升，入戎盐七合，令烊化已，切葱白十五茎内汤内，视汤再沸，即将葱取出，捣如泥，以麻布包之，熨病者二耳，令葱气入耳，病者即寤也。

（灌耳方：救饮水过，小便闭塞，涓滴不通方。烧汤一斗，入戎盐一升，葱白十五茎，莫令葱太热，勺汤，指试不太热，即灌耳中。令病者侧卧，下以一盆着汤，承耳下熏之，少时小便通，立愈。）

上五方，乃神仙救急之道，若畜病者，可倍用之。

校注（①～⑤及⑧为敦煌古医籍考释注；⑥⑦为敦煌石窟秘藏医方注）：

①奀：意为祛弱。

②小补心汤第一方即《金匮要略》之栝蒌薤白半夏汤，主证及药味皆符，《金匮要略》用"白酒一斗"，本书用"白酨浆一斗"。据《外台秘要》载此方，白酒即白酨浆，《千金要方》作白酨浆，实为一物，古又称"酢"，即今之黄酒。（《敦煌中医药精萃发微》第8页："酨"字读"再"音，《外台秘要》中释为酢浆，即米醋。）

③大泻脾汤之六味药，甲本为"附子、干姜、黄芩、大黄、枳实、芍药（先抄"甘草"，又涂改为"芍药"）"，乙本为"附子、干姜、黄芩、大黄、枳实、甘草"。按本方通例，凡五脏泻汤大方，皆由六味药组成，其中，有五味药诸方皆同，即干姜、芍药、大黄、黄芩、甘草，只有一味药诸方各异，此一味药出自该脏泻汤小方，据此，大泻脾汤应由前列五味药加附子组成，方中不应有"枳实"，枳实是大小泻肝汤的代表药物。

④甲本、乙本皆作"一分"，按《本草经集注》"四分成一两"，据本书通例，用量不当如此之少，疑"分"当为"两"字之误，今改。

⑤因"六"字与"二"字草书形近，致甲本、乙本皆讹作"二两"，即云加倍，当以"六两"为正。

⑥白酨浆："酨"，又称为"酢"，即"醋"，是汉代以前的名称。《周礼·天官·酒正》"浆"字下汉郑玄注"今之酨浆也"；唐贾公彦疏说"汉时名为酨浆"。南北朗时已通名为醋。白酨浆即白醋。

⑦苦酒：醋的古俗称。

⑧愸：意指疲乏。

⑨火上炙燥，如杏核大一块，细辛根等分：《敦煌石窟秘藏医方》本为"火上炙焦，如指大一枚，次加细辛等量之"。

⑩看其人唇舌青紫者及指甲青冷者是：《敦煌石窟秘藏医方》本为"看其人指，爪青者是"。

	旋覆花	
	大黄　泽泻　厚朴	
	硝石	
蜀椒	大枣	豉
桂枝　姜　细辛	甘草　人参　麦冬	枳实　芍药　五味子
附子	茯苓	薯蓣
	黄连	
	黄芩　白术　竹叶	
	地黄	

《辅行诀》释秘：

凡所言脏病者，"病"字当作"实"字解。

凡所言邪者，乃指外邪客气。

故每脏条下所言为三，一者实，二者虚，三者外邪客于脏。虚实者，内伤之治也；客邪者，天行外感之治也。

凡图中东西南北对待者，皆相反相成。肝德在散，肺德在收，此一散一收也；心德在奭，肾德在坚，此一奭一坚者也。脾居中而缓四方之过者。散收奭坚者，药之四维也。

诸散者阳也，而降逆之药在其内也。诸收者阴也，而升阳之品寓乎其中。故吴茱萸之降火，位在蜀椒。葛根之升解，反在芍药。

肝虚则目䀮䀮无所见者，精气不能上达也。外邪在肝而曰寒中者，寒在中州，胃中寒也。

凡言邪在脏者，皆本虚标实也。以正气内存则邪不可干。故治外邪者，多寓补法，补其本以泄其标也。

凡所言泄者，必泄中寓补。故小泄诸汤，必二泄一补。泄者，克我者也，取系爻以为用；补者，同气者也，取专爻以为用。此平治之时所谓补泄者。若变乱已生，治乱之法，当用宝爻，我生者是也。以宝爻制系爻，此节制之师也。

凡所言补者，必补中有泄。故小补诸汤，必二补一泄。使补者不壅，而气脉流畅。

凡小补小泄者，耦合致平之法也。是阴阳之气，在乎以平为期而使无过。凡大补大泄者，五行周环之法也。是五行之气，贵乎流通周行而使不滞。

凡所言救其所苦者，取制爻以为用也。

凡义爻之生同气者，时或类于专爻也。如麦冬、知母之可类乎金者是也。

凡五行互含者，其位可移也。如石膏之在甘草，亦可移居姜位也。

凡方之主药用三两者，余之佐使药用一两，加减变化之药用一两半，此为常权。主药者，同气与系爻也。至若天行之疾，佐药以二两为常也。

诸广义用药：龙胆草与栀子在坎一宫黄连位，戎盐、代赭石与牡丹皮在硝石位，知母在中宫麦冬位，葶苈在离九宫大黄位，山茱萸在兑七宫鼓位，吴茱萸在震三宫蜀椒位，升麻在姜位，苦参与通草（即今之木通）在黄芩位。半夏在黄芩之位，故姜以制其毒，土克水也。栝蒌在硝石位，薤白在大黄位。

凡各宫主药，位定不移，惟或有兼。各宫互含之药，位可移易，如半夏在黄芩而移居附子，知母居麦冬而寄乎芍药。

后　记

　　2011 年秋末，重温《伤寒论》，感触良多，遂生解读《伤寒论》之念。静心思虑，有如神助，初稿半年而成。初名《静虑品伤寒》，完稿后与吾弟商议，定名为《阴阳会通解伤寒论》，并于 2013 年出版第一版，又于 2018 年出版第二版。2020 年初，吾儿彭庆源（广州中医药大学硕士研究生）放假回家，在第二版的书中标记了近百个疑问，要求我一一解答。通过对《伤寒论》的再思考，父子俩更坚定了以十二地支为线索，以阴阳会通思路解读的可行性；同时也认识到条文的解读尚不够成熟和清晰，有进一步提高的必要。于是，于立春日发愿并动手写作，夏至日完成初稿，再进一步由庆源和家福弟审稿，至中秋定稿，写成第三版。第三版对上编基础原理的第一章做了一些理论补充，对下编的条文解读进行了全面更新，并在附录医论中增加了论文一篇，作为对全书的小结。

　　《伤寒论》为奠定中医临床基础的经典著作，是中医药理论的源头之一，历代医家从不同角度进行了解读和阐发。本书以阴阳有序会通立论，并从阴阳二气在圆运动过程中的消长变化对人体生理、病理影响的角度对《伤寒论》中的有关条文进行分析解读，对《伤寒论》的研究具有一定的积极意义。

　　"书不尽言，言不尽意。"《伤寒论》条文深邃，鉴于本人水平有限，对其条文和方药的解读难免有不足之处。在方剂分类上，其分类标准也有不够完善的地方，如麻黄杏仁甘草石膏汤，按寒主降、温主升的原则，本为寒降温升并用之剂，但为论述方便，按其方中麻黄的温散作用而把它归在麻黄汤类。如此等等，望读者灵活理解。

　　习近平总书记曾指出："中医药学凝聚着深邃的哲学智慧和中华民族几千年的健康养生理念及其实践经验，是中国古代科学的瑰宝，也是打开中华文明宝库的钥匙。"中医学是我国独立发展起来的系统性生命科学，作为一名中医工作者，继承和发展中医事业是我的本职工作。《庄子·养生主》

载："指穷于为薪，火传也，不知其尽也。"古圣人虽已远逝，但古圣人之心将会延续不已。

　　本书后期得到同事周智文和广东省中医院吴新明博士的帮助，在此致以衷心的感谢！

2020 年 9 月

参 考 文 献

［1］李心机. 伤寒论通释［M］. 北京：人民卫生出版社，2003.

［2］黄元御. 黄元御读伤寒：《伤寒悬解》《伤寒说意》［M］. 北京：人民军医出版社，2010.

［3］姜建国. 伤寒论品读［M］. 北京：人民军医出版社，2012.

［4］顾观光. 神农本草经［M］. 杨鹏举，校注. 北京：学苑出版社，2007.

［5］龙伯坚. 黄帝内经解集［M］. 龙式昭，整理. 天津：天津科学技术出版社，2004.

［6］周易［M］. 金永，译解. 重庆：重庆出版社，2007.

［7］马会霞，孙晓东. 略论河图洛书之象数理与阴阳五行五脏之机［J］. 华北煤炭医学院学报，2006（5）：24.

［8］周铭心，王树芳. 中医时间学［M］. 武汉：湖北科学技术出版社，1985.

［9］朱进忠. 中医临证经验与方法［M］. 北京：人民卫生出版社，1985.

［10］张志聪. 本草崇原［M］. 北京：学苑出版社，2011.

［11］徐道一. 太极序列［M］. 深圳：海天出版社，2014.